中华医学百科全书

基础医学

医学心理学与心身医学

（一）

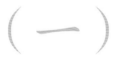

国家出版基金项目
NATIONAL PUBLICATION FOUNDATION

中国协和医科大学出版社

北 京

图书在版编目（CIP）数据

中华医学百科全书·医学心理学与心身医学 .（一） / 何裕民，吴爱勤主编 . —北京：中国协和医科大学出版社，2021.6

ISBN 978-7-5679-1736-1

Ⅰ . ①中… Ⅱ . ①何… ②吴… Ⅲ . 医学心理学—基本知识 ②心身医学—基本知识 Ⅳ . ① R

中国版本图书馆 CIP 数据核字（2021）第 090935 号

中华医学百科全书·医学心理学与心身医学（一）

主　　编：何裕民　　吴爱勤

编　　审：张之生

责任编辑：孙文欣

出版发行：**中国协和医科大学出版社**
　　　　　（北京市东城区东单三条 9 号　邮编 100730　电话 010-6526 0431）

网　　址：www.pumcp.com

经　　销：新华书店总店北京发行所

印　　刷：北京雅昌艺术印刷有限公司

开　　本：889×1230　1/16

印　　张：11.75

字　　数：345 千字

版　　次：2021 年 6 月第 1 版

印　　次：2021 年 6 月第 1 次印刷

定　　价：268.00 元

ISBN 978-7-5679-1736-1

《中华医学百科全书》编纂委员会

总顾问　吴阶平　韩启德　桑国卫

总指导　陈　竺

总主编　刘德培　王　辰

副总主编　曹雪涛　李立明　曾益新　吴沛新

编纂委员（以姓氏笔画为序）

丁　洁	丁　樱	丁安伟	于中麟	于布为	于学忠	万经海
马　军	马　进	马　骁	马　静	马　融	马安宁	马建辉
马烈光	马绪臣	王　伟	王　辰	王　政	王　恒	王　铁
王　硕	王　舒	王　健	王一飞	王一镗	王士贞	王卫平
王长振	王文全	王心如	王生田	王立祥	王兰兰	王汉明
王永安	王永炎	王成锋	王延光	王华兰	王旭东	王军志
王声湧	王坚成	王良录	王拥军	王茂斌	王松灵	王明荣
王明贵	王金锐	王宝玺	王诗忠	王建中	王建业	王建军
王建祥	王临虹	王贵强	王美青	王晓民	王晓良	王高华
王鸿利	王维林	王琳芳	王喜军	王晴宇	王道全	王德文
王德群	木塔力甫·艾力阿吉	尤启冬	戈　烽	牛　侨	毛秉智
毛常学	乌　兰	卞兆祥	文卫平	文历阳	文爱东	方　浩
方以群	尹　佳	孔北华	孔令义	孔维佳	邓文龙	邓家刚
书　亭	毋福海	艾措千	艾儒棣	石　岩	石远凯	石学敏
石建功	布仁达来	占　堆	卢志平	卢祖洵	叶　桦	叶冬青
叶常青	叶章群	申昆玲	申春悌	田家玮	田景振	田嘉禾
史录文	冉茂盛	代　涛	代华平	白春学	白慧良	丛　斌
丛亚丽	包怀恩	包金山	冯卫生	冯希平	冯泽永	冯学山
边旭明	边振甲	匡海学	邢小平	达万明	达庆东	成　军
成翼娟	师英强	吐尔洪·艾买尔	吕时铭	吕爱平	朱　珠
朱万孚	朱立国	朱华栋	朱宗涵	朱建平	朱晓东	朱祥成
乔延江	伍瑞昌	任　华	任钧国	华　伟	伊河山·伊明
向　阳	多　杰	邬堂春	庄　辉	庄志雄	刘　平	刘　进
刘　玮	刘　强	刘　蓬	刘大为	刘小林	刘中民	刘玉清
刘尔翔	刘训红	刘永锋	刘吉开	刘芝华	刘伏友	刘华平

刘华生	刘志刚	刘克良	刘更生	刘迎龙	刘建勋	刘胡波
刘树民	刘昭纯	刘俊涛	刘洪涛	刘献祥	刘嘉瀛	刘德培
闫永平	米玛	米光明	安锐	祁建城	许媛	许腊英
那彦群	阮长耿	阮时宝	孙宁	孙光	孙皎	孙锟
孙少宣	孙长颢	孙立忠	孙则禹	孙秀梅	孙建中	孙建方
孙建宁	孙贵范	孙洪强	孙晓波	孙海晨	孙景工	孙颖浩
孙慕义	严世芸	苏川	苏旭	苏荣扎布	杜元灏	杜文东
杜治政	杜惠兰	李飞	李方	李龙	李东	李宁
李刚	李丽	李波	李勇	李桦	李鲁	李磊
李燕	李冀	李大魁	李云庆	李太生	李日庆	李玉珍
李世荣	李立明	李永哲	李志平	李连达	李灿东	李君文
李劲松	李其忠	李若瑜	李泽坚	李宝馨	李建初	李建勇
李映兰	李思进	李莹辉	李晓明	李凌江	李继承	李森恺
李曙光	杨凯	杨恬	杨勇	杨健	杨硕	杨化新
杨文英	杨世民	杨世林	杨伟文	杨克敌	杨甫德	杨国山
杨宝峰	杨炳友	杨晓明	杨跃进	杨腊虎	杨瑞馥	杨慧霞
励建安	连建伟	肖波	肖南	肖永庆	肖培根	肖鲁伟
吴东	吴江	吴明	吴信	吴令英	吴立玲	吴欣娟
吴勉华	吴爱勤	吴群红	吴德沛	邱建华	邱贵兴	邱海波
邱蔚六	何维	何勤	何方方	何绍衡	何春涤	何裕民
余争平	余新忠	狄文	冷希圣	汪海	汪静	汪受传
沈岩	沈岳	沈敏	沈铿	沈卫峰	沈心亮	沈华浩
沈俊良	宋国维	张泓	张学	张亮	张强	张霆
张澍	张大庆	张为远	张世民	张永学	张华敏	张宇鹏
张志愿	张丽霞	张伯礼	张宏誉	张劲松	张奉春	张宝仁
张建中	张建宁	张承芬	张琴明	张富强	张新庆	张潍平
张德芹	张燕生	陆华	陆林	陆小左	陆付耳	陆伟跃
陆静波	阿不都热依木·卡地尔		陈文	陈杰	陈实	陈洪
陈琪	陈楠	陈薇	陈士林	陈大为	陈文祥	陈代杰
陈尧忠	陈红风	陈志南	陈志强	陈规化	陈国良	陈佩仪
陈家旭	陈智轩	陈锦秀	陈誉华	邵蓉	邵荣光	武志昂
其仁旺其格	范明	范炳华	林三仁	林久祥	林子强	林江涛
林曙光	杭太俊	郁琦	欧阳靖宇	尚红	果德安	
明根巴雅尔	易定华	易著文	罗力	罗毅	罗小平	罗长坤
罗颂平	帕尔哈提·克力木		帕塔尔·买合木提·吐尔根			

图门巴雅尔	岳伟华	岳建民	金　玉	金　奇	金少鸿	金伯泉
金季玲	金征宇	金银龙	金惠铭	周　兵	周永学	周光炎
周灿全	周良辅	周纯武	周学东	周宗灿	周定标	周宜开
周建平	周建新	周春燕	周荣斌	周福成	郑一宁	郑志忠
郑金福	郑法雷	郑建全	郑洪新	郑家伟	郎景和	房　敏
孟　群	孟庆跃	孟静岩	赵　平	赵　群	赵子琴	赵中振
赵文海	赵玉沛	赵正言	赵永强	赵志河	赵彤言	赵明杰
赵明辉	赵耐青	赵临襄	赵继宗	赵铱民	赵靖平	郝　模
郝小江	郝传明	郝晓柯	胡　志	胡大一	胡文东	胡向军
胡国华	胡昌勤	胡晓峰	胡盛寿	胡德瑜	柯　杨	查　干
柏树令	柳长华	钟翠平	钟赣生	香多·李先加		段　涛
段金廒	段俊国	侯一平	侯金林	侯春林	俞光岩	俞梦孙
俞景茂	饶克勤	施慎逊	姜小鹰	姜玉新	姜廷良	姜国华
姜柏生	姜德友	洪　两	洪　震	洪秀华	洪建国	祝庆余
祝㻾晨	姚永杰	姚克纯	姚祝军	秦　川	袁文俊	袁永贵
都晓伟	晋红中	粟占国	贾　波	贾建平	贾继东	夏照帆
夏慧敏	柴光军	柴家科	钱传云	钱忠直	钱家鸣	钱焕文
倪　健	倪　鑫	徐　军	徐　晨	徐云根	徐永健	徐志云
徐志凯	徐克前	徐金华	徐建国	徐勇勇	徐桂华	凌文华
高　妍	高　晞	高志贤	高志强	高金明	高学敏	高树中
高健生	高思华	高润霖	郭　岩	郭小朝	郭长江	郭巧生
郭宝林	郭海英	唐　强	唐向东	唐朝枢	唐德才	诸欣平
谈　勇	谈献和	陶广正	陶永华	陶芳标	陶·苏和	陶建生
黄　钢	黄　峻	黄　烽	黄人健	黄叶莉	黄宇光	黄国宁
黄国英	黄跃生	黄璐琦	萧树东	梅　亮	梅长林	曹　佳
曹广文	曹务春	曹建平	曹洪欣	曹济民	曹雪涛	曹德英
龚千锋	龚守良	龚非力	袭著革	常耀明	崔　蒙	崔丽英
庾石山	康　健	康廷国	康宏向	章友康	章锦才	章静波
梁　萍	梁显泉	梁铭会	梁繁荣	谌贻璞	屠鹏飞	隆　云
绳　宇	巢永烈	彭　成	彭　勇	彭明婷	彭晓忠	彭瑞云
彭毅志	斯拉甫·艾白		葛　坚	葛立宏	董方田	蒋力生
蒋建东	蒋建利	蒋澄宇	韩晶岩	韩德民	惠延年	粟晓黎
程　伟	程天民	程仕萍	程训佳	童培建	曾　苏	曾小峰
曾正陪	曾学思	曾益新	谢　宁	谢立信	蒲传强	赖西南
赖新生	詹启敏	詹思延	鲍春德	窦科峰	窦德强	赫　捷

蔡　威　　裴国献　　裴晓方　　裴晓华　　廖品正　　谭仁祥　　谭先杰
翟所迪　　熊大经　　熊鸿燕　　樊飞跃　　樊巧玲　　樊代明　　樊立华
樊明文　　樊瑜波　　黎源倩　　颜　虹　　潘国宗　　潘柏申　　潘桂娟
薛社普　　薛博瑜　　魏光辉　　魏丽惠　　藤光生　　B·吉格木德

《中华医学百科全书》学术委员会

盛志勇　　康广盛　　章魁华　　梁文权　　梁德荣　　彭名炜　　董　怡
程天民　　程元荣　　程书钧　　程伯基　　傅民魁　　曾长青　　曾宪英
温　海　　裘雪友　　甄永苏　　褚新奇　　蔡年生　　廖万清　　樊明文
黎介寿　　薛　淼　　戴行锷　　戴宝珍　　戴尅戎

基础医学

总主编

刘德培　　中国医学科学院北京协和医学院

本卷编委会

主　编

何裕民　　上海中医药大学

吴爱勤　　苏州大学

副主编

杜文东　　南京中医药大学

袁勇贵　　东南大学附属中大医院

赵明杰　　大连医科大学

编　委（以姓氏笔画为序）

凤林谱　　皖南医学院

杜文东　　南京中医药大学

李　秀　　皖南医学院

李　洋　　南京森林警察学院

杨　阳　　大连医科大学

吴海英　　南京中医药大学

何裕民　　上海中医药大学

范　琪　　南京晓庄学院

金明琦　　皖南医学院

周世昱　　大连医科大学

郑　铮　　南京中医药大学

赵　兆　　南京晓庄学院

赵明杰　　大连医科大学

顾思梦　　江苏大学

殷忠勇　　南京中医药大学

高　玥　　南京中医药大学

梁治学　　甘肃医学院

主编助理

张燕洁　　中国健诺思医学研究院

前　言

《中华医学百科全书》终于和读者朋友们见面了！

古往今来，凡政通人和、国泰民安之时代，国之重器皆为科技、文化领域的鸿篇巨制。唐代《艺文类聚》、宋代《太平御览》、明代《永乐大典》、清代《古今图书集成》等，无不彰显盛世之辉煌。新中国成立后，国家先后组织编纂了《中国大百科全书》第一版、第二版，成为我国科学文化事业繁荣发达的重要标志。医学的发展，从大医学、大卫生、大健康角度，集自然科学、人文社会科学和艺术之大成，是人类社会文明与进步的集中体现。随着经济社会快速发展，医药卫生领域科技日新月异，知识大幅更新。广大读者对医药卫生领域的知识文化需求日益增长，因此，编纂一部医药卫生领域的专业性百科全书，进一步规范医学基本概念，整理医学核心体系，传播精准医学知识，促进医学发展和人类健康的任务迫在眉睫。在党中央、国务院的亲切关怀以及国家各有关部门的大力支持下，《中华医学百科全书》应运而生。

作为当代中华民族"盛世修典"的重要工程之一，《中华医学百科全书》肩负着全面总结国内外医药卫生领域经典理论、先进知识，回顾展现我国卫生事业取得的辉煌成就，弘扬中华文明传统医药璀璨历史文化的使命。《中华医学百科全书》将成为我国科技文化发展水平的重要标志、医药卫生领域知识技术的最高"检阅"、服务千家万户的国家健康数据库和医药卫生各学科领域走向整合的平台。

肩此重任，《中华医学百科全书》的编纂力求做到两个符合。一是符合社会发展趋势：全面贯彻以人为本的科学发展观指导思想，通过普及医学知识，增强人民群众健康意识，提高人民群众健康水平，促进社会主义和谐社会构建。二是符合医学发展趋势：遵循先进的国际医学理念，以"战略前移、重心下移、模式转变、系统整合"的人口与健康科技发展战略为指导。同时，《中华医学百科全书》的编纂力求做到两个体现：一是体现科学思维模式的深刻变革，即学科交叉渗透/知识系统整合；二是体现继承发展与时俱进的精神，准确把握学科现有基础理论、基本知识、基本技能以及经典理论知识与科学思维精髓，深刻领悟学科当前面临的交叉渗透与整合转化，敏锐洞察学科未来的发展趋势与突破方向。

作为未来权威著作的"基准点"和"金标准"，《中华医学百科全书》编纂过程中，制定了严格的主编、编者遴选原则，聘请了一批在学界有相当威望、具有较高学术造诣和较强组织协调能力的专家教授（包括多位两院院士）担任大类主编和学科卷主编，确保全书的科学性与权威性。另外，还借鉴了已有百科全书的编写经验。鉴于《中华医学百科全书》的编纂过程本身带有科学研究性质，还聘请了若干科研院所的科研管理专家作为特约编审，站在科研管理的高度为全书的顺利编纂保驾护航。除了编者、编审队伍外，还制订了详尽的质量保证计划。编纂委员会和工作委员会秉持质量源于设计的理念，共同制订了一系列配套的质量控制规范性文件，建立了一套切实可行、行之有效、效率最优的编纂质量管理方案和各种情况下的处理原则及预案。

《中华医学百科全书》的编纂实行主编负责制，在统一思想下进行系统规划，保证良好的全程质量策划、质量控制、质量保证。在编写过程中，统筹协调学科内各编委、卷内条目以及学科间编委、卷间条目，努力做到科学布局、合理分工、层次分明、逻辑严谨、详略有方。在内容编排上，务求做到"全准精新"。形式"全"：学科"全"，册内条目"全"，全面展现学科面貌；内涵"全"：知识结构"全"，多方位进行条目阐释；联系整合"全"：多角度编制知识网。数据"准"：基于权威文献，引用准确数据，表述权威观点；把握"准"：审慎洞察知识内涵，准确把握取舍详略。内容"精"："一语天然万古新，豪华落尽见真淳。"内容丰富而精练，文字简洁而规范；逻辑"精"："片言可以明百意，坐驰可以役万里。"严密说理，科学分析。知识"新"：以最新的知识积累体现时代气息；见解"新"：体现出学术水平，具有科学性、启发性和先进性。

《中华医学百科全书》之"中华"二字，意在中华之文明、中华之血脉、中华之视角，而不仅限于中华之地域。在文明交织的国际化浪潮下，中华医学汲取人类文明成果，正不断开拓视野，敞开胸怀，海纳百川般融入，润物无声状拓展。《中华医学百科全书》秉承了这样的胸襟怀抱，广泛吸收国内外华裔专家加入，力求以中华文明为纽带，牵系起所有华人专家的力量，展现出现今时代下中华医学文明之全貌。《中华医学百科全书》作为由中国政府主导，参与编纂学者多、分卷学科设置全、未来受益人口广的国家重点出版工程，得到了联合国教科文等组织的高度关注，对于中华医学的全球共享和人类的健康保健，都具有深远意义。

《中华医学百科全书》分基础医学、临床医学、中医药学、公共卫生学、军事与特种医学和药学六大类，共计144卷。由中国医学科学院/北京协和医学院牵头，联合军事医学科学院、中国中医科学院和中国疾病预防控制中心，带动全国知名院校、科研单位和医院，有多位院士和海内外数千位优秀专家参加。国内知名的医学和百科编审汇集中国协和医科大学出版社，并培养了一批热爱百科事业的中青年编辑。

回览编纂历程，犹然历历在目。几年来，《中华医学百科全书》编纂团队呕心沥血，孜孜矻矻。组织协调坚定有力，条目撰写字斟句酌，学术审查一丝不苟，手书长卷撼人心魂……在此，谨向全国医学各学科、各领域、各部门的专家、学者的积极参与以及国家各有关部门、医药卫生领域相关单位的大力支持致以崇高的敬意和衷心的感谢！

《中华医学百科全书》的编纂是一项泽被后世的创举，其牵涉医学科学众多学科及学科间交叉，有着一定的复杂性；需要体现在当前医学整合转型的新形式，有着相当的创新性；作为一项国家出版工程，有着毋庸置疑的严肃性。《中华医学百科全书》开创性和挑战性都非常强。由于编纂工作浩繁，难免存在差错与疏漏，敬请广大读者给予批评指正，以便在今后的编纂工作中不断改进和完善。

刘德培

凡　例

一、《中华医学百科全书》（以下简称《全书》）按基础医学类、临床医学类、中医药学类、公共卫生类、军事与特种医学类、药学类的不同学科分卷出版。一学科辑成一卷或数卷。

二、《全书》基本结构单元为条目，主要供读者查检，亦可系统阅读。条目标题有些是一个词，例如"炎症"；有些是词组，例如"弥散性血管内凝血"。

三、由于学科内容有交叉，会在不同卷设有少量同名条目。例如《肿瘤学》《病理生理学》都设有"肿瘤"条目。其释文会根据不同学科的视角不同各有侧重。

四、条目标题上方加注汉语拼音，条目标题后附相应的外文。例如：

yīxué xīnlǐxué
医学心理学（medical psychology）

五、本卷条目按学科知识体系顺序排列。为便于读者了解学科概貌，卷首条目分类目录中条目标题按阶梯式排列，例如：

心理健康 …………………………………………………………………

　心理冲突 ………………………………………………………………

　　双趋冲突 ……………………………………………………………

　　双避冲突 ……………………………………………………………

　健康行为 ………………………………………………………………

　健康信念 ………………………………………………………………

　生活质量 ………………………………………………………………

六、各学科都有一篇介绍本学科的概观性条目，一般作为本学科卷的首条。介绍学科大类的概观性条目，列在本大类中基础性学科卷的学科概观性条目之前。

七、条目之中设立参见系统，体现相关条目内容的联系。一个条目的内容涉及其他条目，需要其他条目的释文作为补充的，设为"参见"。所参见的本卷条目的标题在本条目释文中出现的，用蓝色楷体字印刷；所参见的本卷条目的标题未在本条目释文中出现的，在括号内用蓝色楷体字印刷该标题，另加"见"字；参见其他卷条目的，注明参见条所属学科卷名，如"参见□□□卷"或"参见□□□卷□□□□"。

八、《全书》医学名词以全国科学技术名词审定委员会审定公布的为标准。同一概念或疾病在不同学科有不同命名的，以主科所定名词为准。字数较多，释文中拟用简称的名词，每个条目中第一次出现时使用全称，并括注简称，例如：甲型病毒性肝炎（简称甲肝）。个别众所周知的名词直接使用简称、缩写，例如：B超。药物名称参照《中华人民共和国药典》2020年版和《国家基本药物目录》2018年版。

九、《全书》量和单位的使用以国家标准GB 3100—1993《国际单位制及其应用》、GB/T 3101—1993《有关量、单位和符号的一般原则》及GB/T 3102系列国家标准为准。援引古籍或外文时维持原有单位不变。必要时括注与法定计量单位的换算。

十、《全书》数字用法以国家标准GB/T 15835—2011《出版物上数字用法》为准。

十一、正文之后设有内容索引和条目标题索引。内容索引供读者按照汉语拼音字母顺序查检条目和条目之中隐含的知识主题。条目标题索引分为条目标题汉字笔画索引和条目外文标题索引，条目标题汉字笔画索引供读者按照汉字笔画顺序查检条目，条目外文标题索引供读者按照外文字母顺序查检条目。

十二、部分学科卷根据需要设有附录，列载本学科有关的重要文献资料。

目 录

yīxué xīnlǐxué

医学心理学（medical psychology）

将心理学的知识、理论和实验技术应用于医学领域，研究心理行为因素在人类健康与疾病及其相互转化过程中作用规律的学科。是心理学和医学的交叉学科。就学科性质而言，医学心理学既是自然科学也是社会人文科学；既是理论学科也是应用学科；既是基础学科也是临床学科。

"医学心理学"一词最早由德国哲学家、心理学家鲁道夫·赫尔曼·洛策（Rudolf Hermann Lotze，1817～1881年）提出，他于1852年出版了《医学心理学》一书，力图从心理与生理的联系出发研究健康和疾病问题。这标志着现代医学心理学的诞生。作为医学和心理学近现代发展的交叉产物，医学心理学成为现代医学理论的3大支柱之一。

简史 医学心理学的历史可以溯源于古代心身关系的辩证认识。中国古代的医学和哲学论著中，包含着许多如"心主神明""形神合一"等思想。2000多年前的中国医学经典《黄帝内经》中已阐明了外感于"六淫"和内伤于"七情"的疾病观，在治疗和预防上主张"治神入手""治神为本""主明则下安，以此养生则寿"等指导思想。在古希腊哲学家柏拉图（Plato，公元前427～前347年）、亚里士多德（Aristotle，公元前384～前322年）、伯里克利时代的医师希波克拉底（Hippocrates，公元前460～前370年）等人的著作中，也有不少有关精神与躯体相互作用以及强调心理治疗和医患关系等论述。1896年，美国心理学家莱特纳·威特默（Lightner Witmer，1867～1956年）在美国宾夕法尼亚大学建立了第一所心理诊所。此后世界上出现了许多对医学心理学的发展有重大影响的代表人物，如俄国生理学家伊万·米哈伊洛维奇·谢切诺夫（Ivan Mikhailovich Sechenov，1829～1905年）、伊万·彼得罗维奇·巴甫洛夫（Ivan Petrovich Pavlov，1849～1936年），奥地利精神病医师西格蒙德·弗洛伊德（Sigmund Freud，1856～1939年），美国精神病学家哈罗德·乔治·沃尔夫（Harold George Wolff，1898～1962年）、生理学家沃尔特·布拉德福德·坎农（Walter Bradford Cannon，1871～1945年）等。20世纪中叶以来，随着生物-心理-社会医学模式的诞生及其在临床中的普及，医学心理学的研究领域不断扩大，日益显示出其强大的生命力。

中国医学心理学还处在发展的初级或中级阶段。20世纪70年代末，李心天（1924～2019年）、龚耀先（1923～2009年）等心理学家根据中国医学教育的实际情况，引进西方相关知识及进展，努力推动心理科学与医学的结合，并做出了开创性贡献，从而产生了中国医学心理学这门新兴学科。1979年，中国心理学会成立了医学心理学专业委员会；1985年，中国心理卫生协会成立；1987年，《中国心理卫生杂志》创刊；1988年，中华医学会属下成立心身专业委员会；1992年，《中国行为医学科学》创刊；1993年，中国心身医学分会成立；同年，《中国临床心理学杂志》创刊。中国的医学心理学工作已逐渐扩大到基础医学、临床医学及预防医学各个领域，全国医疗、健康保健及相关机构建立了更多的医学心理咨询门诊，以研究并解决临床各学科及健康领域的心理问题，反映了中国医学心理学科应用的广阔前景。

医学心理学的发展是当代社会发展的必然趋势，20世纪80年代后中国该学科的学术研究及教学队伍人数快速增长，在所有医学院校陆续开设了相应的课程，出版了相应教材及教学参考资料，研究及讲授者的学历层次也不断提高，人才结构已有相当大的变化及提升；具有中国自主知识产权、适用于临床心理测验和计算机辅助的心理测验方法及工具之数量亦大幅增加。此外，在心理障碍和脑损伤的病因和发病机制研究等方面都做出了国际领先的成果。陆续开展了对危险人群早期的心理干预，对非传染性慢性疾病和与生活方式密切相关疾病患者及高危人群进行心理教育治疗及干预等。很好地呼应并推进了《"健康中国2030"规划纲要》战略的实施。这将有效降低中国心理障碍及心身疾病发生率，帮助患者更好的康复，从而促进中国民众的心理及心身健康，减少损害健康的心理-社会危险因素，提高国民的生活质量和健康水准。

研究内容 比较广泛，涉及个体成长的全过程，即从新生命的孕育形成，至幼儿的早期培养训练，以及少年与青年时期的心身教育与行为指导，从各个年龄阶段的心身保健直至老年期的康乐长寿等。同时，医学心理学还涉及健康与疾病的相互转化过程，从病因分析、疾病诊断、治疗护理到康复、预防保健、咨询等，几乎所有医学领域都有医学心理学研究内容。主要有以下几方面：①研究心理行为的生物学基础和社会学基础及其在健康和疾病中的意义。②研究心身相互作用的规律和机制。③研究各种疾病过程中的心理行为变化及其影响。④研究情绪和个性等心理行为因素在健康保持和疾病发生、发展、变化过程中的影响作用及其规律。⑤研究如何将心理学知识和技术应用于治病防病和养生保健。

研究方法 医学心理学是交叉学科，既有自然科学属性又具社会科学属性，决定了其研究方法的多样性，在研究上兼顾自然科学与社会科学方法的融合，主张定量研究和定性研究相结合，横向研究与纵向研究相结合。根据所使用的方法，分为观察法、实验法、调查法、心理测验法和个案法等。在实际工作中，针对研究对象、时间、场所等因素，常综合使用几种方法。

应用 医学心理学运用心理学的理论与方法，探索心理因素对健康与疾病的作用方式、途径与机制，更全面地阐明人类躯体疾病与心理疾病的本质，协助医学揭示人类维护健康、战胜疾病的规律，寻找与丰富人类疾病的诊断、治疗、护理与预防更全面、更有效的方法，提高医疗水平，促进人们身心健康。随着心理学知识和技术广泛应用于医学，医学心理学逐渐形成了一些分支学科及交叉学科，如变态心理学、神经心理学、生理心理学、临床心理学、健康心理学、心理咨询学、心理治疗学、心身医学、中医心理学、护理心理学等。

（顾思梦）

guāncháfǎ
观察法（observation） 研究者在自然情境中或预先设置的情境中，通过感官或借助于一定的科学仪器，在一定时间内有目的有计划地对人的行为进行观察记录，以了解其心理活动及其变化、发展规律的研究方法。是心理学等许多学科研究中最基本、最普遍的方法之一。

特点 以"观察"为突出特点：①观察是一种有目的、有计划地收集资料的活动。②观察是在客观条件下进行的，具有真实性。③观察的对象是当前正在发生的事实现象，具有直接性。④观察是在一定的心理学理论的指导下进行的，对结果的解释以有关理论为前提。⑤观察总是借助于一定的观察工具，包括人的感官和仪器、设备等。

分类 以研究对象是否受控制为标准划分为自然观察和实验观察。

自然观察 主张在自然发生的条件下，即在对研究对象不加干预和控制的状态下进行观察。自然观察能收集到研究对象在日常生活中的真实、典型的行为表现，但研究者处于被动状态，难以揭示那些较少在自然状态下表现出来的心理特点。

实验观察 通过人为地改变和控制一定的条件，有目的地引起被研究对象的某些心理行为反应，进而在设定的条件下进行观察。实验观察能使研究者获得更全面、更精确、更深入的事实和资料，但各种要求较高，相对难度较大。

此外，以是否通过"中介物"为标准，也可划分出直接观察和间接观察两大类。两者的最大区别在于前者通过人的感官进行直接观察；后者则需借助于各种仪器或装置（如录音机、摄像仪、脑成像设备等）进行观察和记录；或根据事发后留下的痕迹（如照片、录像）进行观察。由于人类感官的局限和科学技术的进步，

从仅凭借感官进行直接观察，过渡到通过仪器作为中介来进行观察，是观察法发展的必然趋势。

步骤 包括以下主要步骤：①制定观察计划，确定观察的目的、内容、方式、设备和记录手段。②做好观察前的准备工作，如人员培训、准备观察工具、设计、印制观察记录表等。③进入观察场所，获得被观察对象的信赖。④进行观察并作记录（摄像、完成观察表、做笔记等）。⑤整理与处理观察结果。⑥分析资料并撰写观察报告。

优点 观察法是心理学研究中研究者获得感性经验和事实的根本途径，其优点是：①直接性和客观性：能够得到不能直接报告或可能失实的资料，可避免由被研究者自我陈述方式带来的研究偏差。因为观察者与研究对象的客观事物直接接触，中间不需要其他中间环节；观察到的结果，所获得的信息资料，具有真实可靠性，是第一手资料。②自然性：在自然情况下了解事物的发展过程。③及时性：研究资料是在现象或行为发生的当时就收集到的，因此所获信息资料较为真实。④普适性：即使研究对象不配合，也能收集客观资料，所以观察法适用范围较为普遍。⑤长期性：可以较为方便地对同一人或同一现象做较长时间的跟踪研究。

局限性 ①观察到的现象可能带有偶然性或表面性，资料的质量受观察者本身情况的因素影响较大；相对来说较为费时、费力，对设计要求较高等。②易受研究对象的限制：观察法适宜于对外部现象及事物间外部联系的研究，而不适宜于对事物内部联系的研究。此外，对有些较为隐蔽或涉及隐私的事物难以观察。

③易受观察者本人的限制：人的感觉器官本身具有不精确性。人的感官都有一定的生理限度，超出这个限度，很难直接观察。所以观察结果往往因观察者的个体差异而难以精确化。④易受观察范围的限制：观察涉及对象一般是有限的，特别是同时观察的对象往往不多，这种小样本结论，不适用于大面积研究。⑤易受无关变量的干扰：自然状态下的观察条件往往不易控制，由于缺乏控制条件，因变量混杂在无关变量之中，较难纯化和凸显，常使观察结果缺乏科学性。

（顾思梦　凤林谱）

shíyànfǎ
实验法（experiment）　实验者在对条件进行控制的状态下，观察、测量并记录个体行为改变的研究方法。是科学研究所采用最普遍也是最基本的方法之一。实验者经过精心设计，在高度控制的条件下，通过操作某些因素，来研究变量之间的相关关系或因果关系。德国心理学家威廉·马克西米利安·冯特（Wilhelm Max-imilian Wundt，1832~1920年）首先将实验法引入心理学研究。

根据实验方式的不同，实验法可分为实验室实验和现场实验两种类型：①实验室实验：是在实验室的条件下借助各种仪器设备，严格控制实验条件的情况下进行的。它不仅便于观察某一操作变量引发的行为反应，而且可通过仪器精确记录所致的生理变化。实验室可以实现程序自动化控制的各种模拟环境，借此可以研究特殊环境中的生理机制、心理现象和健康情况。②现场实验：是在工作、学习或各种社会生活情境中，通过技术上的改进，尽量使现场条件单一化，分析研究

其中规律的实验方式。现场实验可避免习以为常环境条件的过度改变而使得受试者在心理活动上出现误差，但现场实验对实验设计的要求很高，期限长，一般成本较大。临床实验是现场实验的特殊形式，对医学心理学研究更为重要。例如，神经外科为人的心理学研究提供了大量的宝贵资料，美国神经生理学家和心理生物学家罗杰·沃尔科特·斯佩里（Roger Wolcott Sperry，1913~1994年）对割裂脑患者的实验研究为大脑优势半球学说做了重大修正，他发现了左右脑具有不同的功能，左脑擅长发挥逻辑、事实和细节等功能，而右脑擅长发挥图像、情感和直觉等功能。

（顾思梦）

diàocháfǎ
调查法（survey method）　通过谈话或问卷等方式，让受试者自由表达其态度或意向而获得资料，并加以分析研究，来了解某种客观事物，或当直接获取资料较困难时，通过间接途径获取资料的研究方法。是科学研究中最常用的方法之一，形式广泛，会谈询问、座谈、问卷或电话询问、网上调查等形式都可采用。

调查法根据取向性不同，分为历史调查和现状调查两种：①历史调查：是为了解被评估者过去的一些情况，如各种经历、表现、成就、人际关系等。调查对象包括档案、书信、日记、作品等文献资料与了解被评估者经历的相关人员。②现状调查：围绕当前有关问题的内容进行，如生活、家庭、工作及社会适应能力等。调查对象包括被评估者的父母、兄弟姐妹、亲戚、朋友、老师、同学、同事等。

调查法的优点是可以结合纵

向和横向两个方面的内容进行，较为广泛、全面。不足之处是调查所得材料的真实性容易受调查者的主观、情感、利益等因素的影响而不尽相同。

（凤林谱　顾思梦）

gè'ànfǎ
个案法（case method）　对某心理现象的特例或临床案例进行追踪研究，以得出一般规律的研究方法。一般由训练有素的研究者实施，依据被研究者的历史记录、会谈资料、测验或实验所得到的观察结果等，构成一个系统的个人传记。个案法能够深入、发展地描述被研究者的情况，适用于医学心理学问题的干预、心身疾病或心理障碍的疗效分析，进行心理行为疗法的前后自身比较研究等。最初，个案法常用于研究小样本的分散行为，如对"狼孩""猪孩"的案例进行全面、深入的追踪研究。之后，个案法越来越多地用于研究复杂的行为问题，如评估患有严重智残并伴有严重行为问题的儿童在家庭条件下进行行为治疗的效果等。个案法十分重视研究结果对样本所属整体的普遍意义，有时作为大规模抽样研究的准备阶段。

（顾思梦）

xiāngguān yánjiūfǎ
相关研究法（correlation）　用于确定两个或两个以上变量之间的相关程度的研究方法。分为简单相关和复相关两大类型：①简单相关：又称为双变量相关，是指在被试样本中观察到的两个变量之间的联系，通过对样本中每个受试者评估出同样的两个变量，计算相关系数可以量化这种联系的大小和方向。②复相关：指两个以上变量之间的联系，能够说

明多重因素的复杂关系。运用相关研究法可以获得很多重要信息，但应注意相关关系的结论不能推测因果关系。

（顾思梦）

shēngtàizhǔyì yánjiū fāngfǎ

生态主义研究方法（research method of ecologism）　一大类具有现代意蕴的涉及心身关系等的心理学新兴学科及其研究方法。由于心理及躯体关系问题错综复杂，人们日趋强调要以新的视野及方法来审视这些问题，从而诞生了一大批新兴学科，如自体心理学、进化心理学、社会建构心理学、女性主义心理学、话语心理学、解构主义心理学、超个人心理学、叙事心理学、积极心理学等。这些新兴学科，多少都涉及心理、心灵、躯体、自我及健康等命题。中国心理学家訾非（1970~　）对此趋势做了分析，认为心理学的这些研究新领域、新趋势，都倾向于用系统的、整合的、多元的、有机的和主体间性的新视角来认识心理相关现象。透过这些可以窥探心理学研究正在涌现出的一类新视角、研究范式和学术氛围，可命名为心理学的"生态主义运动"；并预测这些趋势折射出心理学正酝酿一场新的革命。"心理学的这些新进展告诉我们，心灵世界是一个生态系统，而且人的心灵世界又存活于更大的生态系统之中。探究'生态地'存在的系统，不能不抱有整体的、相对的、互动的、多元的和层次性的视角"。为此，他倡导心理学研究需从传统的物理科学倾向，转向"生态学范式"，主张心理学应该走向"生态主义"。了解这一新趋势，对更好地认识心理及心身健康等问题至关重要。

（赵明杰　何裕民）

yīxué móshì

医学模式（medical model）　研究医学问题时所遵循的总的原则和出发点，即从总体上认识健康和疾病及其相互转化的哲学观点。是对疾病和健康总的特点和本质的概括，集中体现了一定时期内医学研究与实践的对象、方法、范围及指导实践的原则。

人类对疾病与健康的认识，与人类对自然界及其本身的认识密切相关，随着生产力水平的发展、科学技术的提高、哲学思想的衍变，医学模式也发生了相应的转变，历经了4种类型：①神灵医学模式：在人类理性发展的初始阶段诞生的最早的医学模式。②自然哲学医学模式：伴随着理性的萌生和逐渐成熟，人们开始摆脱迷信与巫术，以自然哲学观点来解释疾病的医学模式。③生物医学模式：产生于16世纪中叶。试图以生物的或理化等的特定因素来解释并应对健康及疾病问题，反映出这一时期医疗活动明显的生物科学属性。④生物-心理-社会医学模式：产生于20世纪70年代，以1977年美国精神病医师乔治·恩格尔（George L. Engel，1913~1999年）在《科学》杂志上发表的《需要一种新的医学模式——对生物医学的挑战》为标志，批评了生物医学模式的"还原论"和"心身二元论"的局限，率先提出需用多重取向来考虑健康和疾病的问题，并且采用了生物、心理和社会的方式来描述这一取向，称为生物-心理-社会医学模式，以区别于简单的生物医学模式。

医学心理学的兴起是医学模式转化的需要，许多国家都是在完成新旧医学模式的更替中普及了医学心理学。为了促进中国医学模式的转变，20世纪80年代初开始，中国医学院校陆续设置医学心理学课程。1987年，中国卫生部医学专业基础教材编委会确定了将医学心理学作为医学生的36种必修课之一。作为基础理论学科，医学心理学揭示了行为的生物学和社会学基础，心理活动与生物活动的相互作用；从全新的角度提出了健康的概念；研究疾病的发生、发展、转归、预防中的心理行为因素的作用规律。作为临床应用学科，医学心理学将其理论、方法、技术应用于各个临床基础设施及临床各科，具体指导保持健康、促进疾病康复的原则和手段。

（顾思梦）

shénlíng yīxué móshì

神灵医学模式（spiritualism medical model）　把人类的健康与疾病归因于神灵掌控的认识的医学模式。在人类发展的初始阶段，人类对自然界和自身，以及对疾病和生命本质的了解知之甚少，面对许多生命及疾病难题无法解决。因此，人类常将世间的一切看作超自然的力量所主宰的，疾病乃是神灵的惩罚或是妖魔鬼怪作祟所致。在应对疾病的手段上主要采用求神问卜、向神灵祈祷或驱鬼避邪等巫术的形式与方法。在远古时代，由巫医实施的治疗往往以暗示作用减轻人们的病痛。当今社会，这种原始的医学模式在世界某些地区和某些特殊人群中仍可见到其遗迹。

（顾思梦）

zìrán zhéxué yīxué móshì

自然哲学医学模式（nature philosophical medical model）　以自然哲学观点来解释疾病的医学模式。神灵医学模式随着社会生产力的进步逐渐式微。公元前

3000~前2000年，随着朴素的唯物主义与辩证法的诞生，人们开始摆脱迷信与巫术，摒弃"神灵"对人体及环境的束缚，以朴素的哲学辩证法来解释疾病与健康及其相互关系。自然哲学医学模式把健康、疾病与人类生活的自然环境、社会环境联系起来观察与思考，应用自然现象的客观存在和发展规律从整体上认识疾病与健康问题。例如，古希腊医师希波克拉底（Hippocrates，公元前460~前370年）的"四体液学说"，中医学的"阴阳学说""脏腑学说"均属于此种模式。此阶段产生的中医学经过传承与发扬，至今仍在中国的医疗服务体系中发挥着重要作用。

（顾思梦）

shēngwù yīxué móshì
生物医学模式（biomedical model）

局限于将人作为单纯生物体的医学模式。16世纪中叶，欧洲文艺复兴时期的工业革命促进了科学的进步。物理、化学、生物科学与解剖学、生理学、细胞病理学、药物学等一系列新成果，使医学家可以采用新的研究手段与工具探索人体的健康与疾病的奥秘。医学家把人体分解为各个部分，认为每种疾病都可在器官、细胞或生物大分子上找到形态或化学变化，从而确定其生物的或理化的特定致病原因，并找到特异的化学或物理的治疗手段。由于该时期的医疗活动反映出明显的生物科学属性，故称为生物医学模式。从16世纪中叶至20世纪中叶，生物医学模式对人类社会的发展做出了巨大贡献，极大地促进了医学科学的进步，使人类的健康水平得到了有效保障。生物致病因素引起的传染病、寄生虫病及营养缺乏等疾病得到有效控制，不再成为威胁人类健康的元凶。在现代社会飞速发展中，由于生物医学模式对生命的复杂性以及影响健康与疾病的多元因素，如心理、社会环境等认识不足，逐渐暴露出其局限性。

（顾思梦）

shēngwù-xīnlǐ-shèhuì yīxué móshì
生物-心理-社会医学模式（bio-psycho-social medical model）

同时重视生物、心理、社会因素在疾病中作用的医学模式。又称恩格尔模式。

形成与内涵　随着社会进步和科学技术的发展，人口快速增长，人们的生活环境和生活方式发生了巨大的变化。人类社会随之而来的生活节奏加快、竞争激烈、环境污染、生态失衡、人口老龄化等一系列心理、社会因素越来越严重地威胁着人类的健康，使疾病流行病学谱、死亡谱发生了明显变化。各种疾病由生物性致病因素为主逐渐向以功能性疾病、慢性非传染疾病和意外伤害为主转变。人们对健康的观念发生了转变，对心理健康与良好社会适应的需求与日俱增。生物医学模式已不能概括和解释现代医学面临的全部课题，表现出内在结构性缺陷和消极影响。1977年，美国精神病医师乔治·恩格尔（George L. Engel，1913~1999年）提出需用多重取向来考虑健康和疾病的问题；并采用了生物、心理和社会的方式来描述这一取向，称为生物-心理-社会医学模式。该模式根据系统原理，提出健康与疾病应是多元因素互为因果、协同制约的关系，而健康与疾病则是反映躯体与心理、社会因素相关系统的协调程度。生物-心理-社会医学模式强调人的生理与心理及其所处的社会环境是一个完整的不可分割的统一体；心理、社会因素与疾病的发生、发展和转归有着十分重要的关系。它要求医学把人的健康与疾病看成一个多元融合、完整的连续体，即在研究人类的健康和疾病及其相互转化的问题时，既要考虑生物学因素的作用，又要重视心理、社会因素的影响。生物-心理-社会医学模式认为健康是指一种身体、心理和社会的完满状态，而不仅是没有疾病或虚弱症状；而疾病可看作个体生存系统的失衡。

现实意义　由生物医学模式向生物-心理-社会医学模式转化的趋势已被临床现实所证实，据中国国家卫生健康委员会2018年的统计资料表明危害人们健康的主要疾病是心脑血管疾病、恶性肿瘤等慢性疾病。城市人口死亡谱依次是：心血管疾病、恶性肿瘤、脑血管病、呼吸系统疾病等。其中最主要的致死性疾病往往与人们的生活方式或行为方式有关，如吸烟、酗酒、滥用药物、过量饮食与肥胖、运动不足及对社会压力的不良反应等。心理-社会因素恰恰是这些行为问题直接或间接的原因。此外，随着生活节奏加快与社会竞争加剧，心理失衡、情绪失调等问题对人类的内部适应能力提出了更高的要求。通过数十年的研究，科学家深入了解了心理-社会因素与健康和疾病的中介关系：心理活动的操作和调节对维持健康具有重要作用。此外，医疗活动中，发现原有的生物医学模式不足以说明人类疾病与健康的全部特点与本质，疾病的治疗也不能单凭药物或手术；患者不仅要求解决身体痛苦，也希望减轻精神痛苦，追求心身健康。

生物-心理-社会医学模式的倡导，推动了医学服务形式从医疗型向医疗、预防、保健型转变，医学服务中心从以疾病为中心向以患者为中心转变，医学服务范围从个体向个体、家庭以及社区转变，这种新的医学模式要求临床医学实践更加重视医患之间的沟通，医学教育更加重视人文社科的教育等。

（顾思梦）

shénjīng xīnlǐxué

神经心理学（neuropsychology）

研究人的高级神经系统功能和心理行为之间的相互关系和相互作用，即研究脑与行为的学科。是神经学与心理学的交叉学科。

1861 年，法国外科医师、神经病理学家皮埃尔·保罗·布罗卡（Pierre Paul Broca，1824～1880 年）对左脑额下回病变引起运动性失语症的研究被视为神经心理学产生的起点。"神经心理学"一词由美国心理学家埃德温·加里格斯·波林（Edwin Garrigues Boring，1886～1968 年）于 1929 年提出。但作为一门学科系统地加以论述，应从苏联心理学家亚历山大·罗曼诺维奇·鲁利亚（Alexander Romanovich Luria，1902～1977 年）1973 年出版的《神经心理学原理》开始。

神经心理学的研究任务在于确定心理活动的脑物质基础。传统神经心理学分为实验心理学、行为神经病学与临床神经心理学 3 个领域，主要的研究技术有皮质直接电刺激法、一侧电休克法、双听技术、半边视野速示器技术以及割裂脑技术等。现代神经心理学吸收了神经生物学、行为遗传学等学科的理论，引入了新的方法和技术，包括双重任务法、计算机编程、无创性脑成像技术等，将研究对象的范围扩大到了正常人群，推动了神经心理学的

临床应用。神经心理学在理论上对阐明"心理是脑的功能"具有关键性意义，在实践中可以为神经科学的临床诊断和治疗提供方法和依据。

（顾思梦）

shēnglǐ xīnlǐxué

生理心理学（physiological psychology）

研究心理现象的生理和生物基础的学科。

简史 生理心理学研究开始于 19 世纪，早期的研究领域主要在于探讨与感觉和知觉、学习和记忆有关的神经基础，研究方法包括脑区切除、电刺激等，代表人物有法国神经生理学学家马里-让-皮埃尔·弗卢朗（Marie-Jean-Pierre Flourens，1794～1867年）、德国生理学家爱德华·希齐格（Eduard Hitzig，1838～1907年）和解剖学家古斯塔夫·弗里奇（Gustav Fritsch，1838～1927年）、英国生理学家查尔斯·斯科特·谢灵顿（Charles Scott Sherrington，1857～1952年）与俄国生理学家伊万·彼得罗维奇·巴甫洛夫（Ivan Petrovich Pavlov，1849～1936年）等。

研究内容 近百年来，生理心理学研究领域不断扩大，包括从信息理论的观点来研究感知觉信息加工的神经过程；运动反应和反馈信息在控制身体运动和技巧动作中的神经机制；行为的动机因素或诸如摄食、饮水、睡眠和生殖等基本行为调节的生理机制，包括中枢神经和内分泌系统控制的与情绪经验有关的神经和内分泌腺活动的机制、精神障碍的神经生理问题；记忆的神经解剖及生理和生化基础；高级心理功能，如语言和意识活动的脑机制；大脑半球的功能转化特性，以及大脑皮质功能的区域分化和

整合问题等，而且这些方面的研究也涉及物种行为的进化和个体发育问题等。

研究方法 研究方法和技术日益精练和多样化。如在方法上采用了比较心理学家常使用的训练动物学习和测量动物反应的迷津实验、辨别箱、斯金纳箱，以及观测经典条件作用和测量情绪反应的旷场实验箱等。在技术上应用电子学的新技术，不仅能在头皮上记录脑电，而且能够记录脑内单个神经元的活动。放射自显影、X 线计算机断层扫描（CT）、正电子发射断层扫描（PET-CT）和磁共振成像（MRI）也逐渐用来探索人在从事某种工作时脑内各部分物质代谢活动的变化，以及观察与某种功能障碍有关的脑内的局部病变情况等。

与邻近学科关系 生理心理学与生理学、神经解剖学、神经生理学、生物化学、心理（或行为）药物学、神经病学、神经心理学、内分泌学以及行为遗传学都有密切联系。生理心理学研究脑的各部分结构与功能，重在了解这些部分如何参与脑的整体工作。研究单个神经元对特殊刺激的反应也是为追踪发现某些行为反应或行为变化的神经通路和脑组织情况，而非出自对神经元本身的生理学关注，这是有别于神经生理学之处。

（顾思梦）

biàntài xīnlǐxué

变态心理学（abnormal psychology）

运用心理学原理和方法研究异常心理或病态行为发生、发展、变化的原因和规律，探讨鉴别评定方法及矫治与预防措施的学科。是医学心理学的重要分支学科。

早在公元前 5～前 4 世纪，古

希腊医师希波克拉底（Hippocrates，公元前460~前370年）就已开始对人的变态心理进行描述和研究，并试图用朴素的唯物主义观点解释心理异常现象。约在公元前1世纪，另一位古希腊医师阿斯克·勒皮阿德斯（Asclepiades of Bithynia，前124年~前40年）首先使用了"心理障碍"与"心理不健全"等术语。此后，经过长期的发展，变态心理学逐渐成为心理学的一个领域，使有关变态心理的研究从思辨形式转向实验方法，从患者的外部表现进入其内心活动。

在中国，成书于秦汉时期的医学典籍《黄帝内经》，最早记载"癫症""狂症"的疾病表现及其治疗方剂与药物，对变态心理作了医学描述。以后历代医家和学者在探讨医药或哲理的过程中，对于变态心理的表现、成因和矫治等屡有论述，至明清时期，更在理论和实践上有许多重要的进展。20世纪20年代后期，欧美各国有关变态心理学的著作陆续介绍到中国。中国美学家、文艺理论家、教育家朱光潜（1897~1986年）较系统地评价了变态心理学的各种学派，论述了这一学科的任务和研究方法，推动了中国变态心理学的研究与实际应用。其后，不少学者相继撰写有关变态心理学的著作，并开展了实验与临床的研究。70年代后期以来，随着整个心理学、特别是医学心理学在中国的迅速发展，变态心理学日益受到重视，并取得了较大的进展。

变态心理学的研究对象是心理与行为异常表现的基本性质与特点，这些内容同时也与精神病学的研究领域交叉。两者的区别在于侧重点不同：前者侧重研究异常心理的基本性质与特点，研究个体心理偏差的产生原因及对行为影响；后者作为临床医学的分支，着重异常心理症状学关注及诊断、治疗，以及精神病的预防与康复等。

变态心理学的研究成果对心理健康的维护具有重要意义。

（顾思梦）

línchuáng xīnlǐxué

临床心理学（clinical psychology）

运用心理学的知识和原理，帮助患者纠正自己的精神偏差和行为障碍，通过心理咨询，指导和培养健全的人，以有效地适应环境和更有创造力的一门心理学分支学科。

1896年美国心理学家莱特纳·威特默（Lightner Witmer，1867~1956年）创建了世界上第一个心理诊所，主要对有学习困难的儿童实施帮助，成为临床心理学产生的标志。同时期美国心理学家、生理学家威廉·马克西米利安·冯特（Wilhelm Maximilian Wundt，1832~1920年）、雷蒙德·伯纳德·卡特尔（Raymond Bernard Cattell，1905~1998年），德国哲学家、心理学家弗朗茨·克莱门斯·布伦塔诺（Franz Clemens Brentano，1838~1917年）及英国心理学家弗朗西斯·高尔顿（Francis Galton，1822~1911年）等也通过实验研究对临床心理学的创建及发展做出贡献。

在第二次世界大战期间（1939~1945年），美国心理学家将能力的评估和心理测量，运用到参军人员服役内容甄别和选拔中，适应了战争时期的迫切需求，从而导致临床心理学理论和技术蓬勃发展。当今，美国临床心理学是由一批心理学专业人员在学校、医院机关、商业、法律、政府、军事等部门工作，主要从事心理评估及咨询工作。

临床心理学发展，既有助于有各种心理问题和不同程度的心理障碍者尽快康复，又有助于正常人的心理保健。用心理学知识缓解心理压力，解决人们的心理问题，使其达到有成效的工作状态，并具有良好的适应能力。同时使正常人更具有创造力。

（顾思梦）

jiànkāng xīnlǐxué

健康心理学（health psychology）

运用心理学和健康促进的手段，以维护和增进人们的身心健康，从而提高对社会生活的适应及改造能力的心理学分支学科。是健康教育与健康促进相融合的基础学科。该学科诞生于20世纪80年代。美国临床心理学家约瑟夫·马塔拉佐（Joseph Matarazzo）对健康心理学的定义是：为了促进和维护健康、治疗疾病以及相关的功能障碍，集教育、科学和心理学专业贡献为一体的集合体。健康心理学关注与疾病相关的心理和行为因素；并对心身二元论的观点提出了挑战，主张采用心理学理论和方法来防治疾病和维护健康。因而，健康心理学从主体上而言属于应用心理学范畴，但也包含基础心理学的研究在内。

简史 健康心理学的发展虽然是20世纪中叶以来的事情，但其历史渊源却极为久远。中国古代的哲学家、思想家和医学家所主张的清静养神的健康之道，古代医书中提出的精神养生法，分段养生的理念，以及古希腊医师希波克拉底（Hippocrates，公元前460~前370年）所提出的体液学说，哲学家柏拉图（Plato，公元前427~前347年）的人格健康说和古罗马时期医学大师克劳迪亚斯·盖伦［Claudius Galenus（129~199年），被认为是仅次于希波克拉底的第二个医学权威］的疾病说等，都是健康心理学的思想萌芽。健康心理学真正意义上的发展以1987年美国首先成立健康心理学会为标志。健康心理学既是心理学的研究范畴，也是医学的研究范畴，具有鲜明的交叉学科属性。其理论基础既源于心理学领域的一些经典理论，如经典条件作用、操作条件作用和观察学习等学习理论模式，也包括生物医学模式、生物-心理-社会模式和社会生态理论模式等，这些都为健康心理学的实证研究和临床运用提供了强有力的理论支持。

健康心理学的研究领域在过去几十年已经发生了显著变化。健康心理学家已不再依赖公式化的测定方法，而是将健康视为人的生物学特征、行为、物质和社会环境、医疗卫生体制以及保健政策等因素相互作用的动态过程。从本质上说，健康心理学已开始从社会生态学角度研究人的健康、舒适和快乐状态了。研究热点主要包括健康行为、健康信念、吸烟与饮酒、饮食行为、运动与锻炼、性行为、压力、疼痛、肥胖等。所涉及的相关学科或相似学科包括医学心理学、临床心理学、变态心理学、心身医学、行为医学、职业健康心理学等。

研究内容　健康心理学的研究对象是与人的健康和疾病相关的各种行为因素（如饮食、睡眠、饮酒等）和心理因素（如认知、情绪、人格、应激等）。研究内容包括疾病与心理的关系；情绪与心身疾病；性格与心身健康；认知、生活方式与心理健康；应激、压力与健康；社会文化因素与健康等。健康心理学旨在通过对人类疾病及其相关心身机制的探索，厘清与疾病的发生、发展、治疗、预防、康复和预后等相关的生理、心理和社会因素，推动生物-心理-社会医学模式的践行，促进健康的生活态度和生活方式，最终达到促进和维护心身健康、心身和谐发展的目的。

与邻近学科关系　健康心理学与临床心理学的一个主要区别是：本学科中心任务是探讨有关躯体疾病的心理学问题，着力于人类健康的维护，而不是精神偏差和行为障碍等的治疗。因此，健康心理学同中医学所强调的"不治已病，治未病"和"防病于未然"的主张有相通之处；但偏重于心理健康之呵护。

应用　健康心理学领域的研究成果被运用于改进医疗与护理制度，建立合理的保健措施，以及对有关的卫生决策提出建议。它在疾病的防治、不良行为的矫正、生理功能障碍的康复、意外事故的减少、精神紧张的缓解，以及运动锻炼与健康教育的普及等方面，都获得了显著成效；也对降低许多心身疾病，如降低心血管病和癌症的发病率等起到了重要作用。

意义　健康心理学的实践意义还在于：传播关于疾病发生和疾病状态的相关知识，探索维护和增进个体身心健康的途径，鼓励个体树立增进健康的愿望，促使个体采取有益健康的行动，形成健康的生活方式等。其服务范围很广，包括构建新型医护关系和医患关系、促进学校健康教育、促进社区健康教育、促进职业健康教育、促进养老健康教育、提供政府决策咨询等。

（顾思梦　周世昱）

zhěngtǐ jiànkāng yùndòng
整体健康运动（holistic health movement）　强调健康是个整体性的，涉及诸多方面及领域。又称为整体保健、整体卫生，是一种学科思潮，是心理学与其他学科交汇的产物，也可以看作健康心理学思潮中的孪生姐妹。

发展简史　1947年，世界卫生组织（WHO）提出的生物（躯体）、心理、社会三维度健康定义，改变了传统的"体魄健全，不生病"的健康观。整体健康运动诞生于20世纪60年代的美国，其创始人之一阿尔伯特·邓恩（Halbert Dunn）认为：健康不是一种静止状态，而是一种趋向于最佳功能状态的运动过程。根据美国整体健康协会（American Holistic Health Association，AHHA）的定义，整体健康是一种认识生命与健康的方式，它并不仅仅局限于对特定疾病和人体的特定部分的认识，而是将人视为一个整体并强调其与环境的交互作用，因而也同时将人的健康问题视为包含人与环境在内的多系统水平交互作用的问题。整体健康强调人的心理、躯体与心灵的相关性，其目的是获得最大限度的身心完美状态。

基本内容　整体健康的内涵包括躯体健康、心理健康、心灵健康、社会健康、智力健康、环境健康等。整体健康促进的内容包括个人行为改变、政府行为（社会环境）改变两个方面，并重视发挥个人、家庭和社会的健康潜能。

从整体健康的视角出发，健康不仅意味着没有疾病，还意味着主动采取实际步骤预防疾病，并努力使生活变得更加丰富、平衡和满足。因而整体健康正在成为一种生活态度和方式。此时，其含义是指有目的、有意义的生活，即以主动、负责的态度，最大限度地提高心理、躯体、心灵健康为特征的生活方式，是发现、利用和保护人们的身体、精神、心灵、家庭、社会和环境等所有资源的过程。

整体健康目标　整体健康思潮是对当时发生在北美的医疗卫生理论和实践的巨大变革的反映，该思潮促进了新的预防医学体系之出现。Holism（整体论）源自哲学概念，将这一概念用于研究医疗卫生事业的计划和建设，就产生了整体健康的理论。该理论认为，个人应该而且可以通过自己的努力，取得身、心、灵（精神）完整和健全的结合，从而达到保健（防治疾病）的目的。整体健康的重要目标就是：教育和启发人们养成自我保健意识，依靠自己的力量，顺应自然的规律，运用自然的方法而取得身、心、精神整体的健康和治愈疾病。

（周世昱　赵明杰）

ānkāng yùndòng

安康运动（wellness movement）

强调心身安康才是健康最适宜之状态。是一种学科思潮。实际上是整体健康思潮在20世纪末的深化发展，也对健康心理学的发展壮大起到了推波助澜之功。20世纪90年代，整体健康学会的部分主要成员再次扩展了健康的定义，提出"安康"（wellness）新概念，并将其定义为一种最适宜的健康状态。认为安康可以使生活具有活力、生机和能力，如此生命就达到完满（fullest）。

安康的含义　具体有两重含义：一是指"最适的健康状态"（a state of optimal state）；二是指个体为了奋进、创新、完满的生活而不断自我更新的过程。这些概念已经超越了健康促进与疾病预防等的范畴，而立足于人类潜能的开发与实现。1991年，美国学者乔迪·布里林斯基（Jody Brylinsky）和摩根·霍德利（Morgan Hoadley）对安康作了如下表述："安康反映了一种情感，一种意识性知觉或者是从整体观来处理（控制和协调）个体的所有组分；安康也反映一个人的态度以及个体对生活的独特反应。"持此见解的专家认为，要实现人的潜能，个体必须对自身的健康行为负责，并应认识到对健康行为的控制，"做"的比"想"的更重要。因此，安康运动强调个体的自主权（empowerment），这在健康领域是指个体或人群对自身健康的控制能力及其程度，认为要取得对自身健康的"控制"，个人或群体必须学习从种种限制健康增进的障碍中"解放自己"。一旦把握了克服障碍的能力（自主权），个体就开始对自己的生命/生活负责；掌握自主权者不再怨天尤人，不再推卸责任到客观现实和环境，而是致力于通过交往、协作，创造条件，改变内外结构，达到积极的健康效果。而且，安康运动鼓励人们关注现在与未来，而不是沉湎于过去，尤其是过去有过负性健康行为者。

基本内容　在整体健康原有的健康6个维度基础上，安康运动做出了适度扩展。其中躯体维度、心理（情绪）维度变化不大。社会维度强调最适功能是形成友谊，有亲密关系，并善于付出和接受爱和情感；能够给予自己，也能与他人同甘共苦。智力维度强调了创造性、自觉性及发现新事物等的方法因素。心灵维度具体指与属于自己的事物相连系的情感，如宗教方面，表现出对超自然力量的信奉，并在此准则指导下生活；非宗教意义上，指通过崇高的社会活动来体验生活的意义，如积极参与环保工作，助老携残，维护和谐，或促进有意义事业，让人们感受到在一般生活之外，还有更有意义的事。环境维度除依旧重视学校、家庭、工作场所、邻居、亲属、朋友及同事以及社会支持系统等外，还特别强调全球维度（global dimension），指因为国际争端、战争、饥荒、环境污染、臭氧层破坏、自然灾害，以及城市规划、国家政策都可影响个体和人群的安康。此外，安康运动又增添了职业维度，指个体对受雇用及自我职业工作的满意度，认为职业对个体健康的影响可以是直接的，也可以通过对其他维度的作用而间接影响；职业满意度高，就会产生积极情感。

该学派还强调对安康的自我感知力比实际能力更重要，认为从最佳健康到疾病，甚至死亡是连续的过程。最佳健康就是表现为高水平安康，身心完美统一；普通健康就是没有疾病；其次才是亚健康；再次是疾病、残疾，直至死亡。此运动对21世纪健康事业产生了积极的推动作用。

（周世昱　赵明杰）

jījí xīnlǐxué

积极心理学（positive psychology）

研究人类的积极品质，充分发掘人本身固有的、具有建设性的潜力，以促进个人和社会的发展，从而走向幸福的心理学分支学科。其实是对以往传统心理学过于"消极"的一种反叛；是心理学的最新思潮，这也是现代心理学发展的趋势之一；它着重研究如何在多个方面（包括生理的、心理的、人际关系的、职业的、文化的以及人生的其他维度）积极地发挥人的功能并实现人生价值；可以定义为揭示人类的优势和促进其积极功能的心理学应用学科。积极心理学致力于识别和理解人类的优势和美德，并对有利于健康和安康状态的因素进行了系统的研究，旨在帮助人们提升幸福感和生活得更有意义。

研究内容　积极心理学最基本的假设是：人们的美好和卓越，与疾病、混乱和悲痛同样都是真实存在的。其本质即从积极角度出发研究传统心理学涉及的内容，要求心理学家用一种更加开放、欣赏的眼光去看待人类的潜能、动机和能力等，这是对传统心理学注重研究人的心理中那些消极、异常、病态内容的补充。积极心理学的核心主题包括：积极的个人特质、希望与乐观、沉浸体验和情商；天赋、创造力和智慧与人类的成就；塑造积极自我，增强个人坚韧性和社会适应力；在生命中建立积极的社会关系；特别关注爱、利他、共情、信任、原谅和感恩等积极情感；积极心理对增进幸福感的意义等。

积极心理学可被划分为3个彼此相关的研究范畴：①快乐生活（或享受生命）：包括审视最佳体验，追求并体会正常而健康的生活中积极的情感和情绪。②美好生活（或参与生命）：关注沉浸、忘我和幸福感、快乐体验，这是人们在积极地投身到其从事的主要活动时才会产生的满足体验。③有意义的人生（或生命归属）：讨论如何通过参与一些比个人更重要和更持久的事情（如大自然、社会团体、组织、运动、传统、信念体系）并在此中做出

贡献或获得成就，由此而产生的幸福感、归属感、生活的意义和目的。

意义　积极心理学致力于确定人类生存的积极意义，强调通向更好生活的多种途径。由于当代心理学主要起源于西方的历史观和人文观，因而积极心理学更侧重于西方的价值观和人生体验。在理解人类优势和美好生活实践时，许多学者开始越来越关注更为宽泛和多样化的历史和文化背景，包括先前被忽略的东方传统文化和观念，以从不同视角考察人类优势。

（周世昱　赵明杰）

xíngwéi yīxué

行为医学（behavioral medicine）

研究行为与人的生命活动、健康与疾病规律的学科。形成于20世纪70年代末。它将行为主义心理学、行为科学的成果与生物医学的知识和技术整合应用于医学领域，根据经典条件反射、操作条件反射和社会观察学习的理论技术来矫正不良行为，如吸烟、酗酒、肥胖、吸毒、A型行为、C型行为、高盐饮食行为、过度应激行为、超负荷工作等对健康的影响，也研究行为因素与疾病发生、诊断、治疗、预防等问题。行为医学迅速发展，研究领域已分支派生出健康行为学、行为心理学、行为病理学、行为药理学（毒理学）、行为遗传学、行为解剖学、行为流行病学、行为诊断学、行为评估学、行为治疗学、行为护理学、行为康复学、行为预防学、行为保健学等许多分支学科。

通过研究与人的健康密切相关的行为，在指导人们树立健康行为，矫正异常行为，改变不合理的生活方式和不良习惯等方面

做出了重要贡献，具有积极的发展前景。

（顾思梦）

yàowù xīnlǐxué

药物心理学（pharmacopsychology）

研究药物对心理活动和行为的影响规律以及影响药物效应心理因素的学科。

药物通过其药理作用来达到治病的目的，此为药物的生理作用；药物还可以对患者的心理产生影响，以增进疗效、促进疾病的康复，此为药物的心理效应。药物心理学致力于研究药物的生理因素和心理因素相互间影响的规律，以提高在医疗实践中药物疗效。其研究内容具体有：药物通过生物化学作用影响人的心理活动，如意识、记忆、情绪、思维等过程；药物对人产生的心理暗示作用（安慰剂效用）；影响药物疗效的心理因素；特殊药物（如兴奋剂、致幻剂等）对人的心理和行为的作用；研究药物依赖的心身因素与矫治方法等。

药物心理学的研究成果，一方面为临床药物达到更好的疗效，加速疾病的康复提供科学的方法；另一方面帮助理解由药物引起的特殊心理与行为，并对其中异常部分进行有效的治疗和预防。

（顾思梦）

kāngfù xīnlǐxué

康复心理学（rehabilitation psychology）

研究康复过程中个体心理规律的学科。是心理学和康复医学的交叉学科。

康复心理学运用心理学的理论和技术，对疾病康复者心理变化的规律性，心理因素在疾病的发生、发展、变化中的作用，以及如何使患者重新保持其心理与环境、社会之间的平衡等内容进行研究，帮助其克服消极心理因

素，发挥心理活动中的积极因素，唤起他们的乐观积极情绪，调动其主观能动性，发挥机体的代偿能力，使其丧失的功能获得恢复或改善、心理创伤获得愈合、社会再适应获得恢复，且能享受人应该享受的权利。

第二次世界大战以后，战争伤员虽然在器官、肢体等生物功能方面已经完全或部分康复，但许多士兵的心理创伤难以愈合，社会再适应能力未能获得恢复。现实问题要求康复医学的目标由完整的人（心身并重）向整体功能的康复转变，因而康复心理学应运而生。

康复心理学的研究范畴涉及应激源和残疾的关系、康复患者的心理、心理治疗在康复中的应用、康复心理评定、为康复患者、家属等提供心理咨询、康复治疗方法对心理活动的影响等。

康复心理学在促进患者全面康复、减少心理行为障碍引起的康复过程中的并发症与伤残的发生和发展，提高康复人员的社会再适应能力、降低康复者本人和家属的紧张焦虑抑郁等心理问题方面具有积极的意义。

（顾思梦）

hùlǐ xīnlǐxué

护理心理学（nursing psychology）

从护理情境与个体相互作用观点出发，研究在护理情境这个特定社会关系条件下个体心理活动发生、发展及其变化规律的学科。此处所指的个体，即护理心理学的研究对象，包括护士与患者两方面。换句话说，护理心理学既研究护理情境下患者个体心理活动规律，也同时研究护士个体心理活动规律。它是将心理学原理和方法运用于现代护理领域的新兴应用学科。

随着医学模式由生物医学模式向生物-心理-社会医学模式的转变，以及护理学本身的发展，护理模式由过去以"疾病为中心"的功能制护理向以"患者为中心"的整体护理转变，护理工作的内容也由单纯的生活照料发展为既有专科护理又重视精神咨询、心理呵护之整体性。

护理心理学的研究内容有：医疗活动中护理对象（患者）的一般心理状态和特殊心理表现；医护人员与患者建立良好关系，帮助患者遵守医嘱达到康复的心理学原理；医护人员（尤其是护士）态度言行对患者心理活动的影响；以及不同科室护士个体自身心理活动变化规律及其特点等。

护理心理学与许多学科有交叉或联系，如基础医学、临床医学、预防医学、心理咨询、积极心理学和康复医学等。

护理心理学的研究成果揭示了医疗环境中医护和患者心理行为和相互作用的规律，为医护人员更好地为患者服务，或取得更好的医疗成果提供了科学基础。护理心理知识和技能已经融合在护理工作的实践活动中。除了医院之外，还在疗养院、康复中心、疾病预防控制中心、健康服务中心、养生保健机构、企事业单位和学校的保健部门等临床医学的延伸领域都发挥着呵护心身健康和促进心身康复之作用，推动着护理制度向以患者为中心的整体、全面护理的方向改革。

（梁治学）

rènzhī xīnlǐxué

认知心理学（cognitive psychology）

以心理信息加工为核心的心理学分支学科。主张关注人的心理问题时，应立足于其内在的心理机制，特别是研究认知活动本身的结构和过程，并强调意识、策略等在人的心理活动过程中所起的作用，从而体现出人的内部心理机制。

简史　早在结构主义及机能主义心理学时期就有学者考虑到"内在的"心理过程及其机制的重要性，但在行为主义盛行时期，对此深入关注者甚少。也正是行为主义对意识在人心理活动中作用之忽略甚至否认，反过来推动了认知心理学之兴起。所以，有观点认为，是行为主义心理学的失败，催化了认知心理学之产生的心理学之内部动因。

此外，对认知心理学的兴起起到积极推动作用的还有结构主义心理学（研究对象与方法与之相近）和格式塔心理学（认知过程是这一学派的研究重点）。而将直接生活经验与实验材料相结合的现象学方法及原则，也是认知心理学的基础之一。由于人的认知结构不同，人们倾向于以不同的方式接受和评价内外信息，形成不同的信念和信念系统，以致对于相同的刺激会有不同的情感和行为反应。

20 世纪中叶，因第二次世界大战移居美国的格式塔心理学家的理论与当时的"信息"概念结合起来，促成了新的认识。之后，瑞士儿童心理学家让·皮亚杰（Jean Piaget，1896～1980 年）提出认知发展理论。到 70 年代，一直受行为主义压制而很少研究意识、心灵等概念以及内省法等，又悄然兴起于心理学界。另外，神经生理学对唤醒状态、注意、睡眠与梦等的研究，以及儿童心理发生的实验研究等，也都丰富并活跃了心理学理论。与此同时，卡内基梅隆大学的计算机专家、认知科学家艾伦·纽厄尔（Allen

Newell，1927～1992年）与赫伯特·亚历山大·西蒙（Herbert Alexander Simon，1916～2001年）将计算机学与心理学结合起来，开创了人工智能研究，也有力地促进了认知心理学的发展。

1967年，美国心理学家乌尔里克·奈塞尔（Ulric Neisser，1928～2012年）出版了第一本《认知心理学》专著，标志着现代认知心理学的正式诞生。第二次世界大战后，受一些新兴学科和边缘学科崛起的影响，控制论、信息论、系统论等的思想观点逐步渗透到心理学中，特别是计算机技术的发展，集中体现了控制论的影响，产生了信息加工等的观点。

研究内容 认知心理学不同于传统的心理学派。其理论学说不是由某人独创，而是在多种因素影响下、各派各家诸多学者共同推进，逐渐综合而成。与行为主义心理学相反，认知心理学研究那些不能观察的内部机制和过程，如记忆的加工、存储、提取和记忆力的改变。

特点 现代认知心理学在其发展过程中体现了以下特点：①反对传统行为主义心理学的机械论的、简单化的 S-R 公式。②强调研究人的意识和内部心理活动，尤其是个体如何获得和利用知识之机制，借此探究认知活动规律。③强调的是认知过程的整合，而不是将认知活动一个个过程及细节割裂开来研究。④强调认知过程是行为和情感的中介，在个体心理活动过程中常起着举足轻重作用。

意义 认知心理学派的兴起在现代心理学界激起了巨大反响，其富有特色的理论观点和丰富的实验结果极大地丰富了现代心理学的理论体系。虽然尚有很多不够成熟之处，但它提出的研究心理活动内部机制的方向、并强调心理学的整合趋势等，具有重要的历史意义。因此，认知心理学成为现代世界占据主导地位的心理学派。

（顾思梦）

jīngshén fēnxī lǐlùn
精神分析理论（psychoanalytic theory） 心理动力学派的主要理论观点。该学派的创始人是奥地利精神病医师西格蒙德·弗洛伊德（Sigmund Freud，1856～1939年）。其理论的基本内容可概括为5个方面。

潜意识理论 弗洛伊德将人的心理活动分为意识、前意识和潜意识3个层次（图1）。

意识（consciousness） 指当前注意到的、由外界刺激引起的、符合社会规范和道德标准并可通过语言表达的感知觉、情绪、思维等心理活动。

前意识（preconsciousness）指当前尚未注意到的、但经他人提醒或自己集中注意并努力回忆后才能进入意识领域的心理活动。它是处于意识和潜意识之间的过渡领域。潜意识的欲望要先进入前意识，经过前意识的认可才能进入意识领域。前意识的作用就是尽量按照外界现实要求和道德标准来调控人类的本能冲动和欲望。

潜意识（unconsciousness）指不能为人感知到的那部分心理活动，包括人类原始的盲目冲动、各种本能冲动、被压抑的愿望和被遗忘的童年经历等。潜意识概念是弗洛伊德学说的基础。弗洛伊德认为，人的整个心理活动就像一座漂浮的冰山，人们所能觉察到的意识活动只是冰山露出水面的一小部分，而潜意识则是水面以下的那一大部分。因此，正常人的大部分心理活动是在潜意识中进行的，大部分日常行为受潜意识驱动。由于人类不可能把生活中所有的信息经验都存在意识之中，于是就会有意或无意地将那些道德和理智所不容的欲望排挤到潜意识之中去，这就是压抑或潜抑过程，也是心理防御机制基础之一。

人格理论 弗洛伊德认为，人格结构由本我、自我和超我3部分组成（图1）。

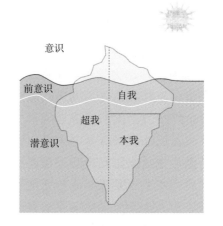

图1 心理动力学理论模式

本我（id） 指追求"享乐原则"、按各种本能冲动和欲望行事的我，有立刻要求满足的冲动倾向，是人格最原始、无意识和无理性的部分，在潜意识的最深层进行活动。

自我（ego） 是存在于意识之中，按"现实原则"调节和控制"本我"活动，并按超我要求指导人们的行为，保持和调节"本我"与"超我"之间动态平衡，在人格结构中具有中介作用，代表了人格中的理性和审慎。

超我（superego） 是人格结构中的管制者，由完美原则支配，属于人格结构中的道德部分。

当本我和超我之间的矛盾冲突超过了自我的调节能力，便会以焦虑等病理形式表现出来。超我是按社会规范、道德标准行事的我，遵循"至善原则"。它是在社会的影响教育下形成的最文明的人格部分，它经常监督自我，使其不违反道德标准和法律。由于每个人的经历不同，这3部分的比例也不同，所形成的人格也不尽相同。

性欲学说 弗洛伊德的性欲概念是广义的，是指所有引起身体快感的欲望，包括两性间的性欲。性力（欲力）被称为力比多（libido），是有很大动力的一种本能。弗洛伊德认为人格的发展靠力比多推动，所以精神分析学说又称为心理动力学说。弗洛伊德创立了按性力顺序发展划分的5个阶段的性欲发展理论：①口唇期：从出生到1.5岁左右，乳儿主要通过吸吮乳头刺激口腔部位，满足了饥渴的需要，从而获得快感。②肛门期：1.5～3岁，幼儿喜欢通过延长排泄大小便的时间，以从排便后膀胱、直肠松弛的快感中得到满足。③性器官期：3～6岁，儿童开始注意两性之间性器官的差别，并把性爱转向外界。④潜伏期：6～12岁，儿童的快感来自外界丰富多彩的学习、游戏、交友等活动，升华了性能量。⑤两性期：又称生殖期，指青春期后至成人期间，通过正常两性间的性行为得到满足感。弗洛伊德认为，如果在前3个时期性欲得不到满足，人格的发展就会受阻而停滞在这个阶段。如口唇期乳儿通过吸乳的满足以建立其安全感和信赖感，倘若此期受挫则其人格发展便会产生不信赖感和缺乏安全感的人格。而肛门期是建立自动控制排便的时期，此期受挫则易产生强迫型人格。若性器官期遭受挫折，则出现人格障碍，产生各种性变态心理和行为。

释梦说 弗洛伊德认为，人类的梦是一种通过变相的乔装打扮而获得愿望满足的表现形式。所以梦具有双重作用：第一，由于梦可以不受别人的检查，因此人被压抑的欲望可以通过梦，得到释放或满足，这是潜意识欲望的表达；第二，梦是一种原始的防御机制，可避免本能冲动在清醒时释放而引起焦虑或痛苦。

人的潜意识欲望常通过"象征手法""浓缩作用"和"转移作用"等被伪装起来，以致梦境荒唐，意义不明确。但被压抑的欲望在梦境中表达出来，可以得到发泄，取得心理平衡，而不致长期压抑形成疾病。因此，弗洛伊德认为"梦乃是做梦者潜意识中冲突欲望的象征"，是很有研究价值的精神现象，是通往潜意识、挖掘潜意识的重要途径。梦是愿望的满足，对梦进行解释和分析等，能为寻找疾病的症结提供线索。

梦分为两个层次，即显梦和隐梦。显梦是浅层次的，是能回忆起来的梦境；隐梦是深层的，是回忆不起来梦境的。经典精神分析疗法认为，通过对显梦的分析可直接找到疾病的症结；通过对隐梦的分析，则要透过现象去寻找疾病的症结。因此，在分析梦时主要从4个方面入手：①放大显梦：隐梦和显梦之比为10∶1，所以对显梦分析时要将压缩的显梦放大复原，才能发现隐梦，而对隐梦分析时，则要经过剪接、删除、融合浓缩才能成为显梦。②转移：由于隐梦的重心在显梦中转移成次要、无关的内容，显得不重要了，所以要分析显梦中的无关点和不重要的梦境，才能找出隐梦的重点。③象征：显梦是用象征的手法反映隐梦或潜意识的欲望，梦中的思维要意象化，即翻译成具体的视觉表象，并将因果关系颠倒过来，找出哪些代表自身，哪些代表对立的梦境。④再修饰：将零乱的半成品梦境加工、连贯成为成品。

心理防御机制 弗洛伊德提出，为了维持心神康宁，人们常在潜意识中进行各种心理防御。心理防御机制深入人格结构中，以比较稳定的态度及行为模式表现出来，成为人格的一个组成部分。心理防御机制有很多种，如压抑、升华、投射、补偿、合理化、否认、退化等。在遇到挫折和冲突时，人们使用某一种或联合使用几种防御机制来应对压力以减少焦虑。然而，对一些防御机制的过度使用将对人格发展产生不良影响，从而导致病态行为和精神障碍的发生［参见医学心理学与心身医学（二）卷防御机制］。

精神分析理论意义 该理论对现代医学心理学的理论体系建设和临床实践等都具有划时代的意义，许多概念都属于创造性的贡献，如提出了潜意识、人格理论、心理防御机制、精神分析等理论概念及技术，重视对深层次的心理分析，重视童年经历的心理创伤，重视领悟和强调医患关系在治疗中的作用等，都有重要的理论意义和应用价值。但该理论把性力（欲力）作为推动人类心理活动和人格发展源泉，过分强调早期性本能的压抑是人格发展不健全的主要原因，过分强调潜意识心理冲突的作用，用对精神病患者的观察来推理正常人的情况，则有一定的片面性。由于精神分析理论在解释人的健康和疾病的心理机制上，只靠逻辑推理，缺少有力的科学研究依据加以客观证实，且精神分析疗法的治疗时间过长等弊病，人们对该理论的批评日渐增多。

（顾思梦　黄文强）

xíngwéi zhǔyì lǐlùn
行为主义理论 （behaviorism theory）
行为主义学派的理论观点，其基础是广义的学习理论。该理论认为：人类的各种行为，包括适应性行为和非适应性行为等，都是学习获得的。行为的原因在于环境刺激，而不是个体精神等内在的驱力。如适应不良等行为就来源于错误的学习、不适当的事物联系或学习能力的缺乏；且可以通过重新学习或训练等进行矫正。

形成过程　1913 年，行为主义学派的创始人、美国心理学家约翰·布罗德斯·华生（John Broadus Watson，1878～1958 年）在《心理学评论》杂志上发表了《行为主义者心目中的心理学》的论文，创立了行为主义理论。他认为，心理的主观体验只能靠本人内省，不能为他人所观察到，也难以客观定量，因此不能作为科学研究的对象。只有"行为"，才是可以客观观察的，通过测量行为表现来度量意识或心理过程，才是可靠的和科学的。华生的行为定量研究实际上就是研究刺激（S）与行为（R）之间的关系，被归纳为 S-R 公式。华生的行为主义理论是受到俄国生理学家伊万·彼得罗维奇·巴甫洛夫（Ivan Petrovich Pavlov，1849～1936 年）经典条件反射学说和美国心理学家爱德华·李·桑戴克（Edward Lee Thorndike，1874～1949 年）"尝试错误"的学习理论的启发而形成。

条件反射理论　巴甫洛夫曾利用经过条件反射训练犬分辨圆形与椭圆形。当圆形灯亮时给予强化，使唾液大量分泌；当椭圆形灯亮时不予强化，而使唾液分泌停止。当动物建立了这两种反应后，就进入越来越精细的辨别，即逐渐使两者半径的比例越来越接近，椭圆形也渐渐变成圆形。当椭圆半径相当于 9：8 时，动物不仅不能分辨圆形与椭圆形，而且以前形成的分化条件反射也丧失了，同时发生剧烈的长时间的运动性兴奋，在实验台上挣扎，撕掉身上的器具，咬嚼胶皮管，吠叫哀鸣，见人见物呈恐怖状，行为一反过去常态，称为"实验性神经症"。后来巴甫洛夫发现：不同神经类型的犬在面对完全相同的困难作业而导致"神经破裂"时，会产生相反的行为反应：有的偏向抑制，有的偏向兴奋，也就是说存在两种类型的实验性神经症。

操作性条件反射理论　美国心理学家伯勒斯·弗雷德里克·斯金纳（Burrhus Frederic Skinner，1904～1990 年）对行为主义学派的理论有重要贡献，他设计了一个被称为"斯金纳箱"的动物实验装置。箱内有一条输送食物的杠杆，当一只饥饿小鼠在箱内自由探索时，偶尔按压杠杆后就能得到食物。根据压杆次数的记录得知老鼠吃的行为和学会压杆操作来得到食物的速度。斯金纳发现了与巴甫洛夫不同的条件反射。巴甫洛夫的条件反射只对一个已知的特定刺激做出反应，称应答反应；而斯金纳所发现的是在没有看到外界刺激的情境下的反应，

称操作反应。动物通过自己的操作行为反应，形成了操作性条件反射或称操作性条件作用。斯金纳观察了刺激（S）与反应（R）间的共同变化，创立了 $R = f(S)$ 的函数关系。他把刺激与反应之间的联系称为反射。但其间却没有生理的连续性，只能把它看作两者之间的相关。斯金纳认为一些精神疾病的病态行为都是通过操作性条件作用所致的。

新行为主义理论　华生是行为的环境决定论者，他认为除少量简单反射是遗传之外，一切行为都决定于环境，主张教育万能论。这种观点不注重人的内心冲突，不承认人的意识作用，也否定感觉、知觉和思维，虽承认人有语言能力，但又认为语言不过是简单可替代的躯体性动作。主张应该像研究动物那样研究人，这就使华生的行为主义忽视人性，成为刺激与反应的单纯机制。人们逐渐认识到 S-R 公式的不合理性，提出了 S-O-R 公式，称为新行为主义理论。其中"O"指中介变量。美国心理学家爱德华·蔡斯·托尔曼（Edward Chace Tolman，1886～1959 年）将中介变量解释为包括需要系统、信念-价值观、动机和行为空间 3 方面的内容。中介变量不能直接观察到，但却是行为的决定者。

社会学习理论　该理论认为，行为主义理论在人格形成主要受环境经验的影响和学习方面应用的论点基本上是正确的，但忽视了认知在了解人格本质中的重要性。他们强调行为、环境及认知都是人格的关键因素。虽然人的行为有许多是通过观察（模仿学习）得来的，但强化对模仿学习不具有决定作用，只是对习得的行为反应再起强化作用。特别是

语言符号在人的发现和掌握刺激与特殊反应之间的联结作用，这有利于这些联结的再现。人类有思维、理解、想象、规划、期望、信念、价值观等高级的心理功能，并非只是消极被动地接受环境的影响，当他人要控制我们时，我们自身的价值观念会使我们去抵抗这种控制。

从20世纪30年代开始，行为主义发展至新行为主义阶段。这些新行为主义学者仍然坚持华生的行为主义立场，同时对比较激进和极端的观点与认识做了一些修订，新学派的产生可以看出各学派之间开始出现了融合的趋势。其主要代表人物有托尔曼、克拉克·赫尔（Clark L. Hull，1884~1952年）、斯金纳和阿尔伯特·班杜拉（Albert Bandura，1925~　）等。

（顾思梦　黄文强）

rénběn zhǔyì lǐlùn

人本主义理论（humanistic theory）

倾向于人文关怀价值取向的哲学思潮与流派。原是19世纪中叶发源于欧洲的一种哲学观点，人本主义心理学沿袭了人是一个有血有肉的独立个体，讨论所有与人有关的问题，都应以此为出发点的观点。

形成过程　人本主义学派主要创始人以美国心理学家亚伯拉罕·哈罗德·马斯洛（Abraham Harold Maslow，1908~1970年）和卡尔·兰森·罗杰斯（Carl Ranson Rogers，1902~1987年）为代表。人本主义理论以西方人道主义传统存在主义思潮为基础，主张个性解放，强调人的意识选择和自由，基本理论是机体潜能说与自我实现论。他们认为人类除了具有生物潜能外，还具有心理潜能。心理潜能有求得发展的内在倾向——自我实现。

机体潜能说和自我实现论是美国精神病学家库尔特·戈尔德施泰因（Kurt Goldstein，1878~1965年）提出的，马斯洛将其与自己的动机理论相结合，提出了以自我实现为最高目标的"需要层次论"。这个理论已成为组织管理心理学中的重要理论，在心理健康领域中有重要影响。罗杰斯的"自我论"则是自我实现理论的重要支柱。他认为，人有一种内在的"机体智慧"，能分辨对自身潜能有利与不利的经验。在人际交往中，当外部条件要取代内部条件的机体评价时，自我概念可能与机体潜能不协调，从而启动各种歪曲真实情感的防御机制。促进自我实现的关键因素是人与人之间建立无条件关怀的真诚关系。罗杰斯的"咨客中心论"在心理咨询、心理治疗及教育改革中都有重大影响。人本主义用现象学方法研究人的心理，即通过自身的参照系取得主观知识；用他人的观察来核对主观知识，以取得客观知识；设身处地去理解他人，以取得人际知识。

基本内容　与精神分析理论和行为主义理论不同，人本主义理论强调人的整体性、独特性和自主性；强调人的潜能在人格发展中的作用；强调把自我实现、自我选择和健康人格作为人生追求的目标；强调实施心理治疗和社会改造等。人本主义学派认为，人类心理活动并非受控于环境事件或内在的非理性的潜意识力量；主张心理学必须研究和说明人的本质特性、人的内在情感、潜在智能和兴趣等人类社会的所有方面；主张必须关心人的价值和尊严，重视人的独特性，研究对人类进步富于意义的问题，并且应当从健康的、创造性的人群中提出人格理论，反对贬低人性的生物还原论及机械决定论。

人本主义认为传统心理学研究的是病态的人和一般人的心理，而心理学应该研究的是"健康人"的心理，所以不主张对一般人进行调查，并以平均值来提出理论，而是要研究"健康人"（自我实现者）的本质特点。其治疗模式也主张创造宽松的环境，鼓励患者以开放的态度审视和接受自己，并尝试利用个体的潜能。

意义　人本主义心理学对心理学的研究和发展具有积极的影响与很大的促进作用，对自我研究的价值和需要层次理论等都有较强的实用性，也引起了其他学科的重视。但人本主义心理学过分强调主观的自我、强调个体的作用，把一切心理障碍归于自我失调，且缺少严格的科学实证性。该学派虽然对传统心理学有深刻批判，但其自身理论的论证也有不足之处。

人本主义心理学影响巨大，被称为除精神分析学派、行为主义学派之外的第三势力。

（顾思梦）

rènzhī lǐlùn

认知理论（cognitive theory）

关于有机体学习的内部加工过程，如信息、知识及经验的获得和记忆，达到顿悟，以使观念和概念等相互联系，并帮助解决问题等的心理学理论。"认知"指收集知识和了解世界的心理过程。认知理论研究有广义和狭义两类：广义的包括了对记忆、理解、想象、思考等的意识现象之研究和认知。因此，它可以涵盖结构主义、格式塔心理学及现代的信息加工心理学的理论认识。而狭义的认知心理则专门指信息加工心理（information processing psychology）过程，只限于研究探索信息的获得、储存与加工处理的过程。

形成过程　认知理论并不是由某个人独创，而是在多种因素影响下的众人拾柴，逐渐形成的。其代表人物有：德裔美国心理学家、格式塔学派的沃尔夫冈·柯勒（Wolfgang Köhler，1887～1967年）、瑞士儿童心理学家让·皮亚杰（Jean Piaget，1896～1980年）、美国心理学家杰罗姆·西摩尔·布鲁纳（Jerome Seymour Bruner，1915～2016年）与戴维·保罗·奥苏伯尔（David Paul AuSubel，1918～2008年）。

尽管这些学者彼此间在学术上有很大差异，但在学习/认知问题上有共同观点：①有机体习得的是知觉或认知结构的形成与变化。即学习的基础是有机体内部有组织的结构的形成与改组，而不是刺激与反应联结的形成，或行为习惯的加强或改变等。②影响学习的主要变量是刺激情境的整体性、顿悟，或知觉、有意义的发现与接受、认知结构的特点、注意或心向等，而不是刺激与反应的接近、强化、强化程式等。

这一理论与发展智力和培养创造能力的教育理论相符，对解释高级的认知学习较适合。认知理论也反映了现代心理学从实用角度出发，消解门户之见，博采众长之发展趋势。

基本内容　现代认知理论其核心要点是将人脑视为信息加工系统，认为人脑也能像计算机一样，接受、储存和加工处理信息；并根据需要，随时进行检索与提取信息。因此，认知理论中的两个关键性概念就是"信息"与"信息加工系统"。

信息的储存与传输，虽以物质为载体，以能量为动力，但不是单纯的物质与能量，信息的基本特征是它的表意性（表示某种含义）。信息加工系统则是指能够接受、储存、处理和传递信息的系统。人脑与计算机一样，加工处理都是通过对符号的操纵进行的，符号代表事物或信息，因此，强调语言也是一种符号。

（顾思梦　张燕洁）

xīnlǐ shēngwùxué lǐlùn
心理生物学理论（psychobiology theory）

借助对生物学的了解以揭示心理变化规律及机制的理论学派。在研究心理因素对健康与疾病作用的过程中，还有一个向着生理学方向、以生物学的方法对心身相互关系进行探索和研究的心理生理学派，以美国生理学家沃尔特·布拉德福德·坎农（Walter Bradford Cannon，1871～1945年）、加拿大内分泌学家汉斯·胡戈·布鲁诺·塞里（Hans Hugo Bruno Selye，1907～1982年）、俄国生理学家伊万·彼得罗维奇·巴甫洛夫（Ivan Petrovich Pavlov，1849～1936年）和美国精神病学家哈罗德·乔治·沃尔夫（Harold George Wolff，1898～1962年）为这一学派的代表人物。他们认为，心理因素对人类健康和疾病发生的影响，必须通过生理活动中介机制实现。

20世纪20年代，坎农通过大量的动物实验，首先指出了强烈的恐惧、愤怒等情绪变化通过交感－肾上腺（髓质）系统引起以交感神经系统兴奋、活动增高为基本特点的"应急反应"，还特别指出了下丘脑在这个过程中的重要作用。因此，他认为各种因素包括心理社会因素都可导致人体内生理环境"内稳态"的失调，从而影响机体的整体功能，为人的整体概念提供了生理基础。

1930年以后，塞里提出了应激适应机制学说。他认为应激是个体对有害因素的抵御引起的一种非特异性反应，表现为一般适应综合征（general adaptation syndrome，GAS）。他将GAS分为警戒期、抵抗期和衰竭期3个阶段（图1），即警戒期是动员个体内部作好应付外界紧张刺激的准备的阶段；抵抗期是个体内部的防御力量已经抗衡紧张刺激，使生理和心理恢复平衡的阶段；衰竭期则是指在多种紧张刺激或一种持久反复的紧张刺激下，个体的抗衡力量达到衰竭的地步，个体失去了应变能力，出现了焦虑、头痛、血压升高等一系列症状而最后导致心身疾病的产生。塞里的应激理论推动了日后关于应激的一系列研究，形成了今天的心理应激概念，被认为是20世纪医学领域的重大进展，为阐明人类多种疾病，特别是心身疾病的发生奠定了理论基础。

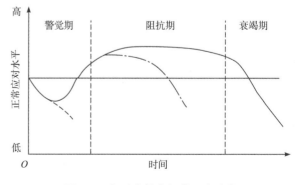

图1　一般适应综合征的3个阶段

与此同时，苏联巴甫洛夫学派提出高级神经活动学说，指出躯体各器官都受大脑皮质的调节，特别是之后康斯坦丁·米哈伊洛维奇·贝柯夫（Konstantin Mik-hailovich Bykov，1886~1959年）的皮质内脏相关研究，表明高级神经活动功能异常时，会向内脏发出病理性冲动，而使内脏功能失调。

另一代表人物是沃尔夫，他对心理与生理的相关性进行了数十年的实验及临床研究，阐述了心理量变与生物学量变之间的关系，强调心理社会因素与生理因素相互作用对健康和疾病具有重要意义，如他通过对胃瘘患者的观察，了解情绪因素对胃的运动、张力、黏膜血管舒缩和分泌的影响，发现在情绪愉快时，黏膜血管充盈，分泌增加；在愤怒、仇恨时，黏膜充血，分泌和运动大大增加；而忧郁、自责时，黏膜苍白，分泌减少，运动也受抑制。这些生理变化如持续下去就会发生病理变化，导致心身疾病时的机体结构性改变。他支持塞里的应激适应机制理论，同时由于他的实验设计周密，实验研究对象是有意识的心理因素，心理刺激可以定量，所造成的生理和病理变化可以测量，实验结果也可以比较和重复，即可用数量来表示研究的变量，因此他所开创的研究方法，成为心理生理研究的一代楷模，并作为20世纪50年代以后研究心身疾病的主要方向。

沃尔夫还认为，情绪影响器官的生理活动程度还取决于遗传素质（易感性素质）和个性特征。有意识的心理活动和对外界刺激的认知、评价是机体生理功能的主动调节者，是导致疾病或促进健康的关键因素；通常当个体察觉外界刺激具有威胁性时，就不会产生愉快、喜悦或兴奋的情绪。这种消极的或积极的情绪的产生，可因每个人的个性差异和对外界刺激的主观评价不同而有很大的区别。如在森林里与在动物园里看到老虎时所产生的心理、生理反应是迥然不同的；又如亲人亡故往往产生悲伤情绪，有的甚至成为巨大的精神创伤；但也有人对久病不愈、长期侍候颇感疲惫、经济负担过重或感情不融洽的亲人亡故时，却产生如释重负的情绪，不会成为精神创伤。之后，沃尔夫又进一步研究了心理社会因素对健康与疾病的影响。

（顾思梦 黄文强）

Xīgéméngdé Fúluòyīdé

西格蒙德·弗洛伊德（Sigmund Freud，1856~1939）奥地利心理学家，维也纳的精神科医师，为精神分析学派创始人。

1856年，弗洛伊德出生于奥匈帝国的摩拉维亚省（Moravia）弗赖堡镇（Freiberg，现 Príbor，即捷克共和国的普日博尔市）。1873年到维也纳大学医学院学习，曾在生理学家恩斯特·威廉·冯·布吕克（Ernst Wilhelm von Brücke，1819~1892年）的生理学研究所工作6年，1881年获得医学博士学位，次年作为临床神经病学家开设私人诊所，这期间与著名医师约瑟夫·布罗伊尔（Josef Breuer，1842~1925年）结为至交。他们时常讨论患者的病情，对癔症（hysteria）尤为感兴趣。他们曾经接受布吕克的物理主义的生理学训练，认为人的心理活动有赖于神经系统所提供的物理能。物理能的水平过高时，就需要释放和宣泄。他与布罗伊尔合作，用催眠术治疗神经症的患者时，发现当患者在催眠状态下回忆与病情有关的情绪体验并全部说出来后，症状奇迹般地消失而恢复了健康，这给弗洛伊德很大的启示。

1885年，他到法国向神经病学家让-马丁·沙尔科（Jean-Martin Charcot，1825~1893年）学习催眠术，并受沙尔科的启发，感悟到身体的症候可以通过调整观念的作用而达到疗效。弗洛伊德遂开始由物理和生理病因说，逐步关注心理病因说。与此同时，他创立了自由联想法，鼓励患者暴露思想，使患者自我挖掘和倾吐他所意识不到的欲望。这种意识不到的欲望或潜意识，一旦变成了意识，患者即可不必服药而愈，且其疗效是持久的。

1909年，美国克拉克大学（Clark University）举行20周年校庆，弗洛伊德受邀在庆祝会上发言，并被授予名誉博士学位。弗洛伊德晚年被授予歌德奖金，并成为荷兰精神病学家和神经学家协会以及英国心理学会的名誉会员。1936年，在他80岁时被选举为伦敦皇家自然知识促进学会（简称英国皇家学会）通信会员。1938年3月，德国法西斯军队侵占了奥地利，弗洛伊德到英国避难，直至去世。

思想观点 弗洛伊德通过大量的个案研究，创立了精神分析理论。他认为被压抑的情绪体验和心理冲动，把大量的心理能量束缚住，导致人体功能失调，从而发生疾病。精神分析理论包括潜意识理论、人格理论、性欲学说、释梦学说、心理防御机制等。

重要著作 主要有《梦的解析》（1890）、《歇斯底里的病因学》（1896）和《日常生活的心理病理学》（1901）等。

（顾思梦）

Yuēhàn Bùluódésī Huáshēng

约翰·布罗德斯·华生（John Broadus Watson，1878～1958）

美国心理学家，行为主义理论的创始人。

1878 年，华生出生于美国南卡罗来纳州（South Carolina）的格林维尔（Greenville）。1894 年入格林维尔弗尔曼大学（Furman University）学习，1899 年获得硕士学位。此后他来到芝加哥大学（University of Chicago）做研究生，跟随哲学家约翰·杜威（John Dewey，1859～1952 年）学习哲学。受心理学家詹姆斯·罗兰·安吉尔（James Rowland Angell，1867～1949 年）的影响，他对心理学发生兴趣，转而学习心理学。于 1903 年获得哲学博士学位。1903～1908 年任芝加哥大学讲师，1908～1920 年任约翰斯·霍普金斯大学（The Johns Hopkins University）教授。1913 年华生发表《行为主义者心目中的心理学》一文，由此创立行为主义学说，1915 年当选为美国心理学会主席。1920 年他离开学术界，1930 年则完全放弃了心理学，转到了商业领域。但由于他的工作对心理学产生的影响，1957 年，美国心理学协会（American Psychological Association，APA）仍然对他授予嘉奖。

华生认为心理学的研究对象不是心理或意识，而是人和动物的行为或对现实的顺应。在心理学的研究方法上，华生强调要用客观的方法，如实验法、观察法、条件反射法、口头报告法等。华生否定遗传和本能的作用，认为心理品质的形成完全来自学习。他认为思维也是一种感觉运动的行式。在人格问题上，华生认为人格是一切运动的总和。他主张通过改变人的环境来改变人格。

华生的主要著作有《行为：比较心理学导论》（1914）、《从一个行为主义者的观点看心理学》（1919）和《行为主义》（1924，1930 年修订）等。

（顾思梦）

Yàbólāhàn Hāluódé Mǎsīluò

亚伯拉罕·哈罗德·马斯洛（Abraham Harold Maslow，1908～1970）

美国心理学家，人本主义理论代表人物之一。

生平经历　1908 年，马斯洛出生于美国纽约。曾在威斯康星大学（University of Wisconsin）获得学士、硕士和博士学位。1930 年获威斯康星大学心理学学士学位，次年获得心理学硕士学位，1934 年获得博士学位后，他在威斯康星、哥伦比亚大学（Columbia University）和纽约城市大学布鲁克林学院（Brooklyn College）执教，然后到布兰迪斯大学（Brandeis University）任心理系主任。他获得过许多奖金与荣誉，1967 年当选为美国心理学协会（American Psychological Association，APA）主席。

思想观点　马斯洛是心理学中所谓第三势力（人本主义心理学）的先驱之一及主要贡献者。第三势力与行为主义和精神分析相比，体现了一种人本主义的方向。马斯洛对人的动机持整体的看法，认为人的各种动机是彼此关联的，各种动机间关系的变化又和个体生长发展的社会环境有密切联系，强调人的所有行为是由"需要"所引起，需要又有高低层次之分。他把人的需要排列为 5 个层次：生理需要、安全需要、爱与归属需要、尊重需要和自我实现需要（图 1）。创建的动机理论称为需要层次理论。

他认为，5 种需要是最基本的、与生俱来的，构成不同的等级或水平，并成为激励和指引个体行为的力量。当较低层次的需要获得满足时，较高一层的需要将随之产生；需要层次越低，力量越大，潜力越大；随着需要层次的上升，需要的力量相应减弱。要满足高级需要，必须先满足低级需要但并不绝对对立，在人的高级需要产生以前，低级需要只要部分的满足就可以。在从动物到人的进化中，高级需要出现得比较晚，婴儿有生理需要和安全需要，但自我实现需要才在成人后出现；所有生物都需要食物和水分，但只有人类才有自我实现需要。低级需要直接关系个体的生存，又称缺失需要（deficiency need），主要包括生理需要、安全需要、归属需要和尊重需要，当这种需要得不到满足时直接危及生命。高级需要不是维持个体生存所绝对必须的，但满足这种需要使人健康、长寿、精力旺盛，又称为生长需要（growth need）。

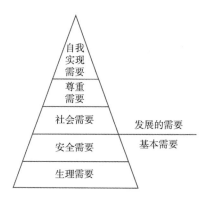

图 1　马斯洛的需要层次理论

高级需要比低级需要复杂，满足高级需要必须具备良好的外部条件如社会条件、经济条件、政治条件等。个体对需要的追求有所不同，有的对尊重需要超过对爱和归属需要。

重要著作　马斯洛的主要著作有《论动机》（1943）、《自我实现的人》（1950）、《动机与个性》（1954）、《在人的价值中的新认识》（1959）和《科学的心理学》（1966）等。

（顾思梦）

Kǎ'ěr Lánsēn Luójiésī

卡尔·兰森·罗杰斯 （Carl Ranson Rogers，1902～1987）

美国心理学家，人本主义理论代表人物之一。

生平经历　1902年，罗杰斯生于美国伊利诺伊州（Illinois）的奥克帕克（Oak Park）。早年攻读农业和神学，后转学心理学，1928年从哥伦比亚大学师范学院（Teachers College，Columbia University）毕业后一直从事心理咨询和心理治疗的实践与研究，1951年以创立来访者中心疗法（client-centered therapy）而驰名。1931年他获得哲学博士学位，曾先后任罗彻斯特指导中心主任、俄亥俄州立大学（The Ohio State University）、芝加哥大学（The University of Chicago）和威斯康星大学（University of Wisconsin）心理学教授，并担任过美国行为精神病学会副主席、美国应用心理学会主席和美国心理学会主席。罗杰斯是当代美国人本主义心理学家之一。1956年他与另一位心理学家伯勒斯·弗雷德里克·斯金纳（Burrhus Frederic Skinner，1904～1990年）展开一场人类行为控制问题的辩论，颇有影响，曾刊于《科学》杂志。

思想观点　罗杰斯对于人类自我实现的潜能、人的积极自主性的坚信、对于人的主观经验整体描述的现象学方法等的提倡与应用，均体现了他的人本主义立场。罗杰斯提倡人格的"自我论"，强调"人"本身与其主观经验的重要性。其"自我论"有两个主要概念：自我观念和自我实现。

自我观念　包括以下4点：①个人对自己的了解和看法。②自我是主观的，个人对自己的看法未必与自己所具备的客观条件相符合。③个人时时以自我观念为依据衡量自己处事待人的经验。④自我观念可随个人经验的增多而改变，而且由自我观念可发展形成高级的"社会我"与"理想我"，前者是一种个人相信别人对自己看法的自我观念，后者是一种自己希望做什么样的人的自我观念。与理想我相对的是现实我，二者越接近，或理想我是在现实我的基础上发展而成的，个人的适应就越是良好，生活也越是幸福。

自我实现　包括以下3点：①人类具有一种"自我引导的潜力"（动机），个人不但依赖这一潜力维持生存，而且由此而促进生长，以充分"实现"个人遗传限度内的一切可能。②顺从个人的自我引导，个人自己能做适当的"自由选择"，因此，即使自我观念与现实经验不协调而引起适应困难时，个人也要靠这种内在的潜力，自行调整恢复和谐。③人类除生来具有的自我实现的动机外，另外还有两种"学得性"的动机：一是"别人关心的需求"，二是"自我关心的需求"，前者需要别人的爱戴，后者需要个人对自己的评价。

重要著作　主要有《咨询和心理治疗》（1942）、《来访者中心治疗，它的实践、含义和理论》（1957）、《在来访者中心框架中发展出来的治疗、人格和人际关系》（1959）和《变成一个人：精神病治疗家的精神病观点》（1961）等。

（顾思梦）

Ā'ěrbótè Āilìsī

阿尔伯特·埃利斯 （Albert Ellis，1913～2007）

美国临床心理学家，理性情绪疗法的创建者。

1913年，埃利斯出生于美国宾夕法尼亚州（Commonwealth of Pennsylvania）的匹兹堡（Pittsburgh），4岁移居纽约。早年，在纽约市立大学商学院（The City University of New York，）学习会计专业，后来开始对心理学产生兴趣。1943年获得哥伦比亚大学（Columbia University）临床心理学硕士学位，1947年获哲学博士学位。曾任哥伦比亚大学心理学教授。他的一生精力充沛、富于创造力。

埃利斯信奉的哲学观点是现象主义哲学、实用主义哲学和人本主义哲学，他把这些哲学观点与行为主义相结合，提出了情绪ABC理论。埃利斯认为情绪困扰来源于不合理的信念。情绪ABC理论中：A表示诱发性事件；B表示个体针对此诱发性事件所产生的一些信念，即对这件事的一些看法、解释；C表示自己产生的情绪和行为的结果（图1）。通常人们会认为是诱发事件A直接导致了人的情绪和行为结果C，发生了什么事就引起了什么情绪体验。然而，同样一件事，对不同的人，会引起不同的情绪体验。其中，凸显出那些不合理的信念在导致心理障碍中所起到的作用。

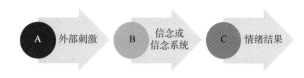

图1　埃利斯的ABC理论模型

因此，如果使患者认识到这些不合理信念，并使其转达化为合理的信念，就能够取得更有效的治疗结果。埃利斯据此创建了理性情绪疗法，被认为是认知-行为疗法的鼻祖。

埃利斯共有60多部著作，主要有《性的民间传说》（1951）、《如何与神经病患者生活》（1957）、《性无罪》（1958）、《爱的艺术与科学》（1958）、《理性生活新指南》（1961）、《心理治疗的理性与情感》（1962）、《理性情绪疗法手册》（1977）等。

（顾思梦）

Wò'ěrtè Bùlādéfúdé Kǎnnóng

沃尔特·布拉德福德·坎农

（Walter Bradford Cannon，1871~1945）　美国生理学家与生理心理学家。是将X线用于生理学研究的第一人，还是钡餐设计者，提出生物体"自稳态"理论。坎农对情绪的研究成果十分著名，其情绪理论被称为坎农-巴德学说。

生平经历　1871年，坎农出生于美国威斯康星州（Wisconsin）。1892年入哈佛大学（Harvard University），1896年进入哈佛大学医学院。大学二年级时，坎农首创了铋或钡餐与X线在消化管的造影法。此法很快传遍各国，成为诊断消化道肿瘤和溃疡最有效的手段之一。1900年，他获得医学博士学位后留校任生物学讲师，1902年任助理教授，1906年成为生理学教授，并担任

系主任。1914年坎农当选为国家科学院院士。1912~1942年任波士顿儿童医院和布里格姆医院（Brigham hospital）的生理学顾问。

第一次世界大战期间坎农曾任军医。1935年在北京协和医学院工作半年，期间与林可胜、张锡钧、沈隽淇等通力合作，为中美学术交流促进与中国生理学的发展做出了贡献。20世纪30年代末，坎农在援华抗日医药机构和联合援华救济委员会中工作。1936~1938年任美国卫生局主席。第二次世界大战期间，他任美国休克和输血研究委员会理事会主席。1944年任纽约国际医学院的客座教授。

思想观点　坎农与俄国生理学家伊万·彼得罗维奇·巴甫洛夫（Ivan Petrovich Pavlov，1849~1936年）有密切来往。1926年，坎农正式提出"内环境稳态"或"自稳态"概念，并根据其实验结果进一步加以肯定。

自坎农以后，"内环境稳态"成为生物学中最有影响的概念之一。美国应用数学家诺伯特·威纳（Norbert Wiener，1894~1964年）把这一概念作为控制论中生物学方面的例证之一。1927年，坎农提出了情绪的丘脑学说，以批判詹姆斯-兰格情绪理论。他认为，控制情绪的是中枢神经，而不是周围神经。丘脑是情绪活动的中枢，在正常情况下，丘脑是由大脑皮质抑制的，但强烈的刺激可超越皮质的抑制而直接激活丘脑，产生情绪反应。对某种刺激习得的情绪反应是通过皮质实现的，刺激先传到大脑皮质，根

据记忆被识别，然后解除了对丘脑的情绪机制的抑制，使之发动情绪反应。

重要著作　坎农的重要著作有《消化作用的机械因素》（1911）、《疼痛、饥饿、恐惧和愤怒时的身体变化》（1915、1929）、《创伤性休克》（1935）、《人体的智慧》（1932、1939）、《研究者的道路：一个科学家研究医学的经验》（1945）等。

（顾思梦）

Hànsī Húgē Bùlǔnuò Sàilǐ

汉斯·胡戈·布鲁诺·塞里

（Hans Hugo Bruno Selye，1907~1982）　奥地利裔加拿大内分泌学家。

生平经历　1907年，塞里出生于奥地利的维也纳，主要在捷克斯洛伐克（今捷克共和国）接受教育。1916~1924年，塞里进入了位于科麦隆的本笃教父学院（College of the Benedictine Fathers in Komáron）学习，之后入读布拉格的日耳曼大学（German University）。

1925~1926年和1926~1927年，塞里分别前往法国的巴黎大学和意大利的罗马大学进修，最后他回到了布拉格完成了学业。于1929年取得医学博士学位，1931年获得化学博士学位，同年获得洛克菲勒奖学金赴约翰斯·霍普金斯大学（The Johns Hopkins University）学习。

1932年成为加拿大蒙特利尔（Montreal）麦克吉尔大学（McGill University）生物化学系研究员，1933年被任命为讲师，1934年被任命为助理教授。1936年，塞里开始研究应激课题。1937~1941年，塞里任组织学的助理教授，于1941年晋升为副教授，并在这个职位上工作至1945年。他还于

1942 年在该校获得科学博士学位。

1945~1976 年，塞里到蒙特利尔大学实验医学与外科学院担任教授和主任。1947~1957 年，担任美国陆军军医署长的顾问。塞里于 1977 年在蒙特利尔大学创立了国际压力学院。同年，他的自传《我生命中的压力》出版，获得 1977 年加拿大作家协会文学奖的最佳"非小说"类书籍奖。1979 年，塞里成为汉斯·塞里基金会会长。

思想观点　塞里在对小鼠进行实验时发现了应激反应，使用了一般适应综合征（general adaptation syndrome，GAS）这个概念来描述身体对紧张性刺激所做出的非特异性反应（见心理生物学理论图 1）。一个紧张性刺激（stressor）可能造成个体作出不同的紧急反应。他描述了 GAS 的 3 个阶段：第一阶段为警戒期，当一个人或动物最初察觉到危险时，会在这个阶段表现为心跳和呼吸加速，血压升高，血糖含量也增多；如果危险状况持续，第二个抵抗期就会出现，这时身体会试图回到一个平衡的状态，呼吸和心跳的频率都会恢复至正常状态，但血糖仍然维持在一定高度，以提供额外的能量；而如果压力仍然继续维持在很高的状态，第三个也就是最后一个阶段就会出现，即衰竭期，此时体内的能量被耗尽，将导致极度的劳累，而且无法再抵抗新的紧张性刺激，甚至危及生命。塞里的研究表明，个体承受长期与过度的压力可以导致某种严重的疾病。

重要著作　塞里共发表了约 1700 篇文章，著有约 40 本专著，其中 15 本专著成为畅销书籍。他的主要著作有《内分泌学教科书》（1947）、《压力》（1950）、《适应综合征的故事》（1952）、《生活的压力》（1956）、《没有苦恼的压力》（1974）、《健康与疾病中的压力》（1976）、《癌症、压力和死亡》（1979）等。

（顾思梦）

Hāluódé Qiáozhì Wò'ěrfū

哈罗德·乔治·沃尔夫（Harold George Wolff，1898~1962）

美国神经病学与精神病学家。

1898 年，沃尔夫生于美国纽约，1923 年获得哈佛大学医学院（Harvard Medical School）医学博士学位。在纽约的圣卢克-罗斯福医院（St. Luke's-Roosevelt Hospital）和贝尔维医院（Bellevue Hospital Center）接受临床培训后，沃尔夫开始了他的神经病理学研究。

1928 年，他前往奥地利的格拉茨大学（University of Graz）学习，然后跟随生理学家伊万·彼得罗维奇·巴甫洛夫（Ivan Petrovich Pavlov，1849~1936 年）在俄罗斯学习。学成后回到美国，就职于约翰斯·霍普金斯大学（The Johns Hopkins University）菲普斯诊所（Phipps Clinic）的精神科病房。1932 年回到波士顿，后任纽约医院康奈尔医学中心（New York Hospital-Cornell Medical Center）教授和首席神经病学家。

思想观点　沃尔夫的重要贡献之一在于他揭示了偏头痛和其他类型头痛的血管神经机制。沃尔夫对心身关系非常感兴趣，他通过对胃瘘患者的观察发现，在精神愉快时，胃内黏膜血管充盈、分泌适量；在愤怒、仇恨时，黏膜充血、分泌增加；但在忧郁自责、孤独时，胃内黏膜苍白、血管收缩、分泌减少、胃肠蠕动受抑制。他认为这些生理和病理变化是心身疾病结构性改变的前因。

他支持不同的心理刺激能激发全身非特异性心理应激反应的理论。

他以精心设计的实验去研究心理因素和情绪对健康与疾病的影响，并以数据形式表示研究中所观察到的变化。他采用流行病学的方法证实社会因素和心理因素对健康和疾病影响的可靠性，还提出情绪对生理活动的作用受到遗传和个性特征的影响。基于对心身关系的研究成果，他发现身体的疾病与神经系统活动关系密切，并把这类疾病从传统的疾病中分离出来，命名为心身疾病。

他还曾是美国中央情报局精神控制项目的核心参与人，曾通过实验研究开发有效的审讯技术。沃尔夫晚年曾专注于"宗教与心理健康"的研究，1962 年在华盛顿哥伦比亚特区病逝。沃尔夫一生精力充沛，他的座右铭是"一天都不离开实验"，他的探究精神和态度、激情和决心对那些与他共事的人产生了深刻影响。

重要著作　主要有《人类的胃功能》（1943）、《头痛和其他头部疼痛性疾病》（1948）、《疼痛的感觉与反应》（1952）、《应激与疾病》（1953）等。

（顾思梦）

A'ěrbótè Bāndùlā

阿尔伯特·班杜拉（Albert Bandura，1925~　）

美国心理学家。新行为主义的主要代表人物之一，社会学习理论创始人。

生平与思想观点　1925 年，班杜拉生于加拿大艾伯塔省（Alberta）的曼达尔（Mundare），1949 年毕业于温哥华的不列颠哥伦比亚大学（The University of British Columbia），又作为研究生进入艾奥瓦大学（The University of Iowa）学习社会学习理论，1951 年获硕士学位，1952 年获博士学位。在艾奥瓦大学学习期间，他提出了社会学习理论。他认为心理学家应当"把临床现象用经过试验验证的方式加以概念化"，心理学研究应当在实验中进行，以控制决定行为的因素。

1953年，班杜拉到维基台的堪萨斯指导中心进行博士后临床实习，同年应聘于斯坦福大学（Stanford University）心理学系，1964年升任教授。在这期间，班杜拉受赫尔学派理论家尼尔·米勒（Neal E. Miller，1909～2002年）、约翰·多拉德（John Dollard，1900～1980年）和罗伯特·理查森·西尔斯（Robert Richardson Sears，1908～1989年）的影响，把学习理论运用于社会行为的研究，开始关注儿童的攻击性和攻击性行为的家庭因素。在研究过程中，有关人格发展中的模仿过程逐渐引起了他的重视。他发现人格的发展可以通过观察其他人的行为而习得。由于他的奠基性研究，导致了社会学习理论的诞生，也使他在西方心理学界获得较高的声望。此后，除1969年任行为科学高级研究中心研究员一年外，他一直在斯坦福大学心理学系任教。

班杜拉曾任《美国心理学家》《人格与社会心理学杂志》《实验儿童心理学刊》等20余种期刊编委及多种学术职务，并获得多种奖励。1972年获美国心理学会临床心理学分会杰出科学贡献奖；1974年，当选美国心理学协会主席；1980年获美国心理学协会杰出科学贡献奖。

重要著作 主要论著有《通过榜样实践进行行为矫正》（1965）、《认知过程的社会学习理论》（1972）、《榜样理论：传统、趋势和争端》（1972）、《行为变化的社会学习理论》（1976）、《自我效能：一种行为变化的综合理论》（1977）、《人类事物中的自我效能机制》（1982）；主要著作有《青少年的攻击行为》（1959）、《社会学习与人格发展》（1963）、《行为矫正原理》（1969）、《心理学的示范作用：冲突的理论》（1971）、《攻击：社会学习的分析》（1973）、《社会学习理论》（1971，1977）、《思想和行动的社会基础-社会认知论》（1986）、《变革社会中的自我效能》（1995）、《自我效能：控制的实施》（1997）等。

（顾思梦）

xīnlǐ jiànkāng
心理健康（mental health） 个体能够适应当前和发展着的环境，具有完善的个性特征，认知、情绪反应、意志行动处于积极状态，并保持正常调控能力的状态。

概念 心理健康是健康概念不可或缺的部分。1948年，世界卫生组织（WHO）在成立宪章中提出"健康乃是一种身体上、精神上和社会上的完满状态，而不仅仅是没有疾病和虚弱以及营养不良的现象"。关于心理健康的概念，可从不同角度对其进行界定。例如，第三届国际心理卫生大会将心理健康定义为：在身体、智能及情感上与他人的心理健康不相矛盾的范围内，将个人心境发展成最佳的状态。世界心理卫生联合会将心理健康定义为：身体、智力、情绪十分调和；适应环境，人际关系中彼此能谦让；有幸福感；在工作和职业中，能充分发挥自己的能力，过着有效率的生活。美国心理学家亚伯拉罕·哈罗德·马斯洛（Abraham Harold Maslow，1908～1970年）将心理健康概括为10个方面：有充分的自我安全感；能充分了解自己并能恰当评估自己的能力；生活理想切合实际；不脱离周围现实环境；能保持人格的完整与和谐；善于从经验中学习；能保持良好的人际关系；能适度地宣泄情绪和调控情绪；在符合团体要求的前提下，能适度地发挥自我个性；在不违背社会规范的前提下，能适当地满足个人的基本需要。

特征 中国心理学家王效道（1928～2018年）认为心理健康具有如下特征：智力水平处在正常值范围内，并能正确反映事物；心理与行为特点与生理年龄基本相符；情绪稳定，积极与情境适应；心理与行为协调一致；社会适应，主要是人际关系的心理适应协调；行为反应适度，不过于敏感，不迟钝，与刺激情境相宜；不背离社会行为规范，在一定程度上能实现个人动机并使合理要求获得满足；自我意识与自我实际基本相符，"理想我"和"现实我"之间的差距不大。

基本内容 心理健康可以概括为8个方面。

智力正常 智力是顺利地完成某种活动所必须具备的个性心理特征。智力影响活动效率，是人在实践活动中解决问题能力等因素的综合结构。智力正常是个体心理健康的基础之一。智力低下者在社会适应、学习、工作和生活中都会遇到障碍，容易产生心理偏差，导致自卑和抑郁情绪的发生。

能正确评价自我 心理健康者应能正确地评价自我，具有自知和自爱意识；既不自傲，也不自卑，使自己的能力和潜力能够较好地发挥。如果缺乏自知之明，过高地评价自己，便容易产生盲目追求过高的、力所难及的目标的行为，容易遭受挫折和打击。反复的挫折打击会挫伤个体的进取心，影响其在学习、工作和事业上的发展。相反，若过低地评价自己，则容易使个体产生自卑心理，妨碍能力和潜力的发挥；严重的自卑甚至可能发展为内疚、自责、自罪等心理，从而影响学习、工作和生活，影响个体的身心健康。因此，具有自知之明，能正确评价自我是衡量心理健康的重要条件。

能建立积极和谐的人际关系 在人类社会生活中，离不开人际交往，良好的人际关系可以消除孤独感，获得安全感和自信心。和谐的人际关系既是人们心理健康不可缺少的条件，也是获得心理健康的重要途径。和谐的人际关系主要表现为：个体对自己、对他人以及人与人之间的关系能有正确的认识及评价，既能了解他人，又能被他人所了解；既能容纳他人，又能被他人和群体所接受。同时，在人际关系中，积极态度多于消极态度；既有较稳定而广泛的人际关系，又有知己的朋友；在关心、帮助他人的同时也时常能得到他人的关心或帮助，使个体的尊重需要得到满足，以增强自信。通过建立良好的人际关系，创造良好的心理氛围，来激发自己的能力，使之得到充分发挥。

能面对现实和把握现实 面对现实和把握现实是指自我可以能动地适应和改造现实环境，是一种积极的处世态度。通过与社会环境的广泛接触，对社会现状有较清楚的正确认识，使个体的心理行为顺应社会的进步和发展趋势，并做出应有的社会贡献，以达到自我实现。人们在日常的学习、工作和生活中，常会遇到种种困难和挫折，心理健康者能面对现实，克服困难和挫折，能采用较为成熟、适当的方法适应现实，解决问题，或调整目标及方法继续努力，或宣泄情绪，以良好的心态面对现实、把握现实，积极主动地克服困难和挫折，提高学习、工作和生活质量，尽自己努力和能力获得最大的成就。如若个体不能有效地面对与适应现实、不能有效地处理与现实环境的关系，则影响心理健康，从而产生各种心理问题。

有健全的情感生活 情感是人脑对客观现实与主观需要之间关系体验的反映。心理健康者的心理结构总是趋于平衡、协调，既有适度、积极的情感表现，又不为消极的情感所驱使而导致行为失控。心理健康者能经常保持愉快、开朗、自信、满足的心态，善于从学习和生活中寻求乐趣，对生活和前途充满希望；能够及时调整消极的情绪体验（如愤怒、恐惧、焦虑、担忧等）。此外，心理健康者常能保持较乐观的心境、清醒的头脑，并具有调节自己情感以保持与周围环境动态平衡的能力。

有较强、可控的意志品质 意志是指个体通过克服困难以达到预定目标的行动而表现出来的人脑对客观现实的能动反映，它是人的意识能动性的集中体现，是个性重要的精神支柱。意志具有自觉性、果断性、坚韧性和可控性等特征。心理健康者其意志品质具有如下特点：制订的学习、工作和生活目标明确合理，能够坚持履行；完成任务认真自觉，有恒心有毅力；善于吃苦耐劳，能够克服困难和挫折，有较强的排除干扰和心理承受能力；具有较高的自制力，能较好地控制自己的情感，约束自己的言行；在分析问题时善于明辨是非，能迅速、果断地做出合理决定；在完成学习、工作等任务的过程中，既能持之以恒、坚韧不拔；又能知常达变，及时采纳更好的方法和途径，以获得良好的学习和工作效果，提高生活质量。

人格健全 健全的人格是心理健康的基本条件，人格异常则是心理障碍的根本起因。人格健全的主要标志为：人格的各个结构要素均不存在明显的缺陷与偏差；具有清醒的自我意识，正常的自我同一性；以积极进取的人生观作为人格的核心；有相对完整统一的心理特征；并以此有效地支配自己的心理与行为。

心理行为符合年龄与性别特征 人的心理和行为是随着年龄的增长而不断发展变化的，这种发展变化具有相应的社会化特点。处在同一年龄阶段的人，心理行为一般具有某种共同特征，这便是心理学所称的年龄特征。如果一个人的心理行为经常严重偏离自己的年龄特征，则往往是心理不健康的表现。如少年儿童圆滑世故、成年人天真幼稚等。此外，人的心理行为也应与其性别特征相符。如果女性行为过于男性化，男性行为过于女子气，则易造成其社会性别角色的反差和冲突，难于适应社会和群体，进而影响正常的工作和生活。因此，心理行为符合年龄及性别特征是心理健康的基础性指标之一。

评估原则 评判心理健康状态时还须遵循相应的原则。王效道将评判心理健康的原则归纳为3项。

心理与环境的同一性 心理是客观现实的反应，任何正常的心理活动和行为，无论形式或内容，均应与客观环境（自然环境与社会环境），特别是社会环境保持一致，即同一性。人的心理行为若与外界失去同一性，就难以为他人所理解，其自身也会因不被社会接纳而容易产生心理压力，造成心理的紧张和焦虑。

心理与行为的整体性 一个人的认知、情感、意志行为是一个完整和谐的统一体，这种整体性是确保个体具有良好社会功能和有效地进行活动的心理基础。

个性的稳定性 个性心理特征形成之后就具有相对的稳定性，并在一切活动中显示其区别于他人的独特性。在没有重大变故的情况下，个体的个性特征一般不会轻易改变。

促进原则 心理状态的正确评价有利于把握心理的健康状态，而维护和增进心理健康水平则需要正确遵循相应的原则，心理健康的工作原则主要有以下几项。

遗传与教育并重原则 个体健康心理的形成和发展是由遗传、环境、教育的相互作用所决定的。遗传决定了个体心理健康发展的物质基础，而在此基础上的发展程度则是后天环境、教育所决定的。维护和增进心理健康必须遵循遗传与环境、教育并重的原则，既重视优良心理素质的遗传倾向，又注重在遗传的基础上，努力发挥后天环境、教育的作用，为健康心理的形成创造有利条件。

适应与改造并重原则 人类不仅要适应世界，而且要改造世界。心理健康的个体对环境不仅仅是简单被动地适应，更重要的是积极主动地对环境进行持续的优化与改造，使之更有利于个体和群体乃至社会的发展。

个体和群体相结合原则 在维护和增进心理健康的过程中，既要注意提高个体的心理健康水平，又要注意群体心理健康水平的提升。个体心理健康水平对群体心理健康水平的提高具有促进作用，这是因为群体是由个体所组成的。而提升群体心理健康水平，创造良好的群体心理健康氛围，对个体心理健康水平的提高也有着重要影响。这是由于个体生活在群体之中，时时刻刻都受到群体的影响；群体心理健康的良好氛围对个体心理健康水平的提高起着指导、示范和推动、促进的作用。

理论与实践相结合原则 心理健康的相关理论是实践规律的归纳和总结。它既是实践的产物，又受实践的指导。离开了理论指导，实践就缺乏方向和方法；但如果离开实践，再好的理论也不能发挥应有的作用。

人与环境相互协调原则 心理健康的发展过程主要是人与环境取得能动协调与平衡的过程，其中最核心的是人际关系的协调。由于日常生活中到处都存在着打破这种协调、平衡的境遇及偶发因素，因而，减少环境的不良刺激并提高个体心理素质，增强应对和协调人际关系的能力，对心理健康的维护和促进具有重要的意义。

系统化原则 维护和提高人类的心理健康水平是一项系统工程，需要社会、群体、个体的共同努力。政府应当重视和扶植这项工作，将其列为社会公益事业的重点。专职、兼职心理健康工作队伍网络的健全，使心理健康教育、心理咨询及治疗等工作普及化，群体与个体都应努力具备心理健康意识，掌握必要的方法。心理健康工作已成为全民健康的重要组成部分。

心理健康模式 旨在保持群体良好的心理素质，提高心理技能，发展心理潜质，从而促进整体健康素质提高和个体发展的标准样式。当前，各个群体都在致力于构建符合本群体特征的心理健康模式，如教师心理健康模式、企业职工心理健康模式、大学生心理健康模式等。

（郑 铮 金明琦）

xīnlǐ chōngtū

心理冲突 （mental conflict）

个体在有目的的行为活动中，存在着两个或两个以上相反或相互排斥的动机时所产生的一种矛盾状态。又称动机冲突。动机是能引起与维持一个人的活动，并将该活动导向某一目标以满足个体某种需要的念头、愿望、理想等的内部动力。动机是促使人去行动的主观原因，是个体发动与维持其行动，并使该行动朝向一定目标进行的一种心理倾向与行动的动力，这种动力以需要为基础。

人的各种行为都是在一定动机驱使下进行的。在实际生活行为中，常同时存在着很多的动机。一个人的行为由其全部动机结构中最强的动机所决定，称为优势动机。优势动机的确立常使人难以取舍，这就形成了动机的斗争，造成心理冲突。心理冲突是影响个体心理健康水平的重要原因之一。美国社会心理学家库尔特·勒温（Kurt Lewin，1890～1947年）和尼尔·米勒（Neal E. Miller，1909~2002 年）提出，心理冲突的形式基本上可分为 4 种，即双趋冲突、双避冲突、趋避冲突和双重趋避冲突。

（郑 铮）

shuāngqū chōngtū

双趋冲突 （approach-approach conflict）

同时存在两个具有同样吸引力的目标，个体对这两个目标的动机同样强烈，但因不能同时获得，迫于情势，二者必选其一，即"鱼与熊掌不可兼得"，难以取舍而产生的心理冲突。

（郑铮）

shuāngbì chōngtū
双避冲突 （avoidance-avoidance conflict） 同时存在两个以上事物对个人造成威胁性或厌恶感，产生同等强度的逃避动机，但又迫于情势，必须接受一个才能避免另一个，即"前怕狼、后怕虎"处境造成的心理冲突。

（郑铮）

qūbì chōngtū
趋避冲突 （approach-avoidance conflict） 个体对某个目标同时怀有两个动机，一方面好而趋之，另一方面恶而避之，由此所产生的令人矛盾的心理冲突。如子女对待父母，一方面需要物质的供养而依赖父母；另一方面不愿意父母管束太多而要求独立行事，造成依赖与独立的矛盾心理。同事间、社团间既有竞争又需合作，也属趋避冲突。

（郑铮）

shuāngchóng qūbì chōngtū
双重趋避冲突 （double approach-avoidance conflict） 同时出现多个相关联的目标，每个目标对于个体皆为既有利又有弊，从而导致个体出现反复权衡难以决定的心理冲突。这种类型的冲突是双趋与双避冲突的混合型。如大学生毕业，立即找工作在经济上可以自立，但学历不高担心发展受限；若考研究生则发展潜力大，但没有足够收入，经济上则较为窘迫，这是青年人常见的双重趋避冲突。

（郑铮）

jiànkāng xíngwéi
健康行为 （health behavior） 个体为维持身心健康和增强体质

而进行的各种活动。目的在于帮助个体养成良好的健康习惯与行为，预防疾病和维护身心健康。

健康行为具有以下几个基本特征：①有利性：行为表现对自身、他人及社会有益。②规律性：行为表现具有比较稳定的规律。③合理性：行为表现可以被自己、他人或社会所理解和接受。④同一性：外在行为表现与内在思维动机协调一致，与所处的环境无冲突。⑤和谐性：当个体行为具有的固有特征与他人或环境发生冲突时，个体能够表现出容忍和适应。

（郑铮）

jiànkāng xìnniàn
健康信念 （health belief） 个体对自己所采取的与健康有关的行为及其对自我健康影响的认识。信念指个体对人、对环境，以及对其他事物的某种思想观念和是非标准。其决定了态度的基本取向，态度影响着行为的具体表现，因此，健康信念引导着个体所采取与健康有关的一系列行为。

健康信念模型 （health belief model）：个体为维持或促进健康而采取的规律行为与信念方式之总和。既包括对健康与疾病常识的了解，也涉及对健康与疾病的维护与应对方式。一般认为，健康信念模型对人们的健康状况有重要影响。

健康信念模型最初由美国社会心理学家欧文·罗森斯托克（Irwin M. Rosenstock，1925～2001年）和戈弗雷·霍克巴姆（Godfrey M. Hochbaum，1916～1999年）于1958年提出。该模型以心理学为基础，由需要动机理论、认知理论和价值期望理论综合而成，强调个体的主观心理过程（期望、思维、推理、信念等）对

行为的主导作用，认为如果能干预健康信念就能有效地干预健康行为。在此基础上，1988年罗森斯托克将自我效能概念并入该模型而完成修订。这些理论模型主要用于预测个体的预防性健康行为和实施健康教育。

（郑铮）

xīnlǐ wèishēng
心理卫生 （mental hygiene） 通过各种有益的教育和措施，维护和改进健康的心理，使个体以积极有效的心理活动，平稳正常的心理状态来适应当前和发展变化的环境，从而令个体生理、心理和社会功能都保持良好或完满的状态，并由此不断地发展健全的人格，提高生活质量，保持旺盛的精力和愉快的情绪。

含义 通常有4层含义。

健康的同义语 是一种状态。说某人的心理是卫生的，也就是说某人的心理处在健康状态。

一种已成为习惯的行为方式 说某人讲究心理卫生，意指某人具有符合保护和增进心理健康（状态）的行为方式。

一项工作 这种工作从狭义上讲，指预防精神疾病发生，保证患者享有的治疗和人道待遇，促使精神疾病尽快康复和减少复发。从广义上讲，指运用心理学的理论和技术，促使人们形成积极的、有效的与个体生物学特征和社会环境基本协调的心理状态的保健工作，其目的不仅是预防各种心理障碍和促使心理失常者尽快康复并减少复发；而且要促使每个社会成员发挥出个人最大的精神效能，主动地和创造性地适应当前和将来的环境变化，以便形成所有社会成员融洽相处和相互支持的社会精神面貌，从而推动人类进步。

作为心理卫生学的同义语心理卫生学是研究如何开展心理卫生工作，如何培养人们形成良好的行为方式以达到心理健康状态的应用性学科，现在也称为健康心理学。

发展简史　心理卫生的思想观念由来已久。自古以来，人们在防治躯体疾病的同时，逐渐认识到防治心理疾病的重要性。然而，直至20世纪初，心理卫生才形成完整的理论体系，成为一项全球性的卫生运动。心理卫生运动起源于西方国家，从改善精神疾病患者就医待遇开始。1789年，法国大革命爆发后，精神病学家菲利普·皮内尔（Phillippe Pinel，1745~1826年）率先将囚禁在锁链之中的精神病患者从非人道约束之下解放出来，掀起了世界精神病学的革新浪潮，皮内尔因此被称为心理卫生运动的首倡者。1908年，美国耶鲁大学毕业生克利福德·惠廷厄姆·比尔斯（Clifford Whittingham Beers，1876~1943年）以自己患精神病的经历，写了《一颗失而复得的心》（A Mind That Found Itself）一书，将亲身体验的精神病患者的悲惨遭遇公之于众，激起了社会各阶层的强烈反响。由此开始了波及世界的现代心理卫生运动。1908年，世界第一个心理卫生组织成立，1930年国际心理卫生委员会成立，1948年，在联合国教科文组织的支持下，世界心理健康联合会（World Federation for Mental Health，WFMH）成立。中国心理卫生协会则于1936年4月在南京成立，因抗日战争爆发而被迫解散，直到1985年3月重新成立。从此，心理卫生工作和学术活动开始在中国推广。

基本任务　研究维护和促进人类心理健康的途径、规律和措施，以提高个体的心身素质和社会的精神文明水平，包括3个方面：①揭示心理健康的本质及影响因素，促进个体在学习、工作和生活中形成良好的心理调节能力及环境适应能力。②研究、探讨实现人类心理健康的最佳途径与策略，预防心理障碍、心身疾病与精神疾病的产生。③研究、探讨人生不同阶段的心理保健原则与措施，促进儿童心理的正常发展，从小培养健全的心理和完善的人格。

工作原则　包括以下几项：①遗传与教育并重原则。②适应与改造并重原则。③个体和群体相结合原则。④理论与实践相结合原则。⑤人与环境相互协调原则。⑥系统化原则（见心理健康）。

（金明琦）

shēnghuó zhìliàng

生活质量（quality of life，QOL）　全面评价生活品质优劣的概念。又称生命质量、生存质量。

概念　1993年，世界卫生组织（WHO）生活质量研究组提出生活质量概念：生活质量是指不同文化和价值体系中的个体对他们生活中的目标、期望、标准以及所关心的事情等相关的生活状况之体验。这是众多生活质量概念界定中较为公认的定义。

除WHO提出的生活质量概念之外，不同领域的学者也提出了关于生活质量的不同概念，主要有3种论点：①客观论：将生活质量定义为满足人们生活需要的全部社会条件与自然条件的综合水平，包括生活环境的美化、净化、社会文化、教育、卫生、生活服务状况、社会风尚和社会治安秩序等。②主观论：认为生活质量就是人们的主观幸福感和对生活的满意程度，是对个体生活各方面的评价与总结，包括心理的、躯体的、物质方面的幸福感，以及对家庭内外的人际关系、工作能力、主动参与各项休闲活动的能力的满意程度。③主观客观综合论：认为生活质量包括社会提供给人们生活所需条件的充分程度和人们对于生活需求的满意程度，是反映人类生活发展的一个综合概念，是对社会发展包括人类自身发展过程的一种标识。

在医学领域，生活质量主要指个体生理-心理-伦理-社会等诸方面功能状态的评估，可简称为健康质量。

历史沿革　生活质量最初作为一个社会学指标使用，最早出现在1958年美国经济学家约翰·肯尼斯·加尔布雷思（John Kenneth Galbraith，1908~2006年）所著的《富裕社会》（The Affluent Society）一书中。该书主要揭示美国居民期望较高的生活水平与能够满足社会的、精神的需求方面相对落后条件之间的矛盾现象。加尔布雷思在1960年发表的美国《总统委员会国民计划报告》和社会学家雷蒙德·奥古斯丁·鲍尔（Raymond Augustine Bauer，1916~1977年）在1966年主编的《社会指标》（Social Indicators）文集中正式提出"生活质量"这个术语。此后，生活质量逐渐成为一个专门的研究领域。20世纪60~70年代，美国学者对生活质量的测定方法及指标体系做了大量研究。70年代以后，对生活质量的专项研究相继在加拿大、西欧和东欧，以及亚洲和非洲的一些国家展开。80年代初，中国开始结合国情对生活质量指标体系进行研究。

指标体系 分为两类。

客观条件指标 包括人口出生率和死亡率、居民收入和消费水平、产品的种类和质量、就业情况、居住条件、环境状况、教育程度、卫生设备和条件、社区团体种类和参与率、社会安全或社会保障等。通过对这些客观综合指标的比较分析，可以权衡社会变迁程度。

主观感受指标 主要测定人们由某些人口条件、人际关系、社会结构、心理状况等因素决定的生活满意度和幸福感。对满意度的测定通常分为生活整体的满意度和具体方面的满意度两种。

评定方法 在不同的人群或疾病评定时，按照评定的目的和内容要求，常用的生活质量评定方法有以下几种。

访谈法 是通过面对面地交谈来了解受访人的心理、行为、健康状况、生活水平等，综合评价其生活质量的一种方法。

观察法 研究者在一定时间内、有计划、有目的地对特定条件下，通过感官或借助一定的科学仪器，对特定个体的心理、行为或活动、疾病症状及相关反应等进行观察，从而收集资料，判断其生活质量。观察法常用于植物人状态、精神障碍、阿尔茨海默病或危重患者的评定。

主观报告法 是受试者根据自己的身体情况和对生活质量的理解，报告整体生活质量的状态水平，可以用分数或等级数来表示。这是一种简单的整体评定方法。优点是所得到的数据单一，容易分析处理，但缺点是结果的可靠性较差。所以，通常需要与其他量表共同使用，作为补充。

症状定式检查法 是限定用于疾病症状或治疗的毒副作用等时的生活质量评定方法。该方法把各种可能的症状或毒副作用列表出来，由评定者或患者按照情况进行选择，选项可以是"有""无"两项，也可按照程度等级来划分。

标准化量表评价法 是生活质量评定中采用最广的方法，经考察验证具有较好信度、效度和反应度的标准化测定量表，对受试者的生活质量进行多个维度的综合评定。根据评定主题的不同分为自评法和他评法。此方法具有客观性较强、可比性好、程式易标准化和易于操作等优点。

测评要素 一个城市的居民生活质量主要包含以下要素：①政治和社会环境（含政治稳定、犯罪、执法等）。②经济环境（含外汇兑换规定、银行服务等）。③社会文化环境（含检查、限制人身自由等）。④健康和卫生（含医疗用品和服务、传染病、污水处理、垃圾处理、空气污染等）。⑤学校和教育（标准和可及的国际学校等）。⑥公共服务和运输（含电力、水、公共交通、交通挤塞等）。⑦娱乐（含餐厅、剧院、电影院、体育和康乐设施等）。⑧消费品（含粮食供应/每日的消费项目、汽车等）。⑨房屋（含房屋、家电、家具、维修服务等）。⑩自然环境（含气候、记录自然灾害等）。

（金明琦　梁治学）

shēnghuó fāngshì

生活方式（lifestyle） 包括人们的衣、食、住、行、劳动工作、休息娱乐、社会交往、待人接物等物质生活和精神生活的价值观、道德观、审美观，以及与这些方式相关的方面。可理解为就是在一定的历史时期与社会条件下，各个民族、阶级和社会群体的生活模式。不同的个人、群体或全体社会成员在一定的社会条件制约和价值观念制导下所形成的、满足自身生活需要的全部活动形式与行为特征的体系。

基本要素 生活方式是生活主体同一定的社会条件相互作用而形成的活动形式和行为特征的复杂有机体，基本要素分为生活活动条件、生活活动主体和生活活动形式3部分。

生活活动条件 在人类历史的每个时代，一定社会的生产方式都规定该社会生活方式的本质特征。在生产方式的统一结构中，生产力发展水平对生活方式不但具有最终的决定性影响，而且，往往对某一生活方式的特定形式发生直接的主导作用。当代科技的进步和生产力的迅猛发展，成为推动人类生活方式变革的巨大力量。而一定社会的生产关系以及由此而决定的社会制度，则规定着该社会占统治地位的生活方式的社会类型。当代世界上存在资本主义和社会主义两种社会制度，与此相适应，也存在着两种类型的社会生活方式。社会主义生活方式价值目标的提出，是人类社会进步的重要标志之一。

不同的地理环境、文化传统、政治法律、思想意识、社会心理等多种因素也从不同方面影响着生活方式的具体特征。如居住在不同气候、山川、地貌等地理环境中的居民，其生活方式就具有不同的风格、习性和特点；一个民族在长期发展中所形成的独特的文化背景，又使其生活方式呈现出丰富多彩的民族特色。对某一社会中不同的群体和个人来说，影响生活方式形成的因素有宏观社会环境，也有直接生活于其中的微观社会环境。人们的具体劳动条件、经济收入、消费水平、家庭结构、人际关系、教育程度、闲暇时间占有量、住宅和社会服务等条件的差别，使同一社会中不同的阶级、阶层、职业群体以及个人的生活方式形成明显的差异性。

生活活动主体 生活方式的主体分个人、群体（从阶级、阶层、民族等大型群体到家庭等小型群体）、社会3个层面。任何个人、群体和全体社会成员的生活方式都是作为有意识的生活活动主体的人的活动方式。人的活动具有能动性、创造性等特点，在相同的社会条件下，不同的主体会形成全然不同的生活方式。在生活方式的主体结构中，一定的世界观、价值观和生活观对人们的生活活动起着根本性的调节作用，规定着一个人生活方式的选择方向；社会风气、时尚、传统、习惯等社会心理因素也对生活活动具有很强的导向作用，成为影响生活方式的深层力量。个人的心理与生理因素以其特有的方式，调节着人们的生活活动和行为特点。生活方式的主体在生活方式构成要素中具有核心地位。特别是在现代社会，个人的价值选择在生活方式形成中的规范和调节作用日益增强，现代人的生活方式具有明显的主体性。

生活活动形式 生活活动条件和生活活动主体的相互作用，必然外显为一定的生活活动状态、模式及样式，使生活方式具有可见性和固定性。不同的职业特征、人口特征等主客观因素所形成的特有的生活模式，必然通过一定典型的、稳定的生活活动形式表现出来。因此生活方式往往成为划分阶级、阶层和其他社会群体的一个重要标志。

特性 生活方式作为内涵丰富的复杂概念，具有4种不同的特性。

综合性和具体性 生活方式同生产方式相比，在范畴特性上有所区别：生产方式是在社会形态层面上表述生产力和生产关系的相互作用及运动规律，属于客体范畴，主要涉及的是物质生产领域；生活方式既可从社会形态层面上表述为社会生活方式，也可从不同群体和个人的层面上表述为群体生活方式和个人生活方式。生活方式属于主体范畴，从满足主体自身需要角度不仅涉及物质生产领域，也涉及物质生产活动以外人们的日常生活、政治生活、精神生活等更广阔的领域，它是个外延广阔、层面繁多的综合性概念。任何层面和领域的生活方式总是通过个人的具体活动形式、状态和行为特点加以表现的，因此生活方式具有具体性的特点。

稳定性与变异性 生活方式属于文化现象。在一定客观条件制约下的生活方式有着自身的独特发展规律，它的活动形式和行为特点具有相对的稳定性和历史的传承性。在人类历史上可以看到这样的现象：一个民族在数千年的发展中虽然相继更替了几种不同的社会经济形态，但该民族固有的生活方式特点却一直延续下来，成为该民族文化共同体的重要标志之一。生活方式的稳定性使它在发展中往往具有对新的、异体的生活方式的排斥倾向。但任何国家和民族的生活方式又必然随着制约其社会条件的变化或迟或早地发生相应的变迁，这种变迁是整个社会变迁的重要组成部分。生活方式的社会变迁在一般情况下采取渐变的方式，在特定的社会变革时期则采取突破方式，并表现为某种超前性。

社会形态属性和全人类性 在不同的社会形态中，生活方式总具有一定的社会性，在阶级社会中则具有阶级性。例如，奴隶社会存在奴隶和奴隶主两大阶级的生活方式；封建社会，存在农民和地主两大阶级的生活方式等。另外，生活方式又具有非社会形态的全人类性的特点：①人的生活方式不仅具有满足社会需要的社会属性，而且具有满足人的生存需要和种族繁衍的自然属性的特点。②在同一民族中，不同的阶级、阶层有着共同的语言、地域、经济生活、文化传统，在生活方式上必然形成各阶级、阶层共有的民族性。③各国之间的交往，又使人类的生活方式形成着共同的规范、准则。④生产力和科学技术发展水平的接近，促使各国、各民族在生活方式上形成越来越多的趋同性。这种超越社会制度的共同属性，使不同社会制度的国家之间在生活方式上的相互借鉴成为可能和必要。

质的规定性和量的规定性 人的生活活动，离不开一定数量的物质和精神生活条件、一定的产品和劳务的消费水平，这些构成了生活方式的数量方面的规定性。一般可用生活水平指标衡量其发展水平。对于某一社会中人们生活方式特征的描述，也离不开对社会成员物质和精神财富利用性质及它对满足主体需要的价值大小的测定，表现为生活方式质的方面的规定性，一般可用生活质量的某些指标加以衡量。把生活方式的数和质的方面的规定性统一起来，才能完整地把握某一生活方式的范畴属性。

（梁治学）

xīnlǐ tánxìng

心理弹性（psychological resilience）　主体对外界变化了的环境的心理及行为上的反应状态。又称复原力、压弹、抗逆力、韧性，源自物理学"弹性"一词。由于不同研究者的研究视角不同，心理弹性尚无明确和统一的定义，不同定义皆包含两个共同的操作性因素，即个体面临困境及其成功应对困境。

概念　心理弹性大致可从3个方面来定义。

结果性定义　研究者通常根据心理健康、功能、社会能力来定义，认为心理弹性是经历压力、挫折、创伤后功能的维持，也就是指个体即使在危险的情境下，其心理健康水平、社会功能等方面依然处于较好的状态。如美国明尼苏达大学的安·马斯滕（Ann S. Masten）认为，心理弹性是一种在经历过对适应或发展产生严重威胁事件之后的良好结果，包括从创伤经历中的复原、克服生活中的各种压力、成功应对生活中的各种压力等。

能力性定义　将心理弹性看作是个体的一种能力和品质，是个体本身所具有的特征。如美国心理学家理查德·斯坦利·拉扎勒斯（Richard Stanley Lazarus，1922~2002年）认为心理弹性是个体从消极经历中恢复过来，并且灵活地适应外界多变环境的能力。美国加利福尼亚大学教授艾米·伊丽莎白·维尔纳（Emmy Elisabeth Werner，1929~2017年）认为心理弹性是一种能力，它能保护个体的身心健康，使个体在承受高度挫折的同时，尽可能少地表现出不良行为。

过程性定义　将心理弹性定义为一种动态的发展变化过程。

美国心理学会求助中心（APA Help Center）提出"心理弹性是个体面对生活逆境、创伤、悲剧、威胁或其他生活重大压力时的良好适应过程，它意味着从困难经历中'恢复过来'"。支持此种观点的其他定义有：心理弹性是个体在危险环境中良好适应的动态过程；心理弹性表示一系列能力和特征，是通过动态交互作用使个体在遭受重大压力和危险时能迅速恢复和成功应对的过程。过程性定义实际上涵盖了能力性定义和结果性定义的关键词，它强调个体的良好适应能力和变化过程的结果，同时描述了危险性特征和保护性特征之间的动态性。

特征　为主体对于客体的一种特质表现，涵盖以下3个方面的特征。

意识性　表明主体是有意识地接受并反映外界客观刺激，在主观上呈现一种积极的和主动的状态。

互动性　心理弹性是主客体交互作用的结果，它受主体外因素制约，同时又能动地反作用于客观刺激，并随该刺激改变而改变，在动态变化中达到对外界环境的有效调控与适应。此外，主体在反映客体过程中，其内部各心理要素间也处在一种联系和互动状态中。

整合性　心理弹性不仅是主体心理上的反应，而且是行为上的应答，是主客体交互作用过程中主体心理及外化（行为结果）的一个完整的连锁结构。

影响因素　可分为两类。

危险性因素　指某些阻碍个体正常发展的生物、心理、认知或外部环境因素。危险性因素导致个体更易受到伤害，继而最终阻碍良好结果的发生。这一概念

已经被广泛接受、运用并加以研究，特别是在对压力、逆境、挫折、创伤等处境不利于儿童的研究中，更是备受关注。

保护性因素　指对个体调整、改善或改变其对危险环境的反应产生影响的因素，其目的是能够预先对适应不良的反应进行应对，即防止产生适应不良的结果。一般将保护性因素分为个体因素与环境因素。个体因素包括各种有助于克服挫折与困境，并使个体得到积极发展的个人内部特质。如自我效能感、成就动机、归因方式、自尊等。

作用机制模型　心理弹性的作用机制模型主要有美国明尼苏达大学发展心理学家诺尔曼·加梅齐（Norman Garmezy，1918~2009年）的理论模型、英国发展心理学家迈克尔·拉特（Michael Rutter，1933~　）的发展模型、美国犹他大学心理学教授卡罗尔·孔普夫（Karol L. Kumpfer）的心理弹性框架和格伦·理查森（Glenn E. Richardson）的瓦解-重整模型等。

加梅齐的理论模型　1985年，加梅齐提出3种理论模型：补偿模型、预防模型和保护因素模型。

补偿模型　在该模型中，保护性因素和危险性因素互相并不起作用；相反，它们直接和结果发生相互影响，或直接消解了危险性因素的影响。

预防模型　在该模型中，危险性因素依其水平不同，对青少年发展结果的影响并不完全是负性；其最终性质取决于危险性因素的数量、强度及持续时间等是否超越个体的极限承受力。该模型认为：适度的危险性因素水平有时反而可能激发个体战胜逆境，或释放对抗压力的潜能，从而可

能出现更为积极的发展结果；但如果危险性因素持续不断且程度严重，尽管有保护性因素的作用，仍可能导致出现消极的结果。在这里，逆境或压力对于青少年来说，更意味着挑战和超越自我的机会。

保护因素模型 在该模型中，保护性因素和危险性因素的交互作用减少了消极后果发生的可能性，因此保护性因素起着调节器的作用。

根据交互作用的不同水平，可进一步将条件模型细分为4种水平：①保护：保护性因素起着一般性的保护作用，而不论逆境或危险水平的高低；但这种保护作用并不能总是冲减危险性因素的负面影响。②保护-恒定：保护性因素起着"全或无"的作用；只要这类因素存在，个体的整体功能就不会受到损伤。③保护-增进：保护性因素与危险性因素的作用方向趋同。④保护-反应：保护性因素受危险性因素水平的影响，随着危险水平的增高，其保护作用会减弱。这3种模型描述了危险性特征和保护性特征之间动力性互动关系的过程。该理论提出后得到广泛的认可，为多项研究所引用。

拉特的发展模型 1990年，拉特在对许多经验性研究文献进行总结的基础上，提出了颇受认可的4种弹性发展的作用机制：危机因素冲击的减缓；负向连锁反应的减缓；促进个体自我效能与自我尊重；机会的开发。

降低危险性因素的影响 包括改变个体对危险性因素的认知和避免或减少与危险性因素的接触。例如，先让儿童在危险性较低的环境下学习如何成功地应付这些危险性因素，当他们碰到更

大的危险时就可以减少其不利影响，提高钢化效应（sensitizing effect）、降低敏化效应（steeling effect）。实际上这是一种补偿或抵消作用。

减少由于（长期的）危险性因素而产生的消极连锁反应 例如，由于得到健在父亲或母亲的良好照顾或得到他人的良好照顾，儿童得以幸免于由于父亲或母亲一方的去世带来的消极连锁影响。

保护性因素对儿童弹性发展的影响 可以通过自尊和自我效能的提高来实现。有两类经验可以提高儿童的自尊和自我效能感，它们是与他人建立安全与爱的和谐关系和获得成功解决问题的经验。这样儿童就有信心应对不利的处境。

为个体获取资源或为个体完成生命中的重要转折期而创造机会 帮助他们产生希望和获取成功的资源。但应注意到，保护机制的产生过程不是避免外在负向环境的影响，而是利用个人力量及环境资源，主动减缓危机事件的影响，打破连锁的负向影响效应，从而促进个体内在资源的开发，促使个体变得更有能力面对困境、适应挫折并得到良好发展。

同时，该理论认为，不能把个体的心理弹性视为一种静态的、绝对化的状态，即认为心理弹性是个体固有的品质，一旦形成后

就不会变化。应注意个体的保护性因素和所面对的逆境压力大小之间的对比，如果个体的保护性因素不足以承受压力，则其心理弹性也会随之减弱，甚至丧失。

孔普夫的心理弹性框架 1999年，孔普夫综合了他人的研究工作，提出了更富整合意义的心理弹性框架，对心理弹性干预影响深远。该框架是建立在社会生态模型和个体-过程-情境模型基础上的综合模型，由以下内容构成：①已有的环境特征（如危险性因素和保护性因素）。②个体的心理弹性特征。③个体心理弹性的重组或消极生活经历后产生的积极后果，以及调适个体和环境、个体和结果之间的动力机制（图1）。

图中第一个方框部分描述了环境情境中危险性因素和保护性因素之间的交互影响。保护性因素履行缓冲功能。一般而言，个体在一两个危险性因素下尚能适应良好；但超过两个，其发展功能损伤及适应不良的概率大增。相反，保护性因素数量的增加可以有效缓冲这些危险性因素的影响。个体与环境交互作用的过程包括个体有意或无意地改变其环境，或对环境进行有选择的觉知。孔普夫举例说明了这种观点：即居住在吸毒和犯罪率高的社区内但心理弹性强的孩子，他们通过

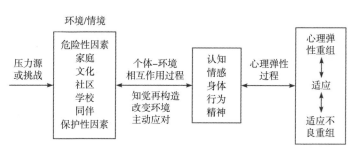

图1 孔普夫的心理弹性框架

寻求环境中的各种亲社会要素来减少环境的危险性因素，如与亲社会的家庭成员保持紧密联系、参加社区的活动以及结交正派的同龄朋友等。人与环境相互作用时，个体心理弹性抗压属性对危险性因素是一个能动的过程。

理查森的瓦解－重整模型　2002 年，理查森基于生物、心理的平衡模式构建了这一模型，认为生活可促进来源于内部或外部资源（如新信息、新的体验或思想、情感等）的重新认识。个体对生活促进的认识取决于他的弹性品质和以前弹性的重整过程。在该模型中，由于压力、逆境等的出现，促使原本处于"身心平衡状态"的个体调动起诸多的保护性因素与之相抵抗，以维持自身与环境的平衡。如果压力过大、抵抗无效，平衡就会发生瓦解。此时个体被迫改变原来的认知模式（如世界观、信念体系等），而有意识或无意识地进行重新整合。这与孔普夫的弹性框架相类似：①达到更高水平的重整状态（弹性增强）。②恢复到初始平衡状态，失去了成长的机会。③更低水平的平衡，个体被迫放弃生活中原有的动力、希望或者动机。④失衡状态（功能紊乱），这时个体会出现如物质滥用、不健康的方式甚至反社会行为等来应对压力。

理查森更进一步说明，多种瓦解或重整可能会同时发生。在没有弹性重整的情况下，瓦解将会持续，因为个体没有获得弹性品质；弹性过程可应用于个体、夫妻、家庭、学校和社区以及其他团体；弹性重整可能会被延迟。

应用　心理弹性研究的最终目的在于应用。国外运用心理弹性干预的领域较为广泛，包括致力于构建防止和减少儿童冒险、违法及其他行为问题的方案，适用于学龄前阶段致力于提高那些贫困或其他社会弱势儿童能力的方案，美国"9·11 事件"及类似的恐怖袭击后从心理弹性角度入手提供心理援助支持等。

（金明琦）

cuòzhé

挫折（frustration）　个体从事有目的的活动时，遇到不可克服的障碍使动机受阻而产生的紧张状态和情绪反应。心理学使用挫折一词，常表示两层含义：一是致使个体活动受阻的对象、情境等，称为挫折源、挫折情境；二是活动受阻时，个体表现出的情绪状态，称为挫折感。一般来说，挫折情境越严重，所引起的挫折感就越明显。挫折感取决于个体的个性特征及相关的挫折认知与挫折承受力。

内涵　包含 3 个方面的含义。

挫折情境　指对人们有动机、有目的的活动造成内外障碍或干扰的情境状态或条件；构成刺激情境的可能是人或物，也可能是各种自然、社会环境等。

挫折认知　指对挫折情境的知觉、认识和评价。

挫折反应　指个体在挫折情境下所产生的烦恼、困惑、焦虑、愤怒等负面情绪交织而成的心理感受，即挫折感。一般来说，挫折情境越严重，挫折反应就越强烈；反之，挫折反应就轻微。但只有当挫折情境被主体感知时，才会在个体心理上产生挫折反应。如果出现了挫折情境，而个体并没有意识到，或虽然意识到了但并不认为很严重，那么也不会产生挫折反应，或只产生轻微的挫折反应。因此，挫折反应的性质、程度主要取决于个体对挫折情境的认知。可以说挫折认知是挫折的核心因素。

结果　包括积极和消极两个方面。

积极的结果　理智性反应，指个体遭受挫折后能审时度势，采取积极进取的态度，克服各种困难，排除阻碍，向既定目标迈进。理智性反应一方面表现为坚持目标，继续努力；另一方面表现为个体能实事求是地、科学地分析挫折，适时地调整行为方式、改换或降低目标以实现最终目的。

消极的结果　首先表现为情绪困扰，即在挫折面前惊慌失措、焦虑、抑郁；陷入长时间不良情绪的困扰而不能自拔。其次可出现不理智的对抗行为，即在挫折中产生消极对抗或暴力行为，发泄自己的不满情绪。挫折可使个体产生个性的变化，长时间或多次的挫折使个体产生持续的紧张状态和挫折反应，形成相应的行为方式或态度，如缺乏主动性、冷漠、粗暴、好攻击等。

对健康的影响　挫折对人的心理和生理都有影响。

心理方面　首先表现为情绪反应。情绪反应通常为个体在遭受挫折时伴随的紧张、烦恼、焦虑等反应，严重挫折时会表现为抑郁、愤懑。

生理方面　受挫后的生理反应有血压升高、心跳加快等，长期感受严重挫折时可诱发心血管系统、消化系统疾病。某些人在经历重大或连续挫折后，不堪压力，会患强迫症、恐怖症、疑病症、抑郁症等相关的神经精神疾病。

干预措施　影响挫折承受能力的因素很多，主要有生理条件、生活经历、挫折频率、期望水平、心理准备、挫折认知、思想基础、个性特征、防卫机制、社会支持等。干预的目的是提升应对挫折的承受能力。

挫折的干预措施一般包括：①确立正确的挫折观：挫折具有普遍性，每个人都会遭遇挫折；挫折具有双重性，有消极的一面，也有积极的一面。②运用心理策略应对挫折：利用合理化、投射等心理防御机制，暂缓挫折的消极影响；利用一些方法积极战胜挫折，如增强努力、改变行为、调整目标、获取多方面支持等；用补偿、升华等积极的心理防御机制间接地战胜挫折。③增强挫折的承受力：包括耐挫力和主动排除挫折的能力。

（金明琦）

zìwǒ jiēnà

自我接纳（self-acceptance）

个体对自身无条件的、无保留的接受。包括两个层面的含义：①能认同和悦纳自己的身体、性格、能力等方面的客观存在与价值，不因身体的评价、性格特征、能力水平而自傲或沮丧。②能欣然正视和接受自己现实的一切，不因自身存在的不足而自卑；也不因他人的否定而自弃。自我接纳是个体自我客观化的前提，是个体生存的社会性需要，也是个体获得健全人格的重要条件之一。个体人格的完善源于自我接纳。

自我接纳与个体心理健康之间存在密切关系。美国心理学家卡罗尔·里夫（Carol D. Ryff）提出的心理幸福感六维模型理论中指出：自我接纳是影响个人幸福感的核心因素之一。心理学家阿尔伯特·埃利斯（Albert Ellis，1913~2007年）认为：加强一个人自我接纳的信念是心理健康的基石。研究表明低水平的自我接纳者与抑郁、焦虑、自卑、低幸福感和低生活满意度有关；高水平的自我接纳者，消极情绪反应更少，而且往往会更加客观地评价自己。自我接纳水平低的个体在人际方面也常常表现出困扰。

自我接纳不良常来源于早年的创伤经历，因此改善自我接纳的干预方法有很多，但其核心内容大致相仿。主要包括：①通过回忆，或在专业人员的带领下，面对过往及童年的创伤，"链接"那个缺乏力量、无能为力的自我；以目前成长的、有力量的自我，去面对曾经的孤单、脆弱、默默承受的内在小孩（象征性的，过去的自我），花更多的时间去爱他、关心他，感谢他，从而给他鼓励和支持。②关注自己的内心，及时处理当下的情绪，直面那些不开心、不愉快的情绪；尝试让自己能够面对自己的真实情绪及独立的个性。这个过程需要大量时间去回忆过去的伤痛，释放心理的压力，直面遗憾，承载悲伤，进而达到释然。③去了解人、事及物的本质，为什么会有这样的结果？是什么原因导致的？尝试用不同的角度去换位思考，接纳及理解真相。对自己曾经有过的过高期望、对他人及父母等的不切合实际的理想等，慢慢地调整自己的认识，逐渐接纳自己。

（金明琦）

yīliàn

依恋（attachment）

婴儿与抚养者之间建立的亲密的、持久的情感联结；婴儿与亲人之间相互影响并渴望彼此接近，表现出依附、身体接触、追随等的行为。主要体现在母-婴之间。依恋是人类生存适应的一个重要方面。因为它不仅能提高婴儿生存的可能性，而且建构了婴儿心身成长中适应环境的基础，并帮助婴儿终生更好地向适应生存的方向发展。

形成与发展 依恋行为是天生的，但它的形成受到早期环境与重要他人经验的影响。英国心理学家、精神病学家约翰·鲍尔比（John Bowlby，1907~1990年）认为，如儿童的母亲缺失，或没有形成一种安全而可靠的母子关系联结，那么儿童长大后将对他人缺乏信任感，并缺乏形成稳定而亲密关系的能力。相反，在童年时期，如果母亲或其他家庭成员能为儿童提供"可靠而安全的基础"，那么该儿童将来可能拥有良好的人际关系。鲍尔比根据自己的研究，提出了以下依恋形成和发展的阶段模式。

前依恋期（出生~2个月） 婴儿似乎有一种有助于依恋发展的内在行为。新生儿用哭声唤起别人的注意，他们似乎懂得，成年人绝不会对他们的哭声置之不理，而必须同他们进行接触。随后，他们又会用微笑、注视和咿呀学语等同成年人进行交流，使成年人与自己的关系更亲近。这时的婴儿对前去安慰他的成年人没有选择，故此阶段又叫无区别的依恋阶段。

依恋建立期（2~8个月） 婴儿能对熟人和陌生人做出不同的反应，能从周围的人中区分出最亲近的人；对熟悉的人有特殊友好的关系，并特别愿意与之亲近。这时的婴儿一般仍然能够接受陌生人的注意和关照，同时能忍耐同父母的暂时分离。这表明依恋尚在形成中。

依恋关系明确期（8~18个月） 婴儿对于熟人的偏爱变得更为强烈，并出现"分离焦虑"——离开亲人时感到不安以及"陌生焦虑"——对陌生人的谨慎与回避。由于婴儿运动能力的发展，他们可以去主动接近人和主动探索环境，同时他们把母亲或看护人作为一个"安全基地"，由此出发去探索周围世界；当有安全需要时，又返回看护人身边，然后再进一步去探索。

目的协调的伙伴关系（18个月以上） 由于语言和表征能力的发展，此时的婴儿能较好地理解父母的愿望、情感和观点等，同时能调节自己的行为。例如，此阶段的婴儿能够忍耐父母的延迟注意，还能够忍耐同父母的短期分离，他相信父母终将会给予关照。通过与母亲建立依恋关系，婴儿认识到母亲是最值得信赖的，母亲暂时不在也是安全的。正常的依恋关系可使儿童对人际关系产生一种安全感，有助于建立成人后各种亲密的人际关系。

儿童依恋类型 依恋研究的重大进展来自美国心理学家玛丽·丁斯莫尔·萨尔特·安斯沃思（Mary Dinsmore Salter Ainsworth，1913～1999 年）的成果，她认为依恋关系中个体间的重要差异在于依恋的安全性。1978 年，她与同事设计了陌生情境测验（strange situation test），评定 1 岁婴儿对其母亲依恋的安全性。陌生情境测验是在一间实验性玩具室内进行的，重点观察婴儿、养育者（多为母亲）和一名友好却陌生的成年人在一系列情境中的行为与反应。此操作程序的关键是婴儿与每个成年人分离、重聚的标准化顺序。在设计的 8 个情境中，婴儿经历着逐级增加的忧伤及对亲近的更大需要，整个过程约 20 分钟。婴儿需要满足的程度，以及其使用的方法等表明了依恋的质量。最初，母亲与婴儿被邀请进入实验室，当婴儿安静下来并开始玩玩具时，便有陌生人加入；以后，相继有母亲离去、陌生人与婴儿相处、母亲回来陌生人离去、母亲与陌生人离去婴儿独处等不同情境，婴儿的反应用录像带进行记录（表1）。事后，依据录像带的记录来评估婴儿的探索行为、对养育者与陌生人的倾向性、在简单分离后重聚时对母亲的反应等，将依恋进行分类。虽然婴儿的所有行为都要考虑，但在区分依恋类别时，重聚时的行为表现具有突出的意义。安斯沃思的陌生情境测验将婴儿的依恋关系分为 3 类。

安全依恋 这类婴儿与母亲在一起时能舒心地玩玩具，并不总是依附母亲；当母亲离去时，明显地表现出苦恼；当母亲回来时，会立即寻求与母亲的接触，并很快平静下来，继续玩游戏。

不安全依恋-回避型 这类婴儿在母亲离去时并无紧张或忧虑；母亲回来，他们亦不予理会；或短暂接近一下又走开，表现出忽视及躲避行为。这类婴儿接受陌生人的安慰与母亲的安慰没有差别。

不安全依恋-反抗型 此类婴儿对母亲的离去表示强烈反抗；母亲回来，寻求与母亲的接触，但同时又显示出反抗，甚至发怒，不愿再去玩游戏。

在实际工作中还发现一些儿童的行为不符合以上 3 种类型中的任何一种，且这些儿童曾有被虐待与被忽视的经验。1988 年，美国精神病学家帕特里夏·麦金西·克里滕登（Patricia McKinsey Crittenden）又提出了另一依恋类型：不安全依恋—破裂型，此类儿童因常被忽视而对母亲表现出冷漠。

成年人依恋类型 截至 20 世纪 80 年代中后期，依恋理论的研究大多局限在儿童研究领域，直到 1987 年，人格和社会心理学家们的加入，才使依恋的研究拓展到了成年人阶段。研究始于美国丹佛大学的辛迪·哈赞（Cindy Hazan）和菲利普·谢佛（Philip Shaver）发表的一篇题为《浪漫的爱可以看成一种依恋过程》（Romantic Love Conceptualized As an Attachment Process）的论文。他们认为安斯沃思等人提出的 3 种依恋类型同样也能应用到成人的恋爱过程中，因此构建了一个简单的自我报告量表。在这个量表中，要求受试者从 3 个有关依恋类型的描述中挑选一个最能够反映他们在恋爱中常有的感觉和想法的选项，如对安全型的描述：信任

表 1　陌生情境测验

片段	事件	现有的人	持续时间
1	实验者把孩子和母亲带进游戏室	母亲、婴儿和实验者	30 秒
2	母亲坐着看孩子玩具	母亲、婴儿	3 分钟
3	陌生人进入，和母亲交谈	母亲、婴儿、陌生人	3 分钟
4	母亲离开，陌生人和孩子交流，如不安则安慰他	婴儿、陌生人	≤3 分钟
5	母亲回来，和孩子打招呼，有必要的话，安慰孩子，陌生人离开	母亲、婴儿	≥3 分钟
6	母亲离开房间	婴儿	≤3 分钟
7	陌生人进入房间安慰	婴儿、陌生人	≤3 分钟
8	母亲回来，和孩子打招呼，安慰孩子，并再次激起孩子玩玩具的兴趣	母亲、婴儿	3 分钟

对方，喜欢保持亲近；回避型的描述：缺乏信任，喜欢跟对方保持情感上的距离；焦虑型的描述：对恋人的情感效用性缺乏信息，有一种强烈的、而又不太满意的与对方亲近的愿望。

此后，有关成年人依恋的量表不断涌现，并极大地推动了这个领域的发展。研究认为，婴儿身上表现出来的依恋特征，成年以后仍然会显露出来。因此，成年人也应该具有和婴儿一样的依恋类型分类，具体表现如下。

回避型 与别人的亲密会令他感到有些不舒服；发现自己很难完全相信和依靠他们；当别人与他太亲密时，他会感到紧张；如果别人想让他更加亲密一点，他会感到不自在。这种类型在人群中约占20%。

安全型 与别人亲密并不难，能安心地依赖别人和让别人依赖他；他不担心被别人抛弃，也不担心别人与他的关系太亲密。这种类型在人群中约占60%。

焦虑-矛盾型 发现别人并不乐意像他希望的那样与他亲密；因此经常担心自己的伴侣并不是真的爱他，或不想与他在一起；他常想与伴侣关系非常亲密，而这有时却会吓跑别人。这种类型在人群中约占20%。

这3种类型的成人比例与婴儿依恋类型比例非常匹配，论证了婴儿时期的发展会对成年以后的发展造成影响。

（金明琦）

zìwǒ tóngyīxìng

自我同一性（ego-identity） 一

个与自我、人格的发展有密切关系的多层次、多维度的心理学概念。最早由美国精神病学家、发展心理学家埃里克·洪布格尔·埃里克森（Erik Homburger Erikson，1902~1994年）提出，但尚无普遍接受的定义。自我同一性有时指个人独特的意识，即个体对独一无二的"我"这一存在的主观感觉；有时指连续性的潜意识追求——在过去、现在、未来这一时空中，对自我同一的认同；有时则指集体理想一致，即与特定的群体之间的一种连带感、归属感。概言之，自我同一性指个人对自身的本质、信仰和一生中前后一致的比较完善的意识。

内容 自我同一性的确立是青少年期的核心发展命题。在完善这一命题的过程中，往往伴随着种种困境和失败。同一性的形成必须以自我认同为基础，从认同到同一，需要依靠个体自己从认同经验中选择、补充、排列、组合，然后再重组，最后做出自我抉择。如果同一性不能形成，个体将陷入同一性危机之中。埃里克森从7个层面阐释了青年期面临的同一性危机。这7个层面代表7种困境，每个困境的抉择都有正负两种后果。正向者表示人格趋于成熟，同一过程顺利，危机化解；负向者表示发展陷入迟滞，同一过程困难。

时间透视对时间混淆 个人能透视未来生活远景者，其同一性较为成熟；反之，日子过得浑浑噩噩，对将来前途毫无远虑者，则表示同一性尚未形成。

自我确认对自我意识 个人能认识自己并对自己的现实与未来都怀有信心者，其同一性较为成熟；反之，对自己持怀疑态度者，则表示同一性尚未形成。

角色尝试对角色固着 个人乐于尝试接受不同的社会角色，且尽力做好角色行为者，其人格同一性较为成熟；反之，对自己过分抑制、封闭，呈角色僵化现象者，则表示同一性尚未形成。

职业意愿对懈怠不勤 个人喜欢工作，且乐于对未来职业筹划付出精力者，其人格同一性较为成熟；反之，对工作缺乏兴趣而又不了解职业价值者，则表示其人格发展尚未达到同一性。

性别分化对性别错乱 个人的性角色行为与社会规范趋于一致，对自身性别乐于接受者，其人格同一性较为成熟；反之，个人欲望或角色行为与自身性别不符甚至彼此冲突者，其人格发展尚未形成同一性。

主从分际对权威混淆 个人在社会活动中能认识到自己和别人的差异，能恰如其分地扮演领袖或从众等的角色者，其人格同一性较为成熟；反之，对自我与他人之间能力分辨不清，对社会的责任层次不明，对权威人物的态度或是盲从，或是一概反对，这都表示人格同一性不足。

观念定向对价值混淆 个人对道德判断、宗教信仰、政治理念，以至人生目标等有自己的立场、观念者，其人格同一性较为成熟；反之，对事理的价值混淆，缺乏是非善恶判断及主见者，其人格同一性欠缺。

以上7点包括了青年人生活中自我接纳、社会角色、工作职业、性别认同、人际关系、前程展望以及价值观念等各方面的问题。因此，自我同一性即青少年同一性的人格化，是青少年的需要、情感、能力、目标、价值观等特质整合为统一人格框架的过程，使个体具有自我一致的情感与态度，自我贯通的需要和能力，自我恒定的目标和信仰。

同一性状态 加拿大发展心理学家詹姆斯·马西亚（James E. Marcia，1937~ ）认为，同一性作为一种内在的、自我建构的结构以及主观体验，不能被直接观察到。因此，他从同一性概念的行为层面出发，根据埃里克森同一性理论中的两个主要的过程变量——探索和承诺，来对同一性判断加以操作化，假定这些行为变量隐含了同一性结构的存在或缺乏。马西亚根据探索和承诺的程度高低划分出 4 种同一性状态，即同一性形成的不同结果类型，或个体解决同一性问题的不同方式。马西亚的同一性操作定义使得同一性的实证研究成为可能，形成了许多半结构化的访谈技术和标准化的测量技术，也使埃里克森的同一性假说上升为可明确验证的理论。学校为青少年提供的社区服务、工作实习和教师指导等都有助于自我同一性的形成。

（金明琦）

tóngyīxìng dáchéng

同一性达成（identity achievement）

个体经历成长过程并形成了明确的自我同一性认知与行为承诺。具体表现为个体形成了对自身的本质、信仰等比较完善的意识；个体形成了某种选择，并努力加以实践。一般来说，青年人在高中阶段，尚未能有同一性达成；大学生有可能完成自我同一性。对成年人来说，他们达成较为稳固的自我同一性，并始终秉持；但因经历等因素也可能会有波动，即放弃既有的同一性而形成新的同一性。对某一个体而言，自我同一性一旦达成，并不意味着是一成不变的。

（金明琦）

tóngyīxìng jùchì

同一性拒斥（identity foreclosure）

没有经历探索就形成了稳定的承诺、信念等，而这些承诺、信念多半来自父母或重要他人。又称早闭型同一性，具体表现为个体过早地将自我意象固定化，没有考虑各种选择的可能性，而较早停止了自我同一性的探求。同一性拒斥的青少年往往缺乏主见，遵从他人的目标、价值观和生活方式等。这里的他人，包括父母、宗教群体等。同一性完成过早的人会显得思维固着、刻板与肤浅，不会深思熟虑，应变能力较差，但很少会忧虑。这类人倾向于与父母保持密切的关系，并采纳父母的价值观等。他们喜欢有组织、有秩序的生活，尊重权威。

（金明琦）

tóngyīxìng fēnsàn

同一性分散（identity diffusion）

不主动探索，也没有形成稳定的承诺。又称弥散型同一性。同一性分散的个体很少"发现自己"，不知道自己是谁，不知道想做什么。经历着同一性分散的青年个体，可能有多个想法，但无法成功地做出选择，很难有明确的发展方向。他们不愿深入思考问题；缺乏探索事物的兴趣，孤独，对未来不抱希望，或者行为叛逆。同一性分散阶段的青少年经常选择放弃，把自己的生活归结为命运。他们通常缺乏正常的人际交往，难以从他人的指导与经验中形成自己的认知。

（金明琦）

yánqī chángfù

延期偿付（moratorium）

正在经历探索，尝试各种选择，但还没有形成承诺。又称延缓型同一性。青年在各种选择中的思想斗争过程，常使其延迟做出个人生活或职业的选择与努力。有研究者认为，社会生活中，经历延期偿付的阶段，青年易产生自我同一性危机。而今，这一阶段不再被称为危机，因为对大多数人来说，自我同一性的达成本身就是一个逐渐的、缓慢的探索过程，而不是外在的急剧变化。延期选择很正常，而且常是有益健康的。延期偿付在自我同一性达成中被认为是正常的。青少年亲自去做一些尝试，摒弃不适合的东西，选择适合自己的生活方式，并努力去寻找根源，这些都是建立自我同一性的重要部分。那些无法跨越同一性拒斥和同一性分散的青少年则不能很好地适应。

（金明琦）

juésè yālì

角色压力（role stress）

组织内角色对个体产生的不利行为，即组织中的个体对其自身职位的角色需求缺乏明确的认识、感到无法胜任，或由于无法同时满足相互冲突的需求而产生的焦虑感。最早由美国社会心理学家罗伯特·卡恩（Robert L. Kahn，1918～2019 年）于 1964 年提出，他认为这是工作压力的重要来源之一，并证实角色压力对工作效率和工作满意度有显著影响。角色压力包括 3 个维度：角色冲突、角色模糊和角色超载。

角色压力的来源：①个体层面：个体的心理特征、年龄、职务类型等都可能会对个体的角色压力体验产生影响。②管理层面：如沟通、授权等与角色压力显著相关。③组织层面：如组织类型、组织结构、组织政策、组织文化、感知到的组织支持、支持型领导氛围等，都可能会对员工的角色压力感知造成影响。

角色压力的影响：角色压力对个体的生理、心理和行为都有影响，体现在 3 个层面：①生理层面：感到疲劳或体力透支，身体某些部位感到疼痛，有消化不良、睡眠不佳等症状。②心理层面：产生职业倦怠、心理耗竭及相关表现。③行为层面：人际冲突、缺勤、无法胜任工作等。

角色压力的干预：缓解角色压力要有清晰的角色定位，在角色转换中灵活应变，明确而恰当地认识到社会对所扮演角色的种种期望，使自身行为的目的性增强。对组织和个人而言，这种干预通常有 3 种方法：①培训和学习：通过对工作技能和技巧等的培训，进行团队精神的培养，可缓解角色压力。②支持：通过技术服务中心的支援，获得相应的技术支持，更全面、更清楚地理解角色所负有的责任，可减少角色压力。③参与：通过主动参与某些适合的工作，清楚自己的奉献与成绩，缓解潜在的角色压力。

（金明琦）

juésè chōngtū

角色冲突（role conflict） 各种不同角色的需求和期望之间相互发生矛盾的情况。不仅包括工作内的角色冲突，也包括工作-家庭关系或性别角色冲突等。它又可分为不同的类型：①角色间冲突：指一个人所担任的不同角色之间发生的冲突，主要包括空间、时间上的冲突和行为模式内容上的冲突。②角色内冲突：指同一角色，由于社会对该角色的期望、要求与角色个体对角色的理解不一致而产生的内心冲突。

（金明琦）

juésè móhu

角色模糊（role ambiguity） 角色扮演者对来自组织或他人的角色期望的不确定或缺乏清晰的认识所产生的某种混乱。在工作中导致个体产生角色模糊的常见原因是不清楚或不明确自己的职责

范围及责、权、利等。

（金明琦）

juésè chāozài

角色超载（role overload） 个体在有限的时间、空间内对同一角色有过多或过高的要求和期望所导致的紧张及超负荷状态。又称角色负荷。

（金明琦）

gēngniánqī

更年期（climacterium） 一般女性的 45～55 岁，男性的 50～60 岁，即育龄期至老年期之间的过渡阶段。更年期是机体各系统、器官逐步向衰老过渡，内分泌功能（尤其是性腺功能等）逐渐下降的过渡期。

生理变化：在更年期，各组织器官开始衰弱，生理功能逐渐下降。例如，主要器官（肺、心、肾）的功能开始出现下降的趋势；体重增加，开始“发福”；头发灰白、脱发等。女性更年期主要的生理变化是卵巢功能衰退，缺乏雌激素分泌，会出现自主神经系统功能失调综合征，以及生殖器官和乳房的萎缩。至少有 50% 的女性会出现不同程度的围绝经期不适症状，但其中只有约 10% 的女性会受到严重影响。男性更年期是男性性器官开始变化，性功能从旺盛到衰减的时期。性功能下降主要表现为性生活频率的下降，原因既有生理的，也有心理、社会的。部分更年期男性会由于感到自己生理功能下降出现轻度自卑、易怒、睡眠障碍等反应。

心理变化：由于机体内分泌的改变对生理稳态产生扰乱作用，故更年期个体的心理状态往往也发生较大的变化，集中表现为心情烦躁、焦虑、抑郁，人际关系不良等，统称为更年期综合征。更年期综合征具有明显的个体差

异，通常女性比男性明显，脑力劳动者比体力劳动者明显。

（金明琦）

zhōngnián wēijī

中年危机（midlife crisis） 人在中年期所经历的事业、健康、家庭婚姻等各种适应不良而产生的心身问题。个体在进入中年之后，面临生活和工作的双重压力，导致生理及心理行为上的不适应。在中年期人群中，男性的压力主要来自事业和经济两方面，而女性的压力主要来自情感和家庭两方面。男性遭受中年危机的概率约为女性的 3 倍；城市人群高于农村人群。

具体表现 有以下几方面。

健康危机 中年人作为社会与家庭的中坚，责任重大。他们在激烈的社会竞争与各种压力中，心身超负荷运转，常处于紧张状态，感到心身俱疲。这种超负荷的压力使中年人的身体和心理健康都易受损伤，甚至会导致慢性疾病——高血压、缺血性心脏病、消化性溃疡、偏头痛等的发生以及紧张不安、失眠多梦、记忆力减退、注意力涣散等心理问题。

婚姻情感危机 中年阶段是婚姻问题的敏感期。不少中年夫妇为了建立事业、照顾子女，每天忙于应付生活，对夫妻关系及情感关注不足，沟通不良，易引发婚姻危机。同时，部分男性由于工作生活压力过大以及身体功能开始退化等因素综合作用，往往会出现性功能障碍。这也是夫妻情感危机的导火索之一。

事业危机 中年人已奋斗过与成功过，事业上再度上升的空间不大，尤其是中年晚期，退休在家，由紧张忙碌突然变得无事可做，活动范围减小，社会地位下降，易使他们感到内心空虚。

空巢期的适应 所谓空巢期是指家庭中子女长大且不再与父母同住的阶段。子女离家独立，家庭真正进入空巢期阶段，正值人生中年时期，是为人父母者必经的一个过程。通常母亲会在子女都离家之后产生焦虑、悲伤或沮丧等不良的症状；有些父亲则会懊悔当初自己没有多花时间和子女相处，对子女的离开表现得难以接受。这些症状即所谓的空巢综合征。

应对策略 积极的应对策略可以保持中年人的身心健康，使他们顺利度过中年危机。有以下几方面：①学着适应新的家庭生活形态，把生活重心转移到自己与家人身上，多体验家庭生活的乐趣，工作中的困扰也应及时和家人交流，争取他们的理解和支持。加强夫妻间的情感沟通和交流，维持一个愉快而舒适的家。事实表明，家人之间的相互关心和爱护，对人的心理健康十分重要。②要学会量力而行，恰如其分地评估自己的心身承受能力。对岁月的变迁所带来的各种变化要坦然接受与适应。注意保健，保持良好的生活习惯。③肯定自我价值，遇到冲突、挫折和过度的精神压力时，要善于自我调节，保持心理平衡。对未来的生活做妥善的规划，建立新的生活目标，重新定义生活的价值与意义。④拓展社交圈，包括与朋友多联络，增加与他人的互动等。⑤与子女及其家庭以及自己的父母保持密切的联络，建立良好的互动模式。

(金明琦)

shèhuìhuà

社会化 (socialization) 个体对社会的认识与适应的发展过程。是个体在特定的社会文化环境中，学习和掌握知识、技能、语言、行为规范、价值观等以适应社会的个人成长过程。社会化是通过社会教化和个体内化实现的，是个人发展的重要基石。

社会化的外部与内在因素 有社会教化和个体内化。

社会教化 即广义的教育，包括两大类：一是系统的、正规的教育，如各级各类学校对学生的教育；二是非系统的、非正规的教育，如社会文化、风俗、大众传媒和群体亚文化等对人的影响与引导。社会教化是逐步发挥作用的，所以它对个体的成长与行为选择等，往往起着潜移默化的作用。

个体内化 是社会化的主体经过一定方式的社会学习，接受社会教化，将社会目标、价值观念、道德规范和行为方式等，转化为自身稳定的人格特征和行为方式的过程。个体内化是在个体的实践活动中实现的，它是个体内部心理结构与外部社会文化环境相互作用，并对后者加以选择、适应、固化的过程。个体内化体现了其社会化的主动性。

人的社会化是一个极为复杂的过程。在不同的社会历史条件下，社会化的内容不同，因为社会总是以发展着的行为规范要求它的成员。此外，由于人们心理上的个别差异，每个人对社会要求的行为规范认识和掌握也不同，有的是积极、主动、自觉的；有的则是消极、被动、勉强的。个体的社会化有时是有意识、有目的、有步骤地进行的；有时是无意识的，在潜移默化中进行着的。

社会化过程 包括两方面：一指个体通过进入社会环境、社会关系体系，接收社会经验与行为准则；二指个体通过积极介入社会环境而对社会关系体系进行主动的反映。这就是说，个体不仅要掌握社会经验，而且要主动把它内化成自己的价值观念和态度体系。

个体从婴儿期开始，经过童年、青年、中年以至老年，都在不断地经历着个体的社会化过程。美国心理学家罗伯特·哈维格斯特（Robert James Havighurst，1900~1991年）认为，学前期是接受社会化的最佳时期，这期间儿童要学会说话、走路，学习区别行为对错等。儿童期是学习男、女角色，建立良好的同伴关系，发展独立个性的时期。青年期是生理发展和智力发展的成熟时期，在这个时期，青年要学会认识自己的生理构造，扮演好男、女的社会角色，进行男女间的社会交际，并学会保护自己；同时进行职业选择，以及为结婚与组织家庭做必要的准备等。中年期是建立事业的时期，一方面要适应职业与工作，与他人和团队协作；另一方面要经营家庭、教育孩子，完成公民应尽的社会责任等。老年期则是建立同龄人密切交往的时期。一方面为了减少寂寞和孤独，要与同龄老人建立各种人际关系，进行正常交往；另一方面要适应体力和健康的衰退，以及退休后收入减少和配偶病亡带来的心理打击等。

社会化过程是通过个体与他人及群体之间的相互作用而形成的。

构成因素 包括家庭、学校和社会文化3个方面。

家庭环境因素 父母是孩子的第一任老师，家庭是儿童最初的学校，父母对子女社会化的影响远远大于其他人的影响。现代心理学研究表明，个体接受社会化的最佳年龄是学前期，儿童的家庭生活约占他们全部时间的2/3，因此家庭影响对个体社会化举足轻重。

社会环境因素　社会环境的影响，主要是指学校教育的影响。学校的作用，主要在于把各种行为规范、道德标准、社会价值观念以及前人所积累的知识、经验、技能通过一定的形式，有目的、有计划、有步骤地传授给青少年，并施以一定的行为影响，使其符合社会化的要求。除了学校教育之外，国家的政策、方针，社会上的各种道德观念、习惯势力、宗教信仰、社会舆论以及意识形态等，对个体社会化的形成都具有重要的作用。

社会文化因素　社会文化主要包括政治、经济、宗教、法律、风俗、习惯、民族传统以及生产力发展水平等。不同的文化结构对人的社会化影响明显。

(金明琦)

tuìxiū zōnghézhēng

退休综合征 （retirement syndrome）

老年人由于退休后不能很好地适应新的社会角色、生活环境和生活方式等的变化，而出现持续的焦虑、抑郁、恐惧等消极情绪，伴发一些心理、行为问题及相关躯体症状的心身综合征。一般在退休不久后发生。据统计，约1/4的退休人员会出现不同程度的退休综合征。

生活状态的改变　退休是生活中的一次重大变动，当事者在生活内容、生活节奏、社会地位、人际交往等各个方面都会发生很大变化，有以下几方面：①社会角色的变化：从工作岗位退休，社会角色、社会地位有骤然的变化，使个体难以适应新的社会角色而产生失落感。②生活内容的

变化：退休后生活内容和退休前大不一样，生活一时失去明确的目标与具体任务；面临如何适应与安排自己新的生活问题，常会产生困惑与困难。③家庭关系的变化：一方面体现在家庭事务的分工重新调整；另一方面体现在退休者与成年子女的关系等方面。例如，在行为准则、经济支出、第三代教育等方面都有可能产生代沟。

影响因素　下列一些因素对退休综合征的形成常产生影响。

个性特点　诸如好胜心强、执拗固执、言行严谨、追求完美等的人格及行为特征更易患退休综合征。

兴趣爱好　退休前只关注工作，并无业余爱好的人更容易产生退休综合征。这些人退休后一时无所事事，难以适应新角色。

人际关系　不擅人际交往、朋友少的个体也容易引发退休综合征。这类老年人经常感到孤独、苦闷，有烦恼而无人倾诉，情感需要得不到满足。

职业特点　退休前为领导干部者易产生退休综合征，因这些人退休前后的生活内容反差较大，心理落差明显，一时难以适应。

性别因素　通常男性比女性更难以适应退休后的各种变化。中国传统的家庭模式是"男主外，女主内"，男性退休后，活动范围由"外"转向"内"，这种转换比女性明显，需要时间达到心理适应。

主要表现　①抑郁：常表现为忧伤、沮丧、情绪低落、委靡不振，有明显的失落感、孤独感等。②焦虑：常表现为易紧张、心烦意乱、易发怒、坐立不安、做事缺乏耐心等。③身体不适：老人常出现头痛、晕眩、失眠、

腹部不适、四肢无力等。

预防　有以下几方面。

退休前应做好充分的心理准备　在退休前逐渐淡化职业意识，减少职业活动，转移个人的生活重心，增添新的生活内容。初步确定与自己的文化经济背景、生活阅历、性格特点和身体条件等相适应的退休生活模式，以便更好地适应退休生活。

退休后保持充实的生活　发挥原有专长，继续贡献余热。如果离退休之前是专业技术人员或技术工人，可以受聘回到原单位或去新的单位，从事力所能及的专业技术工作。这样做的结果既可为社会贡献余热，又能满足自己的心理需求。如果离退休之前是党政机关的行政干部，则可以从事个人感兴趣的社会服务或公益服务活动，如此，有助于个人的心身健康。同时也可以从事一部分力所能及的家务劳动，这样既能增进家庭和睦，减轻子女负担，也能使自己享受天伦之乐，可谓一举数得。

培养健康的兴趣爱好　有些人在退休之前，由于把全部精力都投入到工作中，使得他们除职业活动以外没有其他任何个人兴趣爱好，这不利于他们退休后的心理保健。健康的兴趣爱好会使退休老人生活充实，精神愉快；还能增长知识，促进思维能力，陶冶情操，消除不良的心理因素。退休老人健康的兴趣爱好包括养花、垂钓、集邮、旅游、摄影、开展适当的体育活动、烹饪、制作工艺品等。退休老人可根据自己的实际情况加以选择。

扩大社交范围，积极排解寂寞　退休后，老年人的生活圈子缩小，但老年人不应自我封闭，不仅应该努力保持与旧友的关系，

更应该积极主动地去建立新的人际网络。良好的人际关系可以开拓生活领域，排解孤独寂寞，增添生活情趣。在家庭中，与家庭成员间也要建立协调的人际关系，营造和睦的家庭氛围。

（金明琦）

kōngcháo zōnghézhēng

空巢综合征 （empty nest syndrome）

老年人生活在"空巢"环境下，由于适应不良而产生的心理与行为问题。空巢是指无子女或子女成人后相继离开，只剩老年人独自生活的家庭，包括老年失偶独居的家庭。空巢综合征常使老年人产生被分离、被舍弃的认知，出现伤感、抑郁、精神萎靡、情绪低落以及空虚感、孤独感等心理失调症状，严重者还会导致各种躯体症状。

影响因素　有以下几个方面。

背景性因素　社会形态的改变，传统的家庭模式和居住环境都发生了变化。

个性因素　性格偏内向，不善人际交往，缺乏自主精神者，适应生活变化较困难，难以主动适应晚年生活变化。且信心和勇气不足的老年人，易心境抑郁，行为退缩，罹患此疾。

情感依赖　这类老人情感依赖性较强，年轻时对子女呵护有加，诸事包办，老年时期望依靠儿女；儿女一旦离家，失落感尤其强烈，易产生消极情感。

传统文化　传统"养儿防老"观念重的老年人期望子女能身前尽孝。此观念使得老年人难以适应空巢状态。

社会保障机制不完善　许多老年人无法到养老机构安度晚年，也容易产生相关心理问题。

角色适应不良　对退休后的生活变化长期不能适应的老年人，常有空巢产生的心身问题。

主要表现　①精神空虚，无所适从：子女离家后，父母亲突然面对寂寞的生活状态，无法很快适应，进而出现情绪不稳定、焦虑、抑郁等表现。②由于社会交往对象减少，对自己有否存在的价值表示怀疑：从而陷入了无趣、无欲、无望、无助等状态。③出现躯体化症状：其表现错综复杂，如心理因素可导致出现失眠、早醒、睡眠质量差，食欲减退、消化不良，心悸气短、心律失常等症状；且可加重基础疾病，如高血压、冠心病、糖尿病等的临床表现。

干预方法　①实现养老金的社会化发放，在社会分配机制中充分考虑到保证老年人的收入水平稳步上升。②子女或其他家庭成员履行赡养老年人的义务，给予老年人必要的亲情关爱与经济保障。

相关配套工作　①积极发展老年医疗保健事业，注重社区老年患者的慢性疾病管理：建立社区老年人医疗保健服务网，建立老年人健康档案，为老年人提供送医送药、定期体检、大病转诊、医疗咨询和健康教育等多种形式的上门服务。②关注老年群体的心理健康，进行心理健康知识科普宣传普及：在社区中开展空巢状态的应对指导及相关心理咨询，引导他们正确适应退休及空巢状态，提高老年人的生活质量。

（金明琦）

línzhōng guānhuái

临终关怀 （hospice care）

关注患者在将要逝世前一段时间内的心身需求并给予帮助的举措。临终关怀是医疗活动的尾声，旨在减轻患者心理恐惧与躯体痛苦，使患者能相对平和地接受死亡过程。临终关怀的对象是患者本人，也包括患者家属、亲友等。

内容　①身体关怀：通过医护人员的关照，稳定患者的疾病状态，减轻患者的痛苦与不适。②心理关怀：通过心理抚慰的方法与技术，减轻患者的焦虑、恐惧、不安等负性心理，使其从容地面对死亡。

方法　有以下几方面。

以照料为中心　对临终者而言，生存希望已变得十分渺茫，最需要的是身体舒适、控制疼痛、躯体护理与心理支持。因此，临终关怀的目标由治疗为主转变为对症处理和护理照料、心理安慰为主。

维护患者的尊严　尽管处于临终阶段，但个人尊严、个人权利不应被忽视。因此，维护和支持个人权利，如保留个人隐私和特殊需求，参与医疗、护理方案的制定，尊重患者选择死亡方式等十分重要。

提高临终生活质量　从事临终关怀研究的学者认为，临终是一种特殊类型的生活，正确认识和尊重患者最后生活的价值，提高其生活质量，是对临终者最有效的服务。

患者家人的情感支持　当患者濒临死亡时，家属（特别是配偶与子女）会经历巨大的心理变化，可能经历否认、愤怒、讨价还价、抑郁等阶段。人们居丧期的心理反应差异非常大，有些人可能就此无法从中恢复，也有一些人会出现慢性抑郁。因此，对丧失亲属者的关怀也是临终关怀的一部分。给予家属与死者最后诀别的机会，或指导、允许家属共同料理遗体，聆听家属表达悲哀和倾诉，并协助选择适当的地点和给予一定的时间，让家属彻底发泄内心的悲痛，可减少对其健康的影响。

意义　①临终关怀是社会文明的标志，它打破了传统的生物医学模式，强调生命是身心统一的整体，自始至终重视人的生命及生活质量。②临终关怀可有效地缓解患者的心身痛苦与悲伤反应，对家人也可以产生一个正面的影响。

（金明琦）

yǐnshí xíngwéi

饮食行为（dietary behavior）

个体和群体与饮食有关的行为及相关内容。包含特殊饮食、计划性、家庭/社会影响、零食、食物特性、饮食健康意识、食物购买、食物准备、外出就餐、情绪性饮食10方面内容，也可归纳为食物的选食、食物的制作、零食、情绪影响、健康饮食意识、饮食偏好6个维度。

饮食行为的维度　可概括为饮食成分均衡、食品加工、食物搭配和饮食方式。

饮食成分均衡　《中国居民膳食指南（2016）》针对2岁以上的所有健康人群提出6条核心建议，分别为食物多样，谷类为主；多吃蔬果、奶类、大豆；适量吃鱼、禽、蛋、瘦肉；少盐少油，控糖限酒；适量运动，健康体重。

食品加工　错误的烹饪方式会使有益健康的营养物质受到损失，甚至还能产生有害物质。不同烹饪方式的利弊如下。

油炸　油炸食品被世界卫生组织评为10大垃圾食品之首。油炸食品是导致高血脂和冠心病的危险食品。研究表明，常吃油炸食物的人，其部分癌症的发病率远高于不吃或极少进食油炸食物的人群。

加热　煮会使水溶性维生素和无机盐损失约50%，蛋白质、糖类等也会有不同程度的损失，但对脂肪影响不大；蒸的作用和煮相似，但矿物质不会损失；对绿叶菜烹调时要敞开锅，焖煮易将绿叶菜中硝酸盐还原成致癌物亚硝酸盐。

合理烹饪方式　多加醋少加碱，可以增加食物的保护层，避免维生素破坏。炊具最好用铁锅或高压锅，前者能很大程度地避免有害物质产生，后者能缩短受热时间，减少营养损失。避免使用铝锅，铝对人体有害。

食物搭配　食物搭配不当会对健康造成负面影响。如富含鞣酸的柿子和富含蛋白质的食品一起食用，容易形成胃结石。食品适当搭配可以促进营养吸收，如脂溶性维生素必须和脂类一起摄入，才能被吸收；若单独食用效果甚微。

饮食方式　包括良好饮食方式和不良饮食方式。

良好饮食方式　指个体在饮食规律性、饮食量、饮食速度和食物选择等方面的行为。其合理原则有：①三餐搭配合理：早吃好，午吃饱，晚餐要吃得少。②少食多餐：少次多餐可避免饮食过饱。根据詹金斯等的研究，少食多餐者把一天饮食总量分为多次快餐，对比一日三餐者，两周后发现前者的胆固醇总量和低密度脂蛋白水平均有所降低。但少食多餐不意味着频繁进食，这方法对某些疾病患者也不适宜。一般一日三餐已经足够，甚至有研究倡导一日二餐制。③饮食宜缓宜节制：细嚼慢咽有利于消化，反之则会增加胃的负担。每餐避免过饱，有助于健康。④尽可能不吃夜宵，少吃零食：如此可以让胃肠道及胰腺等得以休息。

不良饮食方式　不吃早餐，三餐无规律，暴饮暴食，偏食或挑食，进食过快，进食时从事其他活动，烫食和保健食品使用不当。不良饮食方式每每易对健康产生负面影响，如导致营养不均衡、肥胖、肠胃疾病、心血管疾病、癌症等，也可影响儿童的生长发育。

地中海饮食（Mediterranean diet）　国际学术界推崇的地中海饮食，是位于地中海沿岸的南欧各国的饮食结构和方式。此类膳食以蔬菜水果、鱼类、五谷杂粮、豆类和橄榄油为主，讲究细嚼慢咽。地中海饮食可减少患心脏病风险，降低中风及记忆力减退等的风险。

（金明琦）

duànliàn

锻炼（exercise）

通过有效的身体运动方式达到促进健康目的的活动。个体的锻炼行为具有适宜性、坚持性和长期性等特点，已成为一种重要的健康生活方式，可维护并增进人们的心身健康。

对身体的益处　①增进身体器官的功能：运动能加快身体的新陈代谢，增进身体各器官的功能，延缓器官老化；还能改善肌肉的血液循环，增强肌肉与韧带的力量。②增强心血管系统的功能：长期坚持锻炼者的心肺功能得到提高，患心脏病的危险性降低。③增强呼吸功能：人体运动所需要的大量氧气是靠肺部呼吸摄取的，运动可增大肺活量和肺泡通气量，增强呼吸功能。④增强消化和吸收功能：运动时机体需氧量增加，促使呼吸加深加快，增大了横膈运动幅度，加强了腹肌活动，促进胃肠消化和吸收功能以及肝、胆、脾、胰的功能。

对心理的益处　①增强大脑

和神经功能：锻炼能使大脑反应敏捷、准确且不易疲劳，延缓脑细胞的衰老。②愉悦情性，增加自信：锻炼可使人心情愉悦，快感滋生，并增强自信。③缓解抑郁，降低焦虑和应激水平：有氧运动可以缓解压力，减轻抑郁和焦虑。恒常性的锻炼能使人精力充沛，更好地应对压力事件，展示出更强的自制力，且较少感到抑郁和疲劳。④维护自尊心与自我良好形象：锻炼的重要益处在于改善身体状况，从而增强良好的自我认知，获得更高的自尊。研究表明，参加有氧舞蹈的成年女性对自身身体状况有着更为积极的评价。⑤提高学习和工作能力：锻炼可适当提高认知能力，如记忆力等。经常锻炼者不易疲劳，从而能增强工作和学习能力。

注意要点　锻炼要讲究科学性，量力而行，防止身体损伤或心理受损，要因地、因人、因时制宜，选择适宜自己的锻炼方法，循序渐进地进行。注重科学地安排锻炼：①选择自己认为有趣且能够坚持的锻炼方式；有志同道合的同伴一起锻炼更好，这样能相互促进，长期坚持。②选择适宜的锻炼时间：饭后、环境温度过高或低、污染严重时不宜锻炼；女性在月经期要调整运动量。③锻炼的运动量要逐步增加：贵在坚持，并防止过度疲劳及运动损伤等，过度锻炼有损于健康。④锻炼要有规律：适宜节奏是最低每周3~4次，每次锻炼的时间以30分钟为宜。⑤锻炼前要热身：锻炼后要逐渐停止，不能骤停。⑥积极认识：要把锻炼看作是一类愉悦心身的享受，而不要看作必须完成的任务，方能坚持不懈并起到积极功效。

（金明琦）

yālì

压力（stress）　个体通过认知评价，觉察到外界环境变化对自身构成威胁、挑战或不适时所引起的生理与心理上的反应模式与应对过程。又称应激。

特点　有以下几方面：①任何情境或刺激，若具有伤害或威胁个体的潜在或现实因素，就成为压力来源：例如，考试、失业、承担某种职责、与他人发生冲突等。②当事人对情境或刺激进行认知评估：如果认为情境或刺激对于个人确实存在着威胁与挑战时，便可称其为压力。反之则不构成压力。感受压力的大小取决于个体对刺激和反应之间交互作用的认知评价。也就是说，同一个事件对不同的人，形成的压力感可能不同。③引起焦虑反应：焦虑是指当事人意识到自己生理上的健康、身体的安全、学业的成败、自尊的维护等受到威胁时产生的情绪反应。压力形成焦虑情绪，个体心理与躯体反应的差异较大。个体在压力中既有生理的唤醒，又有心理的激惹与情绪的表现等。

压力源分类　压力源又称应激源，有以下几类。

生物性应激源　指通过对人的躯体直接发生刺激作用而引起心理应激造成身心紧张状态的刺激物，包括物理、化学、生物的刺激物，如高温、低温、辐射、噪声、环境污染、微生物等；衰老、月经、生物节律等内因自生性变化也属此类。这类应激源可造成器质性精神障碍和非器质性心理反应。

心理性应激源　指来自人们头脑中的紧张信息、不符合客观规律的认知和情绪波动，如心理冲突与挫折、不切实际的期望、不祥的预感，以及与工作责任有关的压力与紧张等，心理性应激源与其他类应激源的显著不同之处在于它直接来自人们头脑，反映了心理方面的困惑、内心的矛盾与冲突。

社会性应激源　指造成个人生活方式上的变化并要求人们对其做出调整和适应的情境与事件。社会性应激源小到个人生活的变化、日常困扰，大到社会生活中的重要事件。个人生活的改变常常会给人带来紧张情绪。大部分人经历过的生活事件直接与家庭内人际关系的变化有关。

社会生活中的重要事件包括灾害、政治动荡、经济衰退、战争创伤，恐怖事件等对受害者造成重大打击的事件；而且那些目击救援者、亲朋知情者也会体验到或大或小的应激压力。

文化性应激源　最常见的是文化迁移，即从一种语言环境或文化背景进入另一种语言环境或文化背景中，小到社区、城市，大到民族、种族、国家文化环境的影响，使人面临全新的生活环境，陌生的风俗习惯、语言，不同的生活方式，从而产生应激。就是通常所说的文化冲突或"文化休克"。社会文化背景在潜移默化地影响个人的行为方式。

生活事件　许多研究者认为生活事件是压力的主要来源。1967年，华盛顿大学医学院的精神病医师托马斯·霍尔姆斯（Thomas H. Holmes）和理查德·拉厄（Richard H. Rahe）对应激事件开创了定量研究的方法。他们根据对5000人进行的社会调查和实验研究，编制了社会再适应评定量表（social readjustment rating scale，SRRS）。量表共列出43种生活事件，用生活变化单位

(life change unit，LCU)进行计量评定，用于检测事件对个体的心理刺激强度，表示个体面对不同事件去重新适应时所需付出的努力大小，并按影响人们情绪的轻重程度度划分等级（表1）。

对健康的影响 压力对于个体健康具有双向作用，适度的压力对健康有利，它使大脑形成警觉，去注意生活与工作中的某些事件；适度压力已成为现代人适应社会发展的标志。但如果个体感受的压力过大、持续时间过长，不堪重负，产生心身症状，就会有害于身心健康。

对生理的影响 压力可引起各种疼痛，如头痛、颈痛、胃痛及腰痛等；或各种不适症状，如头晕、心跳加速、呼吸不顺、肌紧张等；严重的会出现恶心呕吐、发冷发热或麻痹、针刺的感觉；压力还可导致消化性溃疡、免疫系统功能降低等生理问题。1956年，加拿大内分泌学家汉斯·胡戈·布鲁诺·塞里（Hans Hugo Bruno Selye，1907～1982年）在实验室中把动物放在经设计的压力源条件下，让它们学习一项困难任务，这些动物会有生理应激反应的征兆，过强的实验压力情景会导致实验动物急性创伤性胃溃疡，甚至引发死亡。

对免疫系统的影响 压力对免疫系统的影响主要在于改变其工作方式，它通过抑制一些抗病细胞的活性来降低有机体对疾病的抵抗力。需要强调的是，压力与免疫系统之间存在着相互影响关系。对免疫系统的影响程度依赖于压力的性质、持续时间和发生的频率等。

对心理的影响 ①认知方面：超负荷压力使人注意力不集中，记忆力衰退，判断力下降，甚至可以出现幻觉、思维混乱、反应速度减慢及组织能力退化等。②情绪方面：在压力影响下，个体情绪会出现焦虑、抑郁、烦躁、易冲动或无助、绝望、心神恍惚等表现。③行为方面：压力会带来反常的行为，如举止失当，敷衍问题，推卸责任，人际关系冲突，无故旷工；甚至出现失眠与进食障碍等问题。

（金明琦 黄文强）

yālì guǎnlǐ
压力管理（stress management） 个体自觉或不自觉地在压力形成过程中和压力形成之后与压力相对抗的过程。又称压力应对。个体通过有效的方法应对在压力情况下的生理、心理唤起，使得个体减轻过重的心理压力，保持适度的、最佳的压力，提高工作效率，保持良好的心理健康状态。一般情况下，大多数人都能选择自己特有的方式来应对压力。当压力过强或持续时间较长，或应对力不从心时，则需要专业人员加以配合或者干预。

主要形式 针对压力进行管理时，个体可根据不同个性和压力不同来源做具体而全面的分析，再进行管理。压力管理可以分为宣泄、咨询、引导3种形式。

宣泄 是一种对压力的释放方式，就是向专业心理人员或亲朋好友倾诉自己心中的郁闷紧张

表1 社会再适应评定量表

生活事件	LCU	生活事件	LCU	生活事件	LCU
丧偶	100	财政状况变化	38	工作时间或条件改变	20
离婚	73	亲密朋友亡故	37	搬迁	20
夫妻分居	65	改行	36	转学	20
监禁	63	夫妻争吵次数变化	35	娱乐活动变化	19
家庭近亲死亡	63	中量抵押或借贷	31	宗教活动变化	19
个人受伤或患病	53	丧失抵押品	30	社会活动变化	18
结婚	50	工作职责变化	29	小量抵押或贷款	17
解雇	47	儿女离家	29	睡眠习惯的变化	16
复婚	45	姻亲间纠纷	29	一起生活的家庭人数变化	15
退休	45	显著的个人成就	28	饮食习惯的变化	15
家庭人员健康的变化	44	妻子开始或停止工作	26	假期	13
妊娠	40	入学或毕业	26	圣诞节	12
性生活问题	39	生活条件的变化	25	轻度违法	11
家庭新成员出现	39	个人习惯的改变	24		
工作变动	39	与上司发生纠纷	23		

情绪。本质上就是一种借宣泄以释放压力的方式。

咨询 是一种很好的调整压力方法。其中，心理咨询是专业心理咨询人员通过语言、文字等媒介物与个体进行信息沟通，以调整个体心理或情绪的过程。心理咨询可以帮助个体在对待压力的看法、感觉、情绪、行为等方面有所变化，以解决其出现的心理问题，从而调整心态，缓和过激反应，正确面对和处理压力，保持身心健康，提高工作效率和生活质量。

引导 指他人或自己改变个体心态和行为方式，使个体能够正确地对待压力，如重新确定发展目标、培养多种兴趣爱好等都是很好的引导方法。确立正确适当的目标，通过自身努力可以达到此目标，压力逐渐消失。保持丰富多彩的兴趣爱好活动，当其遇到压力时可容易地转移或转换注意力及兴奋点，投入兴趣爱好之中，从中陶冶情操，保护身心健康，平和心态，消解压力等。

主要技术 主要包括健康的行为策略、时间管理技术、专门的心理咨询与治疗、危机干预，以及必要的药物治疗等，具体可分为以下几种。

控制压力源 当遇到压力时，首先要找到压力源，尽可能地减少、消除或控制压力源，从根源上有效应对压力。

自我改变 包括寻找工作、生活中的最佳平衡点，使得工作、生活两不误，从而有意识地为自己减压；注意均衡营养；坚持锻炼；确保睡眠充足；坚持定期体检；树立积极、健康的生活观、人生观和生活方式等。

调整思维方式 每个人在长期的社会生活中，由于生活环境、教育经历、人格特点等的不同，会形成一种固定的思维和应对方式。很多情况下，换一种思维方式去思考问题，或有可能缓解或者消除压力，并成功应对应激。

放松身心 可使用的方法包括运动减压、音乐减压、旅游减压、按摩减压、冥想减压等。

有效管理时间 有效管理时间的关键在于计划性，平素善于将更多的时间用于那些重要但看上去暂时不紧急的工作上。只有未雨绸缪地做好这方面工作，才能消除因时间急迫而带来的压力，并可防止危机事件的不时涌现，从而降低压力水平。习惯于拖延的人，往往要捱到最后一刻才开始着手处理紧要工作或急迫事件，这样会使自己经常处于焦虑的压力状态中，影响身心健康。

寻求社会支持 寻求一切可利用的资源，得到他人的支持和帮助，以减少压力反应。社会支持的来源广泛，包括家庭、朋友和同事等，他们可以从情感和能力等诸多方面提供帮助。

简易的压力管理法 简单易行的压力管理方法包括：①充分休息，不管多忙，每天必须保证8小时的睡眠时间；参加健身活动，身心完全放松；打开唱机，闭上眼睛，聆听熟悉且美妙的音乐；关上电视机，在惬意的温水浴盆里休息一会儿；享受大自然，去效外畅游。②享用美食；调适饮食，禁烟少酒，酒精和尼古丁只能掩盖压力，不能解除压力。③给爱说笑的朋友或亲人打打电话；去商场为自己挑选礼物；参加社交活动，多与知心朋友交流沟通。④性爱是最好的减压药：富有激情的性生活，对缓解心理压力大有益处。⑤敢于说"不"：对自己感到难以承受的工作和义务，要敢于拒绝，量力而为；不要事事追求完美。只要尽心尽力做好每件事，即使达不到预期目标，也不要自怨自艾。⑥不要将他人的过错归因于自己：无须对他人的情绪承担责任；不要操之太心急，遇到婚姻、就业、购房、升迁等重大问题，要时时提醒自己：很多情况下，只有时间才能最终解决问题；遇到困难，先设想一下最坏的结果，这样会对自己的应变能力更具信心；不为自己无权干预、无力监管的事情操心。⑦打开相册，重温过去的美好时光；回忆曾经拥有的最幸福时刻。⑧解不开的心底烦恼，应找朋友或心理医师倾诉。

（梁治学）

zhíyè juàndài
职业倦怠（job burnout） 个体在长期工作压力下所产生的身心疲惫状态。又称工作倦怠。美国心理学家赫伯特·弗罗伊登伯格（Herbert J. Freudenberger, 1927 ~ 1999 年）于 1974 年首先提出了这一概念，用于描述某些行业的从业人员因工作时间过长、工作量过大、工作强度过高等导致的一种身心疲惫状态。此后的 20 ~ 30 年，许多研究者对这一现象给予了特别关注。其中，美国社会心理学家克里斯蒂娜·马斯拉奇（Christina Maslach）对工作倦怠的定义最具影响力，他们把对工作中长期的负性情绪反应而产生的心理综合征称为职业倦怠。

主要表现 有以下几方面。

情感耗竭 指缺乏活力，没有工作热情，感到自己的情感处于麻木状态。情感耗竭被认定是职业倦怠的核心纬度之一，并具有一系列明显症状的表现。

去个性化 指刻意在自身和工作对象间保持某种距离，对工作对象和环境采取冷漠、忽视等的态度；对工作敷衍了事；导致个人自我发展停滞；行为怪僻，常常提出调整工作申请等。

低个人成就感 指倾向于消极地评价自己，并伴有工作能力体验和成就体验的下降，认为工作不但不能发挥自身才能，而且是枯燥无味的烦琐负担。

职业倦怠理论 对职业倦怠现象有以下理论解释。

工作匹配理论（job-person fit theory） 马斯拉奇的理论认为，职业倦怠是由于个体与工作不匹配所导致的。不匹配程度越高，个体体验到的倦怠就越严重。

资源保存理论（conservation of resource theory） 这是关于倦怠过程的重要理论，最初由美国心理学家斯蒂文·霍伯佛（Stevan E. Hobfoll）于1993年提出。其突出特征是从工作要求和资源多寡等角度对职业倦怠加以解释。该理论认为，工作要求与工作资源作为倦怠的两个潜在的心理过程，分别与倦怠的不同维度存在着高相关性；工作要求过高及工作资源缺乏更容易导致倦怠。工作要求主要包括角色模糊、角色冲突、压力事件、过重的工作负担和紧张的工作氛围等；工作资源则包括时间、精力、能力、机会、上升空间等。与工作要求相关的因素是造成情绪耗竭和去个性化的主要原因；而与工作资源相关的因素则可用来支持个人以减缓情绪耗竭和去个性化的蔓延。

社会胜任模型（social competence model） 该理论由心理学家哈里森（W. D. Harrison）提出，他认为职业倦怠与自我工作胜任感有关。如果个人体验到较强的工作胜任感，那么往往会提高工作的积极动机；反之，若未能达到预期的目标，则可能产生工作倦怠感，降低工作的动机。该理论模型的突出优点在于提出了社会胜任能力在工作倦怠中的作用与意义。

努力-回报失衡模型（effort-reward imbalance model） 德国社会心理学家约翰尼斯·西格里斯特（Johannes Siegrist）从社会交换理论的角度提出了工作倦怠的努力-回报模型。他指出，当个体"投入"超过"产出"时，往往容易产生工作倦怠。

对健康的影响 职业倦怠对个体的身心健康有不良影响。

有倦怠现象的人通常会表现为慢性衰竭，包括过度疲劳、失眠或睡眠紊乱等；此外，可兼见头昏、眼花、恶心、过敏性症状、呼吸困难、肌肉疼痛和僵直、月经不调、腺体肿胀、咽喉痛、头痛、消化不良和后背痛等多种非特异性症状；并容易反复患上流感、感冒、多种传染病及诸多慢性病等。其中，呼吸系统传染病和头痛常会持续很长时间；有些人还会出现严重的胃肠道症状、反复的溃疡和高血压等。

在心理方面，职业倦怠的人通常易被紧张、焦虑和抑郁所困扰，每每烦躁易怒。在社会适应方面，常表现为回避或人际关系变差。

干预 分为个体干预和组织干预两类。

个体干预 ①认知的改变，要求个体清楚自己的能力和机会，不因不恰当的期望和努力失败而产生畏难心态。②以更积极的方式应对问题而不是逃避。③归因训练，使个体成为更有自控力的人。④更积极地表达自己的意见，尽最大可能主动改变环境。⑤合理的饮食和锻炼。⑥放松训练。

此外，通过认知纠偏、时间管理、社交训练、压力管理及态度改变等综合措施增加个体对工作环境与内容的应对能力，常能更好地达到有效的个体干预目标。

组织干预 对群体人员集中进行咨询指导与相关培训等。干预训练有效与否，可以借助相关的方法来检测。

（金明琦）

yuángōng bāngzhù jìhuà
员工帮助计划（employee assistance program，EAP） 由企业为员工设置的一套系统而长期的福利与支持项目。又称员工心理援助项目、全员心理管理技术。它是通过专业人员对相关组织进行诊断，提出相应建议，并对员工及其直系亲属提供专业指导、培训和咨询，旨在帮助解决员工及其家庭成员的各种心理和行为问题，从而提高员工在企业中的工作绩效。

早在1917年，美国企业就开始提供员工帮助计划，最初用于解决员工酗酒、吸毒和药物成瘾等不良行为带来的心理障碍。经过近百年的发展，员工帮助计划已有较大拓展，内容包括压力管理、职业心理健康辅导、裁员心理危机干预、灾难事件应对、职业生涯发展规划等，也涉及健康生活方式、家庭问题、情感问题、法律纠纷、理财问题、饮食习惯、减肥等各方面的辅导或帮助等，旨在全面帮助员工解决个人的问题。员工帮助计划的最终目的是帮助员工缓解工作压力，消除心理困扰，改善情绪，恢复工作积极性及效率，最终达到提高组织的生产或经营效益等的目的。

（金明琦）

jiātíng huánjìng
家庭环境（family environment） 由家庭意识、家庭行为、家庭物质3方面因素组成，心理学认为这是个体生存和发展的基本氛围。家庭意识反映家庭成员的共同利益和共同心理活动，从而形成家庭的是非标准，约束家庭成员的行为，包括家庭的道德观念、理想观念、价值取向、审美情趣等。家庭行为反映家庭成员相互关联的各种活动和行为规范，如文艺、体育、学习、娱乐、卫生保健、家务劳动等，也包括家庭中传统的行为准则，如家法、家规等。家庭物质主要反映家庭物质生活条件，包括客观环境、经济收入与支出、消费趋向、衣食住行标准等。

家庭的功能　一个理想的家庭具有多方面的重要功能与义务。

情感功能　满足家庭成员的情感需要。家庭成员之间通过彼此相互理解、关心和情感支持，缓解和消除社会生活带来的烦恼、压力，从而维持均衡、和谐的心理状态，使成员体会到家庭的归属感和安全感。

经济功能　满足家庭成员的衣、食、住、行、教育、娱乐等基本需求。

养育功能　通过繁衍、养育下一代，从而达到延续人类社会的目的。养育也包括赡养老年人等情况。

社会化功能　家庭是年幼成员学习语言、知识、社会规范及行为准则的主要场所，家庭为年幼成员提供适应社会的经验，帮助少儿与青年成员从"生物人"逐步向"社会人"转化。

健康照顾功能　保护、促进成员的健康，在成员患病时提供各种所需的照顾和支持。

家庭是健康促进和疾病预防最基本的社会单元。世界卫生组织（WHO）将家庭看作"健康促进和优质生活的基本单元"。以家庭为基础的疾病预防和健康促进措施是最有效、最经济的途径。

健康家庭的特征　健康家庭是指家庭成员之间具有和谐的关系，家庭功能发挥正常，各成员心理需求获得正常满足的家庭，在这样的家庭中各成员感到舒适、亲密、和谐和温馨。包括以下几方面特征。

家庭成员有取向相近的生活目标和价值观　生活的大方向趋于一致，价值观相通，家庭成员有相近的理想和追求，对人生、对社会有较为一致的看法，这些能增强家庭成员的相互认同，密切家庭成员之间的关系。

有和谐、宽松、民主的氛围　好的家庭氛围能使人真正感受到家是一个温馨的港湾，是个体赖以生存的沃土。良好的家庭氛围能使人感到轻松自如，安全舒适，有利于家庭成员的深层情感交流，使每个家庭成员充分享受到家庭生活的美好。

家庭成员间积极沟通与交流，形成良好的家庭关系　表现为更加强调家庭成员间的理解、信任、尊重和相互支持，如投入的倾听、支持的语言、真诚的共情等；沟通顺畅，才有利于形成良性互动的家庭关系，使人感受到家庭的安全、温暖、依靠。个人的想法与喜怒哀乐在家庭成员面前可尽情地表达，寻求家人的抚慰和帮助，这样能够加深家庭成员间的信任与合作，更有利于家庭的健康发展。

家庭成员有较高亲密度和幸福感　亲情是维系家庭关系的核心要素。健康的家庭成员，无论是夫妻之间，还是与孩子或双方父母及家庭其他成员之间，都需要维持良好的亲密度，家庭成员

之间相互感受着爱与包容，内心自然产生幸福感，每个人的幸福感凝聚在一起，会成为家庭和睦的动力，促进家庭的发展和家庭成员的身心健康。

有较强的凝聚力，使得各成员有能力应对危机和困难　凝聚力是团体内部的活力，是推动团体进步的动力。家庭作为一个小团体也是如此。家庭成员相互关心、包容、齐心协力，有利于整个家庭适应社会的发展。这样的家庭有能力克服面临的困难和危机，增强自信心与应对挫折的能力，为家庭成员各自独立成长奠定基础。

有正确的理念、家规与处事原则　应保持对外界的开放性，能够接受新鲜事物，能与他人建立良好的人际关系，形成与时俱进的家庭理念和行为方式。

家庭成员有共同活动　例如，健康的家庭在家务劳动和事物中应能分工合作，并有一些共同的活动，从而体现家庭的协调统一。如外出旅游、探亲访友等，在共同活动中，家庭成员既感受到家庭的美满、和谐，也能增进凝聚力，增添家庭活力。

健康家庭的建构　建立健康家庭可以从以下几方面入手：①营造健康的家庭氛围，包括家庭环境的清洁、美观，积极的生活情调，保持家庭成员间的平等、和谐和相互悦纳等。②创建学习型家庭，包括提高家庭各成员的学习意识和文化素养，有良好的学习环境和相对固定的学习时间等。③加强家庭成员间的沟通与交流，相互倾听，确保家庭全体成员（包括老人与儿童）沟通渠道的畅通。④实施良好的家庭教育，促进家庭成员整体素质的提高。注重孩子的全面教育与实践

锻炼。⑤经常安排全家人的共同活动，丰富家庭生活的内容。包括坚持进行运动锻炼，旅游、亲友聚会等。

（金明琦）

jiātíng wēijī

家庭危机（family crisis）

生活压力事件作用于个人和家庭而造成家庭成员在心理、感情上难以承受，习惯、行为不能适应的状况。家庭对压力事件的认知程度及应付压力事件的家庭资源，决定了该家庭应对压力的调适能力。如果家庭资源（家庭内部的凝聚力、物质水平，家庭外部的人际关系、可动用的社会支持等）充足，家庭可经过主动的调适，化解危机，回复到原有平衡状态或达到新的平衡状态；而当家庭内、外部资源都不足以应对危机时，严重的可能造成家庭解体。

影响家庭危机的6个因素：①违背期望：家庭成员违背了家庭原本共同的期望。②丧失荣誉：家庭成员的行为损害了家庭的声誉及造成不良社会影响。③经济困难：家庭成员收入减少，难以维持原来的生活水平。④家庭成员分离：由于人口流徙和工作变动，家庭成员离家生活。⑤离婚：核心家庭成员离异。⑥死亡：家庭成员死亡。

家庭危机的应对策略：①家庭成员的自我心理调适：如适当地宣泄不良情绪，冷静地审视家庭负性事件的发生，对家庭负性事件做出评估与解释，尽可能地将负性事件的影响控制在最小范围等。②家庭资源的重整：使家庭核心得到强化或形成新的家庭核心，应把注意的焦点放在危机的解决上，聚集家庭的财力、物力及外部资源应对危机。③启动家庭之外的社会支持系统：帮助家庭渡过难关，包括向亲友及社会机构求助等。

（金明琦）

shèhuì yǐngxiǎng

社会影响（social influence）

个人或团体的行为在社会中造成一定范围群体特定判断与评价及固着态度的现象。个人接受社会影响的途径多种多样，群体的背景、大社会的文化环境，乃至个人所处的客观环境等都会对此产生影响。

美国社会心理学家所罗门·阿希（Solomon E. Asch，1907～1996年）认为，社会影响在行为层面上作用于个体主要表现为3个方面：从众、依从和服从。其中，从众较多涉及群体对个人的影响；依从涉及一般的人际间影响；而服从则涉及个体由于社会角色关系连带而发生的作用。

从众 是一种最普遍的社会影响，是指在任何形式（真实或臆想）的群体压力下，个人放弃自己的观点、态度或行为，采取与多数人相一致的观点、态度或行为的现象。即通过模仿他人的行为和接受他人的观念而表现出的对知觉到的群体压力的一种接收倾向。如在举手表决时，虽然自己不一定认同，但看到大家举手时自己也举手的行为，就是从众行为。

依从 又称顺从，即一个人对他人的意愿或行为的遵从，但往往内心并不情愿，只是迫于社会压力而答应别人。回忆一下，你曾经在很多情况下所做的一些事，例如，当你外出旅游时，被朋友请求代购，尽管你觉得不是很方便，但还是答应了，这便是常见的一种依从现象。它是一种与他人直接请求相一致的外部行为。在做出依从行为时，个体可能私下认同他人的请求，也可能私下并不认同他人的请求，或并没有自己的主意。然而，对于自身所做出的依从行为，没有自己任何态度倾向的现象也不少见。

依从有两种类型：内部依从和外部依从。你是否曾答应过你朋友的请求，允许他抄袭你的作业，虽然你在内心认为这种行为是错误的，这就是外部依从。外部行为表现与直接请求相一致，但内心并不认同这种行为。它之所以发生，是因为我们关心他人在遭到拒绝后的反应。另外，对于某个请求的依从，是因为我们在内心认同与之相关的价值和原则，即内部依从（内化）。它包括行为上的认同和观念上的认同。对社会事业的赞助就是一种与自身价值观念相一致的内部依从，就像我们通过唱国歌来表达爱国主义情操一样。

服从 是个体遵守规则，或屈从于权威组织、权威人士发出的明确指示、命令而行动的行为。当个体不通过依从的方式对他人的请求做出反应的时候，他人可能会试图通过第三种社会影响方式影响行为，即服从。它是在他人直接要求或命令之下做出某种行为的倾向。很多时候，人们会服从地位更高的人或权威的命令，因为大多数人从小就被教导并在实践中认识到要尊重和服从那些具有某种权威的人物或势力。在社会中，这类服从多数是自愿的或虔诚的，是一种普遍现象，并被认为是成熟的表现，如学生与老师、下级与上级、战士与指挥官等。

（金明琦）

shèhuì gélí

社会隔离（social isolation）

主动或被动地与社会脱离，在人

际交往、活动参与、社会互动上处于孤立或被隔绝状态。个体在幼年时期，如果长期处于社会隔离状态，可造成个体社会功能不全，导致其无法融入社会生活。这已被许多事实和研究证明，著名案例是1920年印度牧师辛格（Singh）收养的"狼孩"卡马拉（Kamala）。被隔离或孤立的幼猴，其未来会产生胆怯、反抗、脱离群体交往等极其异常的行为表现。

对特殊儿童（被野兽叼走而脱离了人类社会正常生活环境的儿童，不提倡称为"兽孩"）生活习性的观察发现，其行为和心理都具有以下特征：①不会说话，有的甚至没法发出人类的发音。②感觉异常，尤其是视觉、听觉或嗅觉，表现出与动物类似的敏感或迟钝。③情感贫乏，基本不会哭、流泪或笑，没有羞耻心，但常有类似发怒的攻击性情绪表露。④运动功能异常，不能直立行走和奔跑，行走时姿势奇特。⑤没有人类的饮食习惯。⑥缺乏基本的人际交往能力，几乎不与别人交往，与人相比更喜欢与动物接触。⑦智力迟钝或落后。

那些在正常社会成长起来的儿童，也会因教育的失误经历某种社会剥夺，造成行为和心理发展迟滞及社会适应不良。例如，那些从小处在严厉管制环境中的儿童，或早期缺乏监护人关心的儿童，其社会化会明显延缓，包括语言能力、交往技巧、反应灵敏性和情感表达能力等。这些表现会对成年期个性形成产生不良影响。

对于成年人而言，长期不同程度的感觉剥夺和社会隔离，也极易产生视、听幻觉并最终导致精神崩溃。这种现象在老年人群中表现更为集中。很多研究发现，老龄者的社会隔离是造成老年抑郁症的重要心理社会因素。而社会隔离对于已住院的精神病患者则会加重其病情。

（金明琦）

xiàoyuán xīnlǐ huánjìng
校园心理环境（campus psychological environment）
一所学校内部的全部学习、生活和工作环境、师生关系、校园文化等综合因素在师生员工中形成的心理氛围。又称学校心理环境。

组成 ①物质环境：主要指学校所处的地理方位、自然风貌、建筑设施、教学设备等客观条件，它影响着师生员工的学习、生活、工作效率、审美情趣与心境。②制度环境：主要指学校制定的各种规章制度，以及举办的各种文娱活动和体育活动等，它规范着师生的行为。③精神环境：主要包括学校的学习风气，历史上取得成绩、声誉等的鼓舞，人际关系融洽带来的安全感，对学校社会形象及声誉的自豪感等。它体现了学校的价值观与发展理念，又对学校全体成员的价值取向和思维方式等产生巨大的内在影响和塑造之功。

功能 有以下几个方面。

凝聚功能 良好的学校环境能满足师生的多方面心理需求，如安全的需求、交往的需求、尊重的需求、求知的需求、审美的需求、发展的需求等，使师生产生自豪感、成就感、认同感和归属感等，从而对师生具有潜移默化的凝聚力。

规范功能 良好的学校环境为师生规范自己的行为提供了一套准则，师生以此准则来调整自己的行为，确定发展目标。

激励功能 良好的学校环境是一种精神力量，能唤起师生高尚的情感，帮助他们树立正确的世界观、人生观和价值观，激励他们前进的方向。如奋发向上的校风、奖罚分明的管理制度、合理的竞争气氛、教师对学生的积极期待、各种丰富的校园活动等，无一不具有激励的作用。

调适功能 良好的学校环境有助于师生调节情绪，化解心理冲突，缓解心理压力，有利于心理健康及进一步顺利发展。

对健康的影响 有以下几个方面。

校园自然面貌 优美的校园自然面貌有一种和谐美，它能以自然的直观形式丰富人的审美情趣，唤起人的美感；它可以激起师生对美好生活的憧憬，并由此获得美的享受，使他们的个性得到美的熏陶。学校自然面貌主要包括优美的校园，端庄的校貌，协调的建筑，以及清新的校园空气等。这里的美，不单单是指纯自然美，更主要是指经过师生辛勤劳动而美化了的自然环境；这些自然环境对教育/教学工作有重要的辅助和补充作用。

此外，校园自然面貌对心理健康的影响也值得重视。它包括优美的环境有助于学生心境愉悦；静谧的气氛能使学生注意力集中；多彩的氛围能使学生积极上进，诸如此类。

学校集体规范 学校教育教学的章程、守则、校风和校训，以及教育工作的价值标准等都在潜移默化中影响着学生的个性心理发展。集体规范是学生心理健康发展的规则和标准，它们约束学生的言论和行动。学校集体规范对于青少年的心理健康发展具有重要作用，尤其是对良好个性心理品质的塑造更有现实意义。

学校人际关系 包括师生关

系和同事关系、同学关系等，良好的学校人际关系的形成与发展，不仅能促进学校的组织发展，也为实现教育目标，提高教育质量，促进青少年心理朝着健康方向发展，提供了融洽的心理环境。

教师思想和言行 教师坚定地献身于教育事业的崇高理想是教育的力量源泉，是激发学生学习动机，培养其高尚情操的重要动力。教师的文明语言修养、端庄的仪表、较高的自制力和宽厚待人的精神，都对学生产生良性影响。

(金明琦)

xīnlǐ xiāngróng

心理相容 (psychological compatibility) 群体成员在心理与行为上的彼此协调一致的状态。是群体人际关系的重要组成部分，是群体团结的社会心理特征。

心理相容以群体共同活动为中介。中介水平不同，心理相容的层次、水平也不一样。低层次的心理相容性并不是以共同活动为中介的，而只是受个人彼此的情绪、好恶所制约；高层次的心理相容性则是建立在共同活动的意义与目的等的基础之上，因此，它是以成员彼此对共同活动的动机与价值观的一致为前提的。心理相容的高低，对提高群体共同活动的效率有着巨大作用，它是群体共同活动顺利进行的重要的社会心理条件。

群体中的心理相容与群体成员的价值观、信念、道德水准、文化修养、集体观念等方面的因素有关。它在很大程度上决定着群体的风气、领导的风格、目标的实现、工作效益的高低和群体中成员的心理健康、能力的发挥和人格的健全等。两个人以上或更多人之间存在心理相容，意味着一个人的行为会引起其他人的肯定性反应。心理相容可以为群体提供积极乐观的心理气氛，使其成员保持良好的心境，有利于发挥他们的主观能动性。

(金明琦)

jiànkāng jiàoyù

健康教育 (health education) 通过有计划、有组织、有系统的社会教育活动，使人们自觉地采纳有益于健康的行为和生活方式并形成习惯；消除或减轻影响健康的危险因素，以预防疾病、促进健康，提高生活质量并对教育效果做出评价。

健康教育是 21 世纪维护人们健康的主要形式之一。其核心是教育人们树立健康观念与正确的健康常识，促使人们养成良好健康行为与生活方式，以降低或消除影响健康的危险因素。通过健康教育，能帮助人们了解哪些行为习惯与生活方式是不利于健康的，从而自觉选择并坚持有益于健康的行为与生活方式。

(金明琦)

jiànkāng cùjìn

健康促进 (health promotion) 运用行政或组织等手段，广泛协调社会各相关部门以及社区、家庭，使每一位个体履行各自的健康责任，形成共同维护和促进健康的社会行为和社会战略。

内容 ①涉及整个人群健康状况的达成，同时有助于人们社会生活各个方面的完善。②直接作用于影响健康的不良或危险因素等的行动。③不仅作用于卫生领域，还作用于社会各个领域，健康促进指导下的疾病控制已非单纯的医疗卫生服务，还涉及诸多个体、群体行为与习惯的改变，从而维护社会的规范与和谐。④强调多学科多专业的广泛合作以及个体与群体有效与积极的参与，故应采取多部门协同等的方式加以推进及落实。

与健康教育的联系与区别 健康教育和健康促进从不同的角度维护健康，两者既有联系又有区别：①健康教育要求人们通过自身认知、态度、价值观和技能等的改变而自觉采取有益于健康的行为和生活方式。因此，从原则上讲，健康教育最适于改变自身因素（可改变行为的人群）；而健康促进则是在组织、政策、经济、法律上提供支持环境，它对行为改变有支持性或约束性效用。②健康教育作为健康促进的重要组成部分，与健康促进一样，不仅涉及整个人群，而且涉及人们社会生活的各个方面。在疾病三级预防中健康促进强调一级预防，甚至更早阶段。③健康教育是健康促进的核心，健康促进需要健康教育的推动和落实，以营造健康促进的氛围；没有健康教育，健康促进就缺乏基础。而健康教育必须有环境、政策的支持，才能逐步向健康促进发展，否则其作用会受到极大的限制。④与健康教育相比，健康促进融客观支持与主观参与于一体。⑤健康促进包括健康教育和环境支持；健康教育是个人与群体的知识、信念和行为的改变。

健康教育与健康促进的意义 二者都是卫生保健事业发展的战略措施；是实现初级卫生保健的基础；是一项低投入、高产出、高效益的保健措施；是提高公民健康素养的重要渠道。所谓健康素养，是指个体具有获取、理解和处理基本的健康信息和服务，并运用这些信息和服务做出正确判断和决定，维持和促进健康的能力。

(金明琦)

危机干预（crisis intervention）

wēijī gānyù

给处于紧急状况中的个体提供心理支持和有效帮助的技术。又称危机调停。通过调动他们自身的潜能来重新建立或恢复到危机前的心理平衡状态，获得新的技能，以预防将来可能会发生的心理危机。

干预原则　①迅速确定要干预的问题，强调以问题为主，并立即采取相应措施。②必须有其家人或朋友参与危机干预。③鼓励其自信，不要让当事者产生依赖心理。④把心理危机作为心理问题处理，而不要作为疾病进行诊治。

干预途径　包括电话危机干预、面谈危机干预及社区性危机干预等。不同干预途径的干预技巧既有共性，也各有侧重。

电话危机干预　优点是比较方便、及时，且经济、保密性强。但难度较大，因为互不见面，声音是获得信息、施行干预的唯一途径。干预者的任务是迅速从音调、语气及简洁应答中判断求助者的心理状态。基本干预策略是先稳住对方的情绪，引导其倾诉，晓之以理。

面谈危机干预　基本方法为倾听、评估及干预。

以社区为基础的危机干预　具体内容包括成立各种自助组织，及时识别高危人群（如抑郁悲观者、老人、残疾人及天灾人祸后的当事人等）。普及相关预防知识，在社区中宣传心理卫生知识，提高扶弱救危等活动的公众意识，预防危机所产生的不良后果。

干预模式　是指在危机干预中使用的系统方法。美国心理学家加里·贝尔金（Gary S. Belkin）等提出3种基本干预模式。

平衡模式　该模式认为危机是一种心理失衡状态，危机干预的目的和策略是使个体恢复心理平衡。平衡，指个人情绪是稳定的、受控制的，心理活动是灵活的；不平衡则是指一种不稳定的、失去控制和心理活动受限的情绪状态。当个体用以往的方式不能解决目前的问题时，会出现心理或情绪的失衡。

危机干预旨在使危机当事人的负性情绪得到宣泄，从而恢复到危机前的状态。在危机刚出现时，当事人往往措手不及，不知道如何解决问题。此时，危机干预的作用是促使其情绪恢复稳定。只有当事人自己觉得情绪稳定并持续一段时间，方可继续进行后续的干预。在此之前，不宜分析个体产生危机的深层原因。平衡模式适合于危机的早期干预。

认知模式　该模式源于美国临床心理学家阿尔伯特·埃利斯（Albert Ellis，1913～2007年）的理性情绪疗法和阿伦·特姆金·贝克（Aaron Temkin Beck）等的认知疗法，适合于危机稳定后的干预。

认知模式认为，心理危机的形成不是事件本身引起的，而是源自于个体对应激事件的主观判断；故人们对危机事件错误或歪曲的思维是干预的重要对象。通过校正错误的思维方式（或模式），帮助个体克服非理性思维与自我否定倾向等，以提高自我控制能力，获得解决问题的信心与方法。因此，危机干预者要通过角色训练等技术，使个体变得积极主动，调动其自我潜能，以恢复心理平衡。这一模式适合于负性情绪趋于稳定后的危机个体。

心理-社会转变模式　该模式认为人是先天遗传和后天学习，以及与环境交互作用后的产物；危机的产生也是由心理、社会、环境等综合因素引起的。危机应对和干预也应从这三个方面寻求方法。故要求从系统的角度综合考虑各种内部、外部困难及影响等，以帮助个体选择新的应对方式，善用各种社会支持及环境资源，重新获得对自己生活的自主控制。

干预方法　指基于危机干预模式而制定的具体手段。较常用的危机干预模式包括如下6步。

确定问题　从求助者的角度，确定和理解求助者的问题。常用技术包括倾听、共情、理解、真诚、接纳及尊重等，既注意求助者的言语信息，也注意其非言语信息。

保证求助者安全　保证求助者对自我和对他人的生理和心理危险性降低到最小可能，这是危机干预全过程的首要目标。虽然放在第二步，但在危机干预中应作为首要考虑因素。

提供支持　强调与求助者进行沟通与交流，使求助者深信施救者是能够给予关心和帮助的人。施救者不要去评价求助者的经历或感受，而是让求助者相信"这里有一个人确实很关心你""真心地愿意帮助你"。施救者必须无条件地以积极的方式接纳所有的求助者。

提出可变通的应对方式　施救者应积极帮助求助者探索他自己可以利用的替代性的解决方法。例如，促使求助者积极地搜索或争取可获得的环境支持，可以利用的应付方式，发掘其积极的思维方式等。

制订计划　与求助者共同做出现实的短期计划，并强调可操作性。即将变通的应对方式以可

行的时间表和行动步骤的形式罗列出来，且必须确保计划制订过程中求助者的参与性及自主性。

获得承诺　帮助求助者向自己承诺：采取确定的积极行动步骤，且这些行动步骤必须是求助者自己可以而且一定能够实施的，并从现实角度进一步强调这些步骤是可以完成或可以接受的。

在结束危机干预之前，施救者还应该从求助者那里得到诚实、直接、适当和肯定的承诺。

（金明琦）

huànzhě xīnlǐ
患者心理（patient psychology）

人们（患者）在生病或发生主观不适后伴随着诊断、治疗、护理等求医过程所发生心理反应的一般规律。传统生物医学模式中，并不涉及这类概念。生物-心理-社会医学模式中，患者心理的研究与应用则是重要内容。人的心理与躯体活动是统一体，准确认识、把握与调整患者的心理，对于建立良好的医患关系、提高诊疗效益，全面恢复患病个体的健康状态，提升医疗的社会功能等都是不可或缺的。

患者的概念　患者（patient）一词，词源和语义来自拉丁文patience，意即"忍耐"，指忍受着（患病等）痛苦的人。在不同的医学模式指导下，对患者概念的理解不同。有人将 patient 译为"病人"。但考虑医学模式的发展而致对疾病的全面认识，以译为患者为宜。

20 世纪主流的生物医学模式把有"求医行为"或正处在医疗之中的人统称为患者。患病通常促使人们去求医，但并非所有患病者都有求医行为从而成为"患者"，也并非所有有求医行为的人一定都是严谨的医学意义上的患者。在社会人群中，有些人患有某些疾病或症状，如龋齿、痤疮、皮肤瘙痒、头痛等。他们因为耐受或习惯了应对这些疾病或症状，往往并不认为自己有病，而与健康者一样工作、生活，担负相应的社会责任。社会上的其他人并没有、也不会把他们归入"患者"看待。但事实上，他们的确是医学上的疾病患者。另外，有些人由于心理或社会等方面原因，而认定自己患病并频繁求医，虽然在医师看来，这些人的痛苦与不适并无病理学上的依据，他们可能是有心理问题或适应不良等。还有人因罹患某种精神疾病，但他们并不认为自己有病，更不去求医，但其实际上确实是患者。

随着物质文明和精神文明的高度发展，人类寿命普遍延长，因此，疾病概念的认识也发生着很大的变化。特别是随着生物-心理-社会医学模式的确立，普通人群中出现了许多罹患各种心理障碍者，这些人中的大多数被传统的医师确定是没有病的人，但医学心理专家却认定他们患有心理疾病并给予咨询与治疗。在患有疾病的人群中，还有一些人因医学心理学知识的匮乏或经济条件等因素的限制而没有求医行为，这类人也应该是事实上的患者。此外，一些正常人因为某些社会或政治原因不愿承担正常的社会角色而自称"患者"，譬如不愿见面交往的所谓"外交病"，这些人也不是真正意义上的患者。

患者的广义概念是：患有各种躯体疾病、心理疾病、心身疾病、精神疾病的人，不论其求医与否，都统称为患者。

患者的狭义概念须符合 3 个基本条件：①符合临床医学界定的某种疾病的诊断特征。②有求医行为，或正处于临床医疗机构的诊疗之中。③有主观的痛苦与不适，符合心理疾病的诊断标准。

一旦成为患者，便具有了患者的权利，但同时也必须履行患者的义务及相应的角色规范。

患者心理研究的意义　患者心理已成为现代医学的理论与临床中不可或缺的内容。人们认定，人的躯体与心理是统一体，心身一统已成为现代医学认识健康与疾病的基石。患者患病，除躯体因素之外，心理、社会因素等也是常见病因；患病之后的心理活动，影响着疾病的发展、转归与康复，需要医师在关注患者躯体损害的同时，关注患者的心理活动，从而对其进行全面的帮助。

患者心理的研究，使患者由一个抽象的概念，演化为一个具体的个人。每个患者都是不同于其他患者的独立个体。只有了解他具体的心理活动等特点，如个性、行为习惯、情绪特殊性，才能掌握特定患者心理、躯体乃至心身交互作用中参与因素及其与病症表现之间的错综关系，从而使医师得以依据患者的心理活动的具体特点对其进行帮助。例如，负性的心理活动在强度与持续性等诸多因素作用下，可诱发病症加剧，并对疾病转归产生不良影响。因此，心理咨询、干预、治疗在患者的诊疗过程中有时是不可或缺的。

研究患者心理的理论与实践是生物-心理-社会医学模式发展的具体体现，也是现代医学全面认识患者与疾病的必然。

患者心理的特征　有以下几方面。

患者认知、意志活动特征在感知方面，患者的表现常多样化：既可以表现为意识迟钝，也可能存在过于敏感等情况。例如，有些患者品尝不出食物之香味，或对既往感兴趣之事在患病时则感到淡漠；另一些患者可能由于异常关注病情变化，注意力高度集中于自身，从而对某些刺激的敏感性增高，对身体的生理活动方面的变化极为灵敏。患者的记忆力也常受到疾病应激的影响：有些患者不能准确地回忆病史，不能记住医嘱；甚至刚说过的话，刚放在身边的东西，也难以记清或回忆起。患者的逻辑思维能力也可受到损害，其病中分析判断力的下降便是明证。一些患者在医疗问题上往往表现出犹豫不决。也有的患者不能正确地判断身边的事物。有时，人们正常的说笑等也会导致患者的错误理解，引起厌烦、疑惑或愤怒等情绪。

患者的期待心理　个体患病后，都希望获得同情和支持，得到认真的诊治和护理，盼望早日康复。这种期待心理促使患者将康复或生死寄托于医术高超的医师及先进的治疗方法，甚至幻想着医疗奇迹的出现。医务人员要合理地引导患者的期待心理，给他以希望和心理上的支持，增强战胜疾病的信心，并充分发挥其主观能动性，这对患者的康复十分重要。

同时，也要注意消除患者不切实际的期待或幻想，鼓励其面对现实，应对疾病。配合医护人员积极主动地治疗，力求达到康复或尽可能复原之目标，这是对患者意志的一个考验。

不仅疾病本身，诊断治疗程序等也会引起痛苦与不适，这就要求患者心理上做好准备，身体上适度忍受痛苦。这既可激发患者的意志及抗病之努力，成为战胜疾病的积极因素；但有时患病

也会引起一些患者意志的不良蜕变和弱化。由于患病过程常可使人的自理能力下降，加之渴望得到周围人更多的帮助与关心，患者易产生依赖心理。这在一定程度上对患者接受和顺应患者角色是有益的，也属正常的心理反应；然而，若患者变得过度依赖，则可能是意志消极的一种表现，应当加以干预与指导。

患者情绪特征　在各种心理变化中，情绪变化是多数患者不同程度体验到的最常见的心理变化。由于负性情绪的持续是影响疾病痊愈的重要因素，因此，把握患者情绪表现的特点及干预方法十分重要。

患者的情绪活动包括情绪的强度、稳定性、持续时间和主导心境等。在多数情况下，其对消极情绪刺激的反应强度大于正常人。对患者情绪的变化，医护人员应引起足够的重视，并及时做出处理。面对疾病对健康的威胁及疾病所带来的痛苦，患者常会产生一些特有的情绪反应，如焦虑、恐惧、抑郁和愤怒等。应该善意地提醒患者，这些情绪大都是患病后的正常表现。

（吴海英）

jíbìng
疾病（disease）　一种或多种影响或损害人体组织-器官实质与功能的生物学过程。是生物学概念的医学术语。它以躯体结构、生理机制和组织细胞理化与病理改变为特征，以症状和体征的形式表现出来。疾病是生物学、病理学的判断。医务人员可以通过体格检查、医学仪器检测及实验观察等方法，经综合分析确定诊断，给出疾病名称，从而使患者疾病成为客观的事实。

（吴海英）

bìnggǎn
病感（illness perception）　以症状形式表现出来的主观体验，个体感觉到不适或某种痛苦，但通常无法被客观验证。又称疾患、不适。属于医学心理学范畴的概念，不同于疾病、患病等的概念。它影响到人的心理活动与躯体状态，使人自认为得了某种疾病，可能影响正常的工作和生活，遂成为人们求医的主要原因。病感既可由躯体状况引起，也可由心理、社会等因素所致。虽然病感是促使个体去求医的直接原因，但病感并不等于患有疾病。例如，个体觉得头晕或腹胀，但经医师客观检查后排除疾病，这些症状就是病感。

病感的概念拓宽了医学对疾病的认识。疾病与病感的差异是明确的。个体对患病的主观体验与医师临床诊断对疾病的实际判断在性质、程度都有所不同，可表现为4种情况（图1）。A和D两种情况医师与患者对"是否有病"意见一致，构成问题的是B和C。导致B的原因，是患者没有病感，在常规体检或其他情况下被医师诊断出患病，这种情况往往会延误就医时机。导致C的原因是就诊者存在病感，但医师检查不出疾病，这可能使医师忽视求诊者的主观不适感或症状；

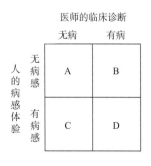

图1　患者病感与医师临床诊断之间的关系

对此医师要细心关注求诊者的感受并给予心理抚慰。在 B、C 两种情况中，如果患者与医师沟通不当，可能导致医患之间的分歧。

（吴海英 黄文强）

huànbìng

患病（sickness） 个体以身体处于非健康状态而不承担或减少承担正常社会角色的行为。俗称生病。是一种社会学的概念，人们认可他/她的患者角色行为，如不上班、不会客等，以减免部分或全部社会角色的行为。但有些此类个体可以没有医学意义上的疾病以及病感，他们只是以患病为借口回避参加某种活动或停止某些个人行为，如在家休息等。

（吴海英）

qiúyī xíngwéi

求医行为（health-seeking behavior） 人们在出现病感或心身症状后寻求医疗帮助的行为。个体患病后，通常情况下应有寻求医疗救助的行为，但诸多因素影响这一行为的产生。

求医原因 有如下多种。

躯体原因 是求医的主要原因。来自个体生物学方面的各种原因导致患者产生求医行为。当个体出现反常的躯体症状，如呕吐、腹泻或局部疼痛等，而个人又无法解除时，根据自己的经验产生求医动机与行为。有些则是已患有慢性病的患者，需要定期到医疗机构，形成经常性的求医行为。此外，还有一些因意外伤害造成患者躯体受创而到医疗机构求医者。

心理原因 在现代社会，生活节奏加快、应激频繁、社会竞争激烈等因素，使人们心理压力增大，造成社会适应不良，以致出现紧张、焦虑、抑郁等过度和持续的心理反应等，导致心理疾病、心身疾病、神经症及精神障碍等的发生，因而产生寻求医疗帮助的行为。

社会原因 随着医学模式的转变，人们已经认识到疾病发生过程中社会因素的作用。家庭生活、工作环境、经济收入、社会秩序、文化氛围等因素，均会影响心身健康，导致亚健康状态或各种病痛的发生，从而使人们产生求医行为。

影响因素 个体察觉到自己有病时是否有求医行为，取决于许多因素，如对疾病的认识水平，家庭、朋友们的建议等，最重要的是对症状或不适的自我心理体验、耐受程度，以及与个人生活经验相比较而得出的结论。此外，疾病种类及社会因素、经济条件等也影响患者是否寻求医疗帮助。

对疾病或症状的主观感受 无论患者实际所患疾病性质如何，个体产生求医动机的最初原因是对自身变化的体验和感受，也就是出现了痛苦或不适，它是求医行为的起因，是影响求医行为的最主要因素。由于认知上的差异，或心理、躯体耐受程度的不同，患者对所患疾病或出现的症状，可能有正确的认识，也可能产生误解和歪曲，这些都会影响患者的求医行为。

症状质和量的影响 症状对患者行为的影响，取决于该症状在特定人群或个体患者中出现的频率（偶尔或经常发生）及其严重程度。例如，一般人取决于对该症状是否熟悉和重视，该症状或疾病的预后是否易于判断，它的威胁有多大，由此带来的损失如何，会不会干扰自己有价值的活动或日常生活工作等。具体而言，体力劳动者普遍存在经常性的腰背痛，可能被认为不算疾病，因而不出现求医行为；而咯血的症状则是不常见、不熟悉、不明预后的，由此感到可怕，从而常可导致求医行为。依据症状的体验决定求医行为并不完全可靠，许多慢性疾病早期毫无症状，待到发现症状时，常已达到较重的程度，或难以逆转。

个体的医学常识及对症状的敏感性和耐受性不同，也可影响其求医行为。譬如，一些人对症状与不适敏感，而另一些人则完全不觉或因可以耐受而忽视症状。

社会心理因素的影响 这存在许多情况，如有些患者文化水平低，缺乏医学常识，对症状的严重性缺乏足够认识，常忽视有明显意义的症状。对医师及医疗手段的恐惧或对个人健康持冷漠态度者，都可能导致讳疾忌医行为。社会及经济地位低，担心支付不了医疗费用的患者，多为被动求医或短期求医。工作繁忙、家务重，或交通不便，也会影响人们的求医行为。

个体求医行为与其个性特征、疾病体验及生存动机等亦有相关。生存动机要求强烈的个体，常表现出积极的求医行为。

国家经济实力雄厚，医疗保健制度健全，有相当的财力、人力满足人们的医疗保健需求，保证享受平等的医疗服务，求医行为自然较为主动，甚至由医疗型求诊发展为医疗型求诊与保健型求诊并存。

个体以往求医经历 患者以往的求医经历常对其求医行为产生继发性影响。尤其是危重病或第一次求医的特殊经历，对患者以后的求医行为影响最大。这里说的求医经历主要是指患者对所求助医院及医护人员的满意程度、诊疗效果如何，以及一些诊疗措

施是否留下伤痛回忆等。一般情况下，在求医经历中有较强挫折感的人，其日后常出现消极的求医行为。

（吴海英）

qiúyī lèixíng

求医类型（health-seeking）求医行为虽由个人的意识产生，但也受各种因素的影响。据此，可归纳为3种求医类型：主动求医型、被动求医型、强制就医型。

主动求医型行为（active medical seeking）：当个体感到身体不适或有某些症状时，在自我意识支配下导致求医动机，主动寻求医疗诊治，即主动求医型行为。社会经济与文化的发展也促进了社会群体医学保健知识与个体自我健康意识的增长，使人们追求生活质量，关注自身健康，主动求医问药者增多。一般来说，主动求医型的人群社会地位、文化水平、经济收入都较高。

被动求医型行为（passive medical seeking）：未成年的群体及意识丧失或缺乏自知力的患者，由家长、家属或有影响的他人做决定而产生的求医行为，都属于被动求医型。婴幼儿、儿童期的个体，老年人多属于这一群体。昏迷、意识不清的患者，则须他人立即做出求医决定。精神疾病等患者，常须由其家属劝说与陪同去专科医院就诊。被动求医行为均是由他人做出决定，并陪同前往医院就医，这是其主要特点。

强制就医型行为（compulsory medical treatment）：某些对社会人群健康有严重危害的特殊患者，虽本人不愿求医，社会须对其给予强制性医治或隔离，即强制就医型行为。如某些烈性传染病、某类具有伤害他人行为的精神障碍患者等。强制的目的是保证社会其他人群的利益，同时也是对患者个人的健康负责。

（吴海英）

huànzhě juésè

患者角色（patient role）患病者为社会所期待的行为方式。当个体被专业医务人员告知患病后，其社会状态和心理、行为将随即发生改变，从而进入患者角色。又称患者身份，将履行社会对该角色行为的期待。此时，个体原有的社会角色就部分或全部中止，个体进入患者角色后，便具有了患者的权利与义务。同时人们要求他表现出与患者角色相应的心理和行为，履行相关的态度与行为规范。

1951年，美国社会学家塔尔科特·帕森斯（Talcott Parsons，1902~1979年）提出了患者角色的4种特征，概括了其特定的社会规范：①患者可以免除或部分免除其所担负的"正常"社会职责：免除职责的程度根据患者疾病的严重性不同而异。例如，急危重症患者可免除父亲、职工、丈夫等角色职责。②患者不必对疾病负责：病原微生物侵入机体不是患者所愿意的，同时，患病后患者不能靠主观意愿治愈；患者有接受帮助的义务，包括家庭、医院、社会等的帮助。③患者应寻求帮助：患者需要主动寻求医疗、护理帮助和情感支持，必须有使自己尽快康复的动机和行为。④患者有恢复健康的义务：患者需要为恢复健康而努力。例如，必须与医护人员合作；注意饮食营养；充分的休息；停止对病情不利的嗜好（如吸烟、饮酒等）；按医嘱服药与治疗等。

患者进入角色的过程，称为患者角色适应。当个体被诊断患有某种疾病时，原有角色的心理和行为模式以及社会期望等都随之发生了相应的变化。这个变化是一个中止原有社会角色，进入新社会角色的过程。对不同个性的患者来说，适应角色转变的过程可能是不同的。而且，随着病情的发展与转归，患者角色也会产生各种变化。一般来说，患者角色转变有以下几种类型：角色适应、角色阙如、患者角色冲突、角色强化、角色减退、角色异常。对于这些医务人员要熟悉与重视。医护人员在对患者进行治疗护理的同时，要注意创造条件促使患者适应其角色转化；并且随着疾病的好转，要使患者在躯体康复的同时，从心理、行为上同步摆脱患者角色，逐步恢复正常的社会角色功能。

（吴海英）

juésè shìyìng

角色适应（role adaptation）患者的心理与行为与患者角色规范的"心理活动和行为模式"相符合的状况。表现为承认患病，能客观地面对现实，关注自身的疾病，遵照医嘱，主动采取必要的措施减轻病痛，停止某些不利于疾病的社会活动及习惯等。患者角色的尽快适应有利于疾病的康复，是一个必要的角色转变。

（吴海英）

juésè quērú

角色阙如（role scarcity）患病后个体未能及时进入患者角色的状况。患者表现为意识不到有病或否认病情的严重程度，甚至怀疑医师的诊断。难以进入患者角色者常见于因某种原因不能接受患病的现实而采用否认心理，如患病可能会影响就业、入学或婚姻等。某些个性因素也使某些人不易尽快转换为患者角色，如难以接受他人照料的现实等。医务人员对这类患者要多介绍一些有关的医学知识，使其正视自身的疾病及其后果，促使患者尽快进入角色，以获取及时的治疗。

（吴海英）

huànzhě juésè chōngtū

患者角色冲突（role conflict of patient） 个体在适应患者角色过程中与其患病前的各种角色发生心理冲突，使患者产生焦虑、愤怒，甚至恐惧等情绪的现象。社会中的个体必须在多种社会角色间进行正常转换，患病意味着正常社会角色的弱化或中止，因此这种转化并不是每个人都能顺利完成的。当某一个体的社会角色强度超过求医动机时，患者就容易发生心理冲突，甚至拒绝角色转化。社会角色的重要性、紧迫性以及个性特征等因素会影响心理冲突的激烈程度，常使患者进入患者角色发生困难或反复。

（吴海英）

juésè qiánghuà

角色强化（role intensification） 安于患者角色的现状，期望继续享有患者角色所获得利益的状况。患者完成角色转化后，由于适应了患者的角色，形成了衣食、行动有人照料，充分的休息，每天按医嘱办事等的行为模式。随着疾病基本康复，患者需要逐步恢复正常的社会角色。但患者此时对恢复承担正常的社会角色自信不足，对自己患病后的自我能力有疑虑，反而增强对医护人员与他人的依赖性。这类患者安心于已适应的患者生活模式，不愿重返病前的生活环境或承担原有的社会角色，不愿承认疾病的痊愈，甚至不愿出院及终止治疗，这种情形称为患者角色强化。患病前与患病期间的生活状况反差较

大者，角色强化的情况较为多见。

（吴海英）

juésè jiǎntuì

角色减退（role reduction） 因其他角色冲击患者角色，从事了不应承担的活动。个体已进入患者角色，但因种种原因不可能完全摆脱诸多正常社会角色的干预，如由于家庭、工作等因素或由于正常社会角色的责任、义务的吸引，使患者力图重返某些社会角色，导致患者角色行为减退。此时，患者常不顾病情而从事力所不及的活动，表现出对伤病的考虑不充分或不重视，从而对疾病的治疗造成不利影响。例如，一位患高血压住院治疗的老先生，得知患癌症的老伴想吃水果，于是就偷跑出医院买苹果送到家，结果因劳累使病情加重。这就是丈夫角色冲击了患者角色，造成患者角色减退的表现。

（吴海英）

juésè yìcháng

角色异常（role abnormal） 患者角色适应中的一种变态类型。患者无法承受罹患严重疾病或患不治之症的挫折与压力，丧失治愈疾病的信心，表现出悲观、绝望、冷漠等负性情绪，甚至对周围环境及自身治疗都无动于衷。这种异常行为如不能有效地改善，不仅对病情康复十分不利，而且可能发生意外事件。

（吴海英）

zūnyī xíngwéi

遵医行为（compliance behavior） 个体在确诊患有疾病后，积极遵从医嘱，配合治疗的一系列行为。例如，患者遵从医务人员的检查、治疗、护理处方或其他医嘱及有助于患者康复、预防疾病复发的指导意见。医师对患者进行诊疗处置是医务人员的职

责。但医师即使有高超的技术，患者不遵医嘱及履行患者角色的规范，也不会收到预期效果。因此，研究患者遵医行为的规律和影响遵医行为的因素，提高患者遵医的自觉性，有效执行医嘱，是保证医疗效益的重要内容。

影响因素 有以下两方面。

患者因素 一般情况下，急重症患者能够执行医嘱内容。有器质性病变的患者往往全力执行医嘱，其遵从医嘱率较高。而病情较轻、慢性病患者，尤其是门诊患者、中老年患者的"遵医"率较低。研究表明，享受公费医疗、劳保医疗待遇的患者中，不遵医嘱服药而浪费的情况居多。从患者的一般资料看，年龄、性别、职业状况以及受教育程度、社会经济地位等多方面因素都不同程度地影响着患者的遵医行为。

来自患者自身对疾病的认识、经验等方面的因素，也是影响遵医行为的原因。

医务人员因素 包括治疗方案的复杂程度，医师、护士对患者解释是否完整、清楚等。一般来说，越是复杂的内容患者越容易忘记，项目内容多也使患者难以记住并执行。患者的执行能力与医护人员的要求可能存在差距。作为医务人员，习惯于从职业、专业角度提出要求，而患者则从自己的生活习惯、现实条件出发，有选择性地执行医嘱，对一些难以做到的要求容易放弃。遵医行为涉及医患双方，患者不遵从医嘱，不能仅从患者方面找原因。医务人员应采取有效措施指导患者遵从医嘱。

提高遵医率 遵医率（compliance rate）是患者在求医过程中遵从医嘱的比率，涉及医师、患者两个方面。提高遵医率对尽

快有效地治疗疾病，确保疗效十分重要。

患者因素　遵医常是患者的主观态度与行为。由于个性差异，有些患者的个性表现为对医师及诊疗过程较为挑剔。因此，改善服务态度，提高医疗质量，创造一个适合患者诊疗的客观环境，使患者对医院和医务人员的服务满意，可提高患者的遵医率。

医务人员因素　为提高遵医率，医师应注重建立良好的医患关系，增加患者对医务人员的信任程度。可以从了解患者的个性入手，对不同患者进行针对性的交流，满足其心理需求，调动患者主观能动性；详细说明治疗方案和程序，争取患者的合作；讲究医疗工作艺术性，耐心解释；反复说明，提高患者对医嘱的理解和记忆水平；尽可能动员患者共同参与治疗；与患者达成协议，规定有关治疗的总目标和子目标，经双方承诺后，让患者自我监测等，这些都有利于提高遵医率。

（吴海英）

huànzhě de xīnlǐ xūyào

患者的心理需要 （psychological needs of patients）

患者除了具有正常人所共有的心理需要外，还有在疾病状态下的特殊心理需要。常表现为归属需要、尊重需要、安全需要、诊疗信息需要、心身活动需要。

作为受疾病困扰的特殊群体，患者在满足需要的内容上有特殊的指向；而且因病情的变化还会产生新的需要。患者的心理需要常以各种方式反映出来，若得不到满足便会导致不满或不遵从医嘱等行为，影响建立良好的医患关系。关注患者的心理需要并加以引导，有利于患者的心身康复。

（吴海英）

guīshǔ xūyào

归属需要 （belongingness need）

寻求对群体的参与感和归属感。患者有伤病，希望能得到及时的诊治；在需要住院时，希望医院接收其入院。入院以后，患者进入一个由医务人员、病友共同组成的新群体里，需要成为被接纳的人，希望能与病友关系融洽。在病房这个流动性较大的特殊环境中，患者需要主动适应，尽快进入患者角色，与其他患者分享接受诊疗的经验。因此，住院患者都会主动地协调与周围病友的关系，特别是努力改善与医务人员的关系，以便为他人所接纳。医务人员应主动做出相应的互动。

（吴海英）

zūnzhòng xūyào

尊重需要 （esteem need）

每位患者都希望自己被认识和得到应有的尊重。从患者心理上考虑，有些人认为赢得更多尊重，可获取医务人员的重视与关照，从而得到更多的关怀和更好的治疗。患者往往披露自己的社会身份，与医务人员亲切地交流感情，都是期望得到良好的服务与对待。而那些内向又不擅于交往的患者，也希望能得到一视同仁的对待。医务人员必须以高尚的医德行为、亲切和蔼的态度、高超的技术以尊重患者的权利。因此，医务人员对待每位患者必须亲切而有礼貌，不要直呼床号，而要称呼姓名；不要被动冷淡，而要主动热情；不要有亲有疏，而要合理公平。尊重会提高患者对治疗的信心和对医务人员的信任感。

（吴海英）

ānquán xūyào

安全需要 （safety need）

每位患者都把安全视为主要需要，这也是患者求医的最终目的。患者

在求医过程中，心理活动十分复杂，对诊疗等操作与过程大多心存疑虑，对药物、物理、手术等治疗也十分顾虑及恐惧。患者的这些心理反应，应当引起医务人员的重视。医务人员应避免任何可能影响患者安全感的行为，对任何诊疗措施，都要提前与患者沟通，耐心说明解释其必要性与相关安排，以减少患者的疑虑和恐惧。当患者感到医务人员在用最好的、最正确的方法全力地救治他时，便会增加安全感和信心。从而有助于患者情绪的稳定，使其主动配合医务人员的医疗行为。

（吴海英）

zhěnliáo xìnxī xūyào

诊疗信息需要 （diagnostic information need）

患者关注自身疾病的诊疗与康复信息。现代社会中，丰富的信息对个体身心有着重要影响。患者的需要集中地反映在他们对有关自身疾病信息的关注，特别是住院患者，完全改变了自己的生活规律和特定的习惯，亟须了解新环境中的信息。他们不仅需要知道医院的各种规章制度、治疗设备及医师水平情况，还急于知道所患疾病的诊断、治疗、预后等信息。医务人员应该了解患者对自身疾病的关注度，从患者的需要出发，及时向患者介绍疾病的发生和发展、有关诊断和治疗的安排等信息，有助于患者的情绪平稳，增强安全感，积极主动配合治疗。

（吴海英）

xīn-shēn huódòng xūyào

心身活动需要 （psychosomatic activity need）

处于疾病状态的个体，其心身活动与正常人有所差别，但仍具有心身活动的需要。住院患者与亲友分离，日常的工作、生活秩序被打乱，社会联系

和交往减少，尤其是躯体活动受限，常会因此而焦虑或抑郁。针对这种情况，医务人员应根据患者的病情，允许其有适当的活动与生活自理，充实患者住院期间的生活内容，满足患者心身活动的需要。

（范 琪）

huànzhě de xīnlǐ fǎnyìng
患者的心理反应 (psychological reaction of patients)

人的身心是统一的，身体上的伤病会直接或间接的造成心理上及情绪上的变化。患者躯体症状形成的不适与痛苦会产生情绪的不良反应，这种不良反应可因疾病的性质、状况、病程、预后以及患者的个体背景而有程度强弱和时间长短的不同表现。患者的心理反应最常见的主要有焦虑、恐惧、抑郁、愤怒等。

（吴海英）

jiāolù
焦虑 (anxiety)

一种对自己疾病预后和个人生命过度担心所产生的消极情绪反应。其中，夹杂着忧心、紧张、不安和焦躁等成分。引起患者焦虑的因素很多，如患病初期对疾病的病因、转归、预后不明确；患者希望对疾病做深入检查，但又担心会出现更可怕的结果；他们反复询问病情，对诊断半信半疑，忧心忡忡；有的则对机体有威胁性的特殊检查不理解或不接受，特别是不了解某项检查的必要性、可靠性和安全性，从而引起焦虑；有的患者因为生病后感到受挫折而心烦意乱等。

焦虑是患病的正常心理反应，完全消除患者的焦虑是不现实也是不必要的。关键是区分焦虑的程度。轻度的焦虑状态可使患者关注自身，对治疗疾病及促进康复有益。但高度焦虑或持续性焦虑反应则对患者的病情不利。医务人员对此应给予格外重视，设法帮助他们减轻心理负担。如了解患者焦虑的原因，采取针对性措施或心理疗法予以解决。

（吴海英）

kǒngjù
恐惧 (fear)

认为对自己有威胁或危险的刺激存在所引起的情绪反应。引起恐惧的原因主要有患病的事实，害怕疼痛，以及对病后生活或工作能力影响等的顾虑。患者恐惧情绪与个体认知评价有关，认为对自己伤害、影响越大的因素，越是恐惧它的到来。不同年龄、性别、经历的患者，对疾病与治疗方法的恐惧是不同的。儿童患者的恐惧，多半与和亲人分离、陌生环境、疼痛相关；成年患者的恐惧，多半与损伤性检查、手术疼痛和预后难料、将来的生活能力会不会受影响等相联系。

恐惧情绪可极大地影响治疗进程与效果。医务人员要认真确认患者的恐惧表现并分析其主要原因，观察患者是否有不安、手发颤、出汗、说话声音改变等，倾听患者细微的叙述；针对具体情况，给予贴心解释、抚慰、支持、指导、帮助等，以改变患者认知，达到减轻或消解恐惧情绪等的目的。

（吴海英）

yìyù
抑郁 (depression)

以显著而持久的心境低落为特征的一种情绪反应。生病后通常人们容易产生反应性抑郁，表现为闷闷不乐、忧愁、压抑、悲观、失望、自怜，甚至绝望等。处于这类状态时，患者对周围的事物反应迟钝、冷漠，失去生活的乐趣，严重者有轻生念头或行为。患者之所以会产生抑郁情绪，除个性因素外，主要由缺乏治疗信心，自己认为治疗不顺利，与期望不符等消极预期所致。长期处于抑郁状态是对患者严重的危害之一。

抑郁可增加医师为患者做出正确诊断与合理治疗之难度，长期持续抑郁会降低患者的免疫功能，延缓痊愈及康复的正常进度，甚至可引起严重的并发症；还会减少患者所能获得的社会支持，妨碍患者同医务人员的合作。

医务人员要提供积极的治疗信息，给患者更多的解释、开导、鼓励，尽可能消除或减轻患者的躯体症状，树立起坚定的治疗及康复信心与勇气；增加对患者的关注和帮助，多与患者良性交流，及时转移患者的消极情绪，鼓励患者多与病友交往，以减轻抑郁。必要时，也可实施以心理治疗为主，药物治疗为辅的抑郁干预，以消解其抑郁。

（吴海英）

fènnù
愤怒 (anger)

因极度不满而产生的情绪反应。多发生于个体感受到挫折时。患者的愤怒既是对患病本身的无奈，也见于治疗受挫后或对医疗环境之不满。例如，患者认为医疗条件不佳，医务人员的服务态度差、技术水平低，医院管理混乱等，导致了疗效低于预期。此外，患者的愤怒也可能来自医院和医疗之外的事件。

在医疗工作中，医务人员应当正确对待患者的愤怒反应，进行适当的引导与疏泄。即使是患者指向自己的愤怒，也应予以理解，更须冷静处理。因为愤怒是患者的常见情绪表现之一。国外报告，适度的愤怒情绪可导出患者的负性积怨，有利于患者的康复；对于同样的外科手术患者，有愤怒情绪表现者比无愤怒情绪表现者伤口愈合的时间要快 1/4。然而，愤怒情绪对任何病情都不利，尤其是过度与持续的愤怒，需要针对性地加以防范，努力予以消解，应追求患者在心平气和的治疗过程中积极康复。

（吴海英）

huànzhě de xíngwéi fǎnyìng
患者的行为反应（behavioral response of patient）

患者在诊疗过程中常见的行为反应有依赖行为、不遵医行为、退化行为和攻击行为等。

（吴海英）

yīlài xíngwéi
依赖行为（dependent behavior）

个体在患病时自然会受到医护人员和亲属的照料，成为被关心、帮助的对象，这易使患者产生依靠他人的行为。有些患者对自己的自理行为自信心不足，被动性增加，事事都要依赖别人。此外，患者的行为可能会变得幼稚化，为唤起他人的注意与关注，表现出行为的退化。尽管依赖行为在患病初期是必要和正常的，但严重的被动的依赖行为则对疾病的诊疗和康复不利。姑息迁就患者过度的依赖行为，常难以培养患者与疾病作斗争的自信心。医务人员应尽量发挥患者在疾病过程中的积极性、主动性，调动他内在的自愈力。对严重依赖者，应给予必要的指导或心理治疗。

（吴海英）

bùzūnyī xíngwéi
不遵医行为（non-compliance behavior）

患者对医务人员的医疗行为不认同、不执行。医治疾病不仅是医护人员一方的工作，患者积极主动的配合也至关重要。调查发现，约 30% 以上的患者在疾病治疗过程中有不遵从医嘱等不遵医行为，精神疾病患者中这类情况占比更高。原因很多，有医源性、药源性，以及医疗技术等因素。此外，患者本身的个性因素也很常见。

（吴海英）

tuìhuà xíngwéi
退化行为（regressive behavior）

个人重新启用原先的或幼稚的行为来处理当前所遇到困难，以满足自己某种心理需要的行为。是退行性行为表现之一。患病后某些患者常有退化行为，表现出下列特征。

以自我为中心：把一切事物及与自己有关的人，都看作他的利益而存在。在治疗进程中，如果患者逐渐开始关心邻床病友，或者让陪伴他的亲朋早点回家休息，对周围的其他事物表示关心，这表示患者的自我中心减轻，标志着病情有所好转。

兴趣变得有限：仅对当时为他发生的事有兴趣，而对其他事情不太关心；即便是病前感兴趣的事物，现在也不感兴趣。

情绪依赖性增强：情绪依赖性指在情绪或情感上过分依赖别人，凡事畏首畏尾，不敢表达自己真实的情感。患者在情绪上往往依赖其照护者，尤其是经常按医护人员的直接指示去做，此时患者的情绪可能是矛盾的。

全神贯注于自己的机体功能：患者对与自己身体功能有关的事情非常关心，如能吃什么不能吃什么，什么样的食物适合自己的病症，什么时间该睡觉，怎样的活动对机体有利等。

认识这些有助于医护人员了解患者及其行为。有研究认为，关注自身是患者重新分配能量以促进痊愈的过程，可保存能量与精力。因此，一定程度的退化行为对患者是有帮助的。而当病情好转时，患者就会扩大关注范围，逐步恢复正常的社会行为。

（吴海英）

gōngjī xíngwéi
攻击行为（aggressive behavior）

以伤害另一个体的身体或心理为目的的行为。即对他人的敌视、伤害或破坏性行为。包括身体、心理或言语等方面。

受挫感与愤怒可导致攻击行为。攻击的对象可以是使自己受挫的人或事物（如医护人员、家属或医疗设施），称为外惩型；也可以是自身，如患者认为治疗受挫是因为自己没听医师劝告，便可导致自怨、自责、自伤甚至自杀，称为内惩型。有时患者由于某种原因不能或不便对某一对象实施直接的攻击，于是便将攻击矛头转向无关的人或事物，称为转移性攻击。医务人员应当从形成患者攻击行为的心理活动入手，了解患者产生心理挫折的真实原因，有的放矢地帮助患者化解矛盾，给予心理支持，以冷静、理智的方法对待患者攻击行为，必要时实施心理疏导，改善认知等心理治疗。

在临床诊疗中，患者的心理问题是普遍存在的。医学的服务对象是人，他们是有思想、有感情、有不同个性的。患者对于患病、住院、服药、手术甚至临终等都有各种特定的心理活动。就不同类型患者而言，其心理活动有共同特点，掌握这些特点并有针对性地进行帮助与干预，对减轻与矫正患者不良心理反应的发生，以促进患者早日康复，或平静离世等都十分必要。同时，由于患者个性的差异，患病种类不同，诊治、护理情境有别，再加上所处的环境因素各异，了解患者心理与行为的个别性表现对于帮助患者尤为重要。

（吴海英）

menzhěn huànzhě de xīnlǐ

门诊患者的心理（psychology of outpatient）　医疗机构中门诊患者常见的心理表现。有两大类。

急症患者的心理：这类患者起病急，往往需要紧急处理，病情严重者甚至会有生命危险。急症患者常见的心理表现以焦虑、恐惧、依赖最突出。医护人员对危重的急诊患者，应迅速接纳救治并予以处理。例如，听到急诊讯号后，应立即出来迎接患者；对于危重患者应立即采集病史，同时果断施行应急救治措施；以冷静、耐心的态度与实际言行安抚宽慰患者；实施各种急救措施时应充满自信，尽可能使患者及其家属放心；对依赖心理较重的患者，更要热情、耐心、稳重地给予安抚和帮助。

慢性病患者的心理：慢性病指病程长达 3 个月以上，病情相对稳定，但须长期维持治疗者。慢性病患者中大部分人的社会功能尚好，处于带病延年的状态。人类社会的进步及医疗保健事业的发展，使得人类平均寿命延长，老龄化群体增长较快，从而患慢性疾病的概率及绝对人数日趋增高。据世界卫生组织（WHO）调查，各国患慢性疾病的人数在不断增加，已成为临床就医的主要群体。

慢性病已成为影响人类健康的主要疾病，由此带来一系列慢性病患者的心理问题。其主要表现有抑郁心境、归因转移、疑虑、患者角色强化等。

慢性病患者的心理调适通常采用的方法包括：①促进信息沟通，加强医患交流，增强患者信心。②做好解释与指导，使患者了解心理状态与疾病康复的关系，及不良心境对健康的影响，使患者主动配合治疗，强化遵医行为。③加强社会支持，要做好患者社会支持系统的协调工作，为患者建立一个治疗、休养和生活的和谐环境。

（吴海英）

jiāojí xīnlǐ

焦急心理（anxious psychology）　患者表现出求医心切，希望立即得到良好救治的情绪。引发原因主要是就医一般经过挂号、候诊、诊断、检查、交费、取药、治疗等过程，人多排队，多次往返；有的患者心存顾虑，急于就诊、尽快明确诊断；有的患者遇到有人和自己疾病相似，急于探听医师医术是否高明；有的患者害怕病情加重，急于尽早得到良好的救治。焦急心理是患者的正常心理反应，完全消除不现实，也不必要。医务人员应了解和满足患者的心理需求，采取针对性的方法给予解决。

（吴海英　梁治学）

jùpà xīnlǐ

惧怕心理（fear psychology）　患者常因为害怕患病导致严重后果或担心患病后诊疗处理带来的痛苦及疾病预后不良，无法恢复正常的社会角色等而产生的恐慌不安情绪。门诊患者特别是首次就诊的患者，环境不熟悉，就诊程序不了解，对医护的业务水平持怀疑的态度，加上对自己的疾病能否治愈的担心会产生惧怕心理。患者明知惧怕的对象对自己并没有真正严重的威胁，也知道自己的这种惧怕反应是不合理、没有必要的，但仍不能自我防止和控制发作。当再次进入相同场合时，惧怕仍会反复出现。应加强与他人的交流与沟通，医护人员对采取各种方法，尽可能使患者及其家属放心。

（吴海英　梁治学）

yīlài xīnlǐ

依赖心理（anaclisis）　由于突然而来的伤病，可造成某些患者出现退化行为，表现为过度依从医护人员及家人等，无条件地信任医护人员的拯救，甚至成年患者显现出类似儿童的幼稚情感。又称惰性心理。就其本质来看，依赖心理是一种懒惰的心理表现，依赖别人，自己不必动脑筋，费精力。产生依赖心理的原因主要有两个方面：一是教育不当引起的心理依赖；二是自卑衍生出来的心理依赖。对依赖心理较重的患者，更要热情、耐心、稳重地给予安抚和帮助。

（吴海英　梁治学）

guīyīn zhuǎnyí

归因转移（attributional transfer）　当自己不能达到既定目的或行为受挫时，将原因归于他人的一种心理状态。表现为怨天尤人，而不是反省自己的行为习惯对患病的影响。这也是一种心理防御机制。归因转移极易引发医患间的冲突，甚至酿成恶性事件。应加强医患交流，做好解释与指导，使患者主动配合治疗，强化遵医行为。

（范琪　梁治学）

huáiyí

怀疑（doubt）　心中存有疑问。慢性病的病因错综复杂，且疗程较长，因此患者可能滋生怀疑心理，质疑治疗方案是否正确或不相信医师水平。患者甚至因此不遵医嘱或发生中断治疗的行为。

患病后，有些患者因个性特征因素表现得特别敏感、多疑。

这类患者对周围人的语言，暗中察言观色，妄加推断，胡思乱想，对医务人员的低声议论尤加猜疑；对亲朋好友的安慰，半信半疑，怀疑自己的病情已很严重。他们怀疑别人在欺哄自己，因而忧心忡忡，惶惶不可终日。患者的认知功能可能会因人而异有一些相应变化，医护人员应予关注。

（范琪）

住院患者的心理 zhùyuàn huànzhě de xīnlǐ （psychology of inpatient）

患者进入临床机构并接受住院诊疗，心理上往往会产生一系列较重大的变化，认为住院是人生的重大事件之一。一则因为住院本身就是心理应激原；二则不少患者因病情较重或较复杂而住院，这本身更是强烈的应激原。医护人员应掌握住院患者心理活动特点，给予患者具体的干预及全面的帮助。住院患者共性的心理问题有情绪波动、感觉异常、依赖他人、敏感猜疑、孤独感等。

住院患者的心理问题常因人而异。而且患者在不同疾病、病情发展的各个不同阶段的心理活动都有差异。因此，医护人员应主动熟悉每位患者的心理特点，根据具体情况与患者需求采取不同的干预对策。

（吴海英）

情绪波动 qíngxù bōdòng （mood swings）

患者住院期间发生的情绪变化不同于正常状况下的现象。患病本身就是一种应激，患者可因受挫感较强而情绪不稳定，时时出现波动。常见的表现有心境低落、遇事易怒；对周围刺激反应较敏感；或常处于焦躁不安、紧张状态；有些患者还会处于抑郁状态。医务人员应观察患者的情绪变化，及时予以交流、疏导，并给予积极心理支持。

（吴海英）

感觉异常 gǎnjué yìcháng （paraesthesia）

患者住院后，需要适应陌生的新环境，此时其主观感觉和体验不同于正常时的现象。患者异常敏感，将注意力集中与自身的躯体与症状，甚至对自己的呼吸、心跳、胃肠蠕动都能清晰觉察到，进而产生种种疑虑。这是因为患者将注意力转向自身内在的感受的缘故。此时医护人员要向患者进行耐心的解释、安抚，以打消患者因感觉异常产生的负性情绪。

（吴海英）

依赖他人 yīlài tārén （relying on others）

住院后受到医护人员、家人的关心照顾而使患者产生的依从感和信任感。这时患者的角色行为变得较为顺从与依赖，情感较为脆弱。此时的患者往往希望得到更多医护人员及家人的关心，从中得到安慰与某些保证，常表现为依赖性有所增强。此时，医护人员一方面要给予患者应有的帮助和照料；另一方面要在患者生活功能许可的情况下，鼓励与指导其生活等行为自理，不使其因过度强化患者角色而不利于疾病康复。

（吴海英）

敏感猜疑 mǐngǎn cāiyí （sensitive and suspicion）

住院患者往往对周围与自己有关的事物、信息及资讯等特别在意和怀疑的一种心理状态。他们对医师就疾病的解释常半信半疑，甚至曲解他人的意思；甚至医务人员低声讲话，都会使其疑心，误以为是在议论自己的疾病，觉得自己的病情加重了或预后不良，并会莫名其妙地担心误诊、吃错药、打错针等，身体稍有不适便很焦虑。此时，医护人员应多与患者交往，了解并消除患者不必要的疑虑和猜测。医务人员应该表现出严谨的态度，举止大方，语言恳切，以获得患者的信任，减少患者的疑虑。

（吴海英）

孤独感 gūdúgǎn （loneliness）

刚住院的患者，处于周围都是陌生的人与环境而产生的一种自觉与他人或社会隔离及疏远的感觉和体验。患者住院后把恢复健康的希望寄托在医务人员身上，但医师和护士不可能时刻陪在身边，多数时候患者需要独处，这样就增加了患者的孤独感。训练有素的医护人员应尽可能充分理解患者的这种心理，适当加强与患者的情感及思想语言交流，有时这种交流可以没有医疗的目的。同时，应在可能的情况下鼓励同室病友间的交流，营造一个温馨的人际氛围，以减轻患者的孤独感。

（吴海英）

手术患者的心理 shǒushù huànzhě de xīnlǐ （psychology of surgical patient）

各类手术治疗对躯体都是一种创伤，接受手术的患者大都会产生各种负性心理反应，这些心理活动常会影响手术的效果与康复进程。因此，了解手术患者的心理特点，采取相应的心理干预措施，消除或减轻患者的消极心理，可使患者顺利渡过手术过程，取得良好的手术效果及术后康复。手术患者的心理主要指患者手术前、手术中和手术后的心理活动情况，医护人员可以有区别且针对性地进行干预。

（吴海英）

shù qián huànzhě de xīnlǐ

术前患者的心理（psychology of preoperative patient）

手术前，多数患者对手术及其过程缺乏必要的了解，对手术成功与否以及效果好坏的担忧，害怕术中疼痛，甚至死亡等，常可引起患者明显的心理应激反应。

主要表现 手术是一种有创伤性的医疗手段。术前患者常会感到焦虑和恐惧，心情忐忑不安，夜不能眠；还有的甚至写好遗嘱，做了后事安排等。手术前的紧张、焦虑是常见的心理反应，焦虑的轻重会不同程度地影响手术治疗效果。轻度焦虑者有利于治疗，因为轻度焦虑是患者正常的适应性心理反应，有利于机体生理功能的自我调节。严重焦虑者则可导致神经内分泌失调，而使手术预后较差，甚至该类患者不宜立即进行手术，需改善焦虑后再作考虑。无焦虑的术前患者也不正常，这类患者往往对手术及医师存有过度的乐观预期或心理依赖，他们对手术危险及术后并发症等缺乏足够的心理准备，一旦出现问题，便会产生严重的受挫感。

术前心理干预 应维持和增进患者的积极心态，确保手术的顺利实施，并取得良好的治疗效果。由于术前患者心理反应因人而异，个体差异较大，因此应根据患者的具体情况分别采用相应措施。其主要措施包括以下几个方面。

提供信息 对手术相关情况了解越多，患者的心理准备越充分，情绪便越稳定。医护人员应耐心与患者进行交流，告诉他们可能出现的情况，并充分听取他们的意见和需求；了解患者的心理反应、手术动机及应对方式等，有利于建立起良好的医患沟通。

此外，及时向患者和家属提供有关手术的信息并加以解释，可以帮助患者了解手术的意义、程序和可能引发的并发症，这有助于打消某些疑虑，保证手术的顺利进行。

提供的信息可分为主观感觉信息和客观程序信息两种。前者是指患者手术中及手术前后自身体验到的信息；后者是指即将到来的手术过程中的信息。对于那些无焦虑感或盲目乐观的患者，尤其要指出手术的各种可能性，使其做好必要的心理准备。

行为控制 有效的行为控制有助于减轻手术期患者的负面心理反应，有以下几种方法。

放松术练习 能够有效地对抗焦虑情绪，是减轻术前焦虑和术中痛苦感的最常用方法。

示范法 指术前给予相应的指导。可以借示范的形式，指导患者学习掌握几种克服术前焦虑的方法。例如，可请手术后效果良好的同类疾病患者介绍经验与体会，这种方法有时比医护人员的直接解释更为有效。

社会支持 给予患者以有效的社会支持也很重要。例如，可安排家属、朋友和其他人及时探视，他们的安慰和鼓励常能增强患者治疗疾病的信心，从而减轻患者的术前焦虑与恐惧。

创建良好环境 良好的手术氛围及环境至关重要，这可以从规范的手术室环境做起。此外，医护人员表情自信，话语轻柔，对意识清醒的患者注意及时沟通交流等，都可使患者增加安全感。

通过以上手段可减轻恐惧，将患者的焦虑调控在适当水平。对有些过度焦虑的患者，则应酌情给予药物平抑焦虑等情绪。

（吴海英）

shù zhōng huànzhě de xīnlǐ

术中患者的心理（psychology of the patient during operation）

手术过程中患者可能有的心理波动。这主要发生于局部麻醉和椎管内麻醉的患者，他们在手术中处于清醒状态，虽然看不见手术的操作，但注意力高度集中于手术过程的各种信息。患者推测自己病情的严重程度以及手术是否进展顺利，恐惧与担忧是必然的情绪反应。医师术中的任何言行都有可能影响患者的心理状况，甚至导致不良心理反应。医师与护士在手术中应尽可能注意言语交流的语词与语调，不使用会让患者感到刺激或负面暗示的词语及语调等。

术中遇到意外情况时要保持冷静，切忌骤然提高语调或举止失措，徒增患者的恐惧。对清醒状态下的患者可视情况不时进行沟通与安慰。手术中不应涉及与手术无关的话题，以免患者误解。

对于实施全麻手术的患者，则应事先说明麻醉的基本步骤和安全性，消除患者对麻醉的恐惧，以取得患者的合作。

（吴海英）

shù hòu huànzhě de xīnlǐ

术后患者的心理（psychology of postoperative patient）

手术后的患者，在被告知手术顺利后常会出现一定程度的轻松与庆幸，这是对病患解除后积极的心理反应。但随后而来的术后疼痛，部分生理功能丧失，躯体活动受限，生活不能自理，甚至患者可能疑虑手术效果达不到预期等，这些都可使患者产生相应的心理与情绪问题。

主要表现 患者产生的心理与情绪问题，如悲观、沮丧、失望、无助等，进而表现出易激惹、躯体症状增多、睡眠障碍、食欲减退等临床症状，可影响手术治疗的预后。因此，手术后患者常需要进行针对性的心理干预。

心理干预 应根据患者的具体病情和心理反应特点，有针对性地进行，可着重考虑以下几个方面。

反馈手术信息 在患者麻醉苏醒后，应立即告之手术的相关信息，并给予积极鼓励和支持，以免其心理负担过重。在病情许可的情况下，把切除的病灶让患者（特别是家属）过目，使其清楚病根已除，并可为此感到欣慰；当手术不顺利或病灶未能切除时，应注意保护性医疗措施，一般只告诉家属实情。

处理术后疼痛 首先，应告知患者，术后疼痛是手术正常的伴随现象或后续反应，以打消其疑虑；其次，要了解患者伤口疼痛的程度，鼓励患者运用术前学到的放松技术，以努力缓解疼痛；再次，要指导患者正确转换体位、姿势，以避免加重疼痛。此外，还可让患者听轻音乐等，以帮助转移对疼痛的注意力。对于疼痛较重的患者，可酌情给予镇痛药，以减轻疼痛。

心理疏导 术后通过合理的心理疏导，可帮助患者克服消极情绪。术后患者出现焦虑、抑郁等消极情绪者很常见，原因很多。除前述外，有的是因为自我评价手术疗效的方法错误所导致的。例如，多数患者总把自己与做过相同手术的患者进行比较，或是与自己术前对手术效果的期望值进行比较，这样难免自我术后感觉不良。此时，应将正确的疗效评价方法告诉患者——根据各人的病情特点、手术情况及术后检查情况等来做出评价，让患者看到希望，感到自己正在康复之中；以良好的心理状态促进康复。

做好出院的心理准备 大多数患者伤口拆线后就可出院，但其各方面功能仍未完全恢复，故应向患者详细介绍出院后的自我保健知识，如活动、工作和饮食等方面的注意事项等，使患者适应出院后的生活。有些患者手术后导致部分生理功能丧失（如子宫、卵巢切除等）或身体残缺（如截肢等），常引起重大心理创伤。此时，要对其进行积极的心理支持。必要时，可采用心理疗法，使其正视现实，尽快适应今后的生活。

（吴海英）

línzhōng huànzhě de xīnlǐ

临终患者的心理 （psychology of dying patient）

临终患者的认定，国内外尚不统一，较为公认的是指濒临死亡，已无积极干预性治疗的意义，估计最多只能存活 2~6 个月的患者。也有学者认为是出现生命体征和代谢等方面严重紊乱而正在逐步趋向濒死的患者。

临终患者的心理及其调适是现代临床的一大关注焦点。死亡是无可回避的自然规律，因医治无效而面临死亡是一个过程。不管死亡是突然发生的，还是久病造成的，都会给个体带来不同程度的躯体和心理等的痛苦，也使家属经历哀伤。让个体宁静、安详、从容地面对死亡，并尽可能减轻临终前其身体和心理上的痛苦，提高临终生存质量，维护濒死患者的尊严，给予其周到的关怀与安抚等，是医务工作者应尽的职责。因此，医护人员应该了解个体在临终前心理变化种种的特点，帮助他们安详地走完人生最后的旅程。

临终患者由于疾病的折磨，对生的依恋、对死的恐惧以及对亲人的挂牵等，心理活动和行为反应极其复杂多变。并且每个人接受死亡的心理状态又因个人的个性特征、宗教信仰、教育水平、年龄大小及家庭状况等的不同而各异。1969 年，临终关怀心理学的创始人，美国精神科医师伊丽莎白·库布勒－罗斯（Elisabeth Kübler-Ross，1926 ~ 2004 年）出版了《论死亡和濒临死亡》（*On Death and Dying*）一书，此书被誉为 20 世纪医学发展的一个重要里程碑。后来，罗斯又发表了另一本具有重要影响的临终关怀心理学专著《死亡：成长的最后阶段》，提出了濒临死亡和死亡为人的成长提供了最后机遇的理论观点。罗斯归纳了濒死患者相继出现心理与行为的 5 个阶段，即否认与震惊、愤怒情绪、接受与遵医行为、抑郁反应、接纳死亡。

（吴海英）

fǒurèn yǔ zhènjīng

否认与震惊 （denial and shock）

患者在得知患重症或不治后的第一反应。多数表现为对"噩耗"极力否认，感到震惊与恐惧，甚至出现木僵状态（stuporousstate）。患者不敢正视和接纳这一信息，不接受临近死亡的事实。患者常怀着侥幸心理，四处求医，希望先前的诊断是误诊；听不进对病情的任何解释，同时也无法处理各种有关问题，或做出任何决定。这个阶段较短暂，可能持续数小时、几天或几周。此时的患者尚未准备好去坦然接受自己患病的严重后果。

（吴海英）

fènnù qíngxù

愤怒情绪 （anger）

临终患者意识到病情严重性及后果不可逆

的信息被证实，主观否认难以维系，加上病痛经过各种治疗仍然无效，症状逐渐加重后所滋生的消极情绪。此时，强烈的求生愿望无法获得满足，从而导致患者愤怒情绪的发泄。这种愤怒的指向常无固定目标，可以是他人以及自身。患者常把怨天尤人等强烈情绪在面对医护人员、家人亲友时加以发泄；患者也可能迁怒自己，表现为自怨自艾或悔恨等。有时，患者对周围一切都厌烦，充满敌意，甚至伴随着攻击性行为，不配合或抗拒医护工作，如拔出针头与导管，以发泄愤懑及内心的痛苦。这是一个患者求生欲望必然的阶段，其延续时间长短因人而异。

(吴海英)

jiēshòu yǔ zūnyī xíngwéi

接受与遵医行为 (acceptance and compliance behavior)

经过一段时间的否认与拒绝，患者无奈地接受了现实，虽然情绪不能完全平复，但患者开始适应和接受重病的现实。这是继发泄愤怒之后的阶段。其求生欲望依旧强烈，希望延长生命和减轻痛苦。此时患者积极配合医护人员的救治，尽力执行医嘱并想方设法主动与疾病抗争，渴望出现奇迹使疾病得以好转。同时，也希望得到医护人员和家人更精心的关照与支持。

(吴海英)

yìyù fǎnyìng

抑郁反应 (depressive reaction)

临终患者出现以心境低落为特征的情绪反应。虽然求生的欲望使患者积极配合治疗，但身体功能的衰弱或丧失逐渐加重，病情持续恶化。此时患者开始意识到死亡将至，生的欲望不再强烈。另外，疾病本身与检查和治

疗的痛苦，或经济负担加重等，又使患者感到悲伤、沮丧、绝望，极易导致抑郁心境。这是接受现实后的一个心理活动阶段。处于抑郁心境的临终患者，有的冷漠，对周围的事情不关心、少言或无语；有的悲哀、哭泣；有的为安排后事忧心。也有部分患者害怕孤独，希望得到医护人员与家人的更多同情和心理安抚。

(吴海英)

jiēnà sǐwáng

接纳死亡 (acceptance of death)

临终患者的最后阶段。如果患者得到了适当的帮助，重要的事情已经安排完毕，患者将进入一个新的心理阶段——接纳死亡，等待与亲人最终的道别。患者表现较为宁静，常可理智地面对即将发生的死亡事实。对周围的一切都是超脱的态度，平静地迎候生命的终结。

事实上，临终患者的心理发展虽有一定的共性特点，但却因人而异。医护人员要区别不同的情况给予处理与帮助。

(吴海英)

línzhōng huànzhě de xīnlǐ tiáoshì

临终患者的心理调适 (psychological adjustment of dying patient)

在临终关怀过程中，临终心理调整与适应尤为重要。心理调适的原则及方法是以减轻患者痛苦与不安，平静地接受死亡为目的的。具体包括以下几方面。

减轻患者痛苦 应尽可能地促使患者的心理活动与情绪趋于稳定，平静地面对死亡。努力改善患者的各种不适症状，特别是减轻疼痛等躯体症状，将有助于稳定患者情绪。可采用药物镇痛等措施，也可采用非药物方法以镇痛，如针灸、推拿等，以及一些物理疗法。

树立患者尊严信念 患者悲观、绝望等负性情绪可使病情恶化，加剧痛苦，或加速死亡。因此，要帮助患者确立坚持有尊严地走完人生最后阶段的信念。医护人员要帮助患者形成明确、可实现的积极目标，如生活、治疗目标等。从实现各个目标中使患者获得自信，提高临终前的生活质量与保持个体的尊严。

关心体贴患者 患者接受即将死亡的现实后，在临终之前，他们不愿孤独地离去，迫切希望得到更多的同情、关心和安抚，渴望亲友们都在身边。医护人员应与患者的亲友密切配合，积极为临终患者提供心理关怀及亲情关爱，以真挚的情感去温暖与体贴患者，聆听其对人生和生命的倾诉，陪伴其度过生命最后时刻。

尊重患者人格 对临终患者，要理解和同情他求生的欲望，使其感到人格受到尊重。周边的陪伴者要态度自然、诚恳，在耐心倾听的基础上，以温馨的言语与患者交流，语词要清晰，解释要恰当；护理时要沉着、稳重，操作要轻柔，处处体现出对临终者的关切与尊重。

调适关系 有些临终患者易激惹，或经常向周围的人发泄情绪，尤其在这一心理状态被大家谅解和迁就时，可能助长其要求别人来适应自己的行为。医护人员可以通过心理干预技术，取得患者的信任，加以引导，使患者尽可能摆脱与调整其心理困扰；稳定患者的情绪，使其安定、平静地面对死亡。

(吴海英)

yī-huàn guānxì

医患关系 (doctor-patient relationship)

人际关系在医疗情境中的具体化体现。

含义 医患关系有狭义和广义之分。狭义的医患关系，特指医师与患者的关系；广义的医患关系中，"医"不仅是指医师，还包括护士、医技人员、医院管理人员及后勤服务人员等；"患"也不仅是指患者，还包括与患者有关的亲属、监护人和单位组织等。尤其在患者失去或不具备行为判断能力（如昏迷患者、精神病患者及儿童等）时，与患者有关的人群往往直接代表了患者的利益。因此，广义的医患关系是指以医师为主的群体与以患者为中心的群体在诊疗疾病和预防保健、康复中所建立的一种相互关系。美国医学史家亨利·恩斯特·西格里斯特（Henry Ernest Sigerist, 1891～1957年）曾说，每一种医学行为始终涉及两类当事人："医师和患者，或更广泛地说，医学无非是这两群人之间多方面的关系。"这是对狭义和广义的医患关系所作的经典描述。

医患关系是医疗活动中最重要、最基本的人际关系。中医学自古以来就把"医乃仁术""治病救人""病为本，医为工"等宗旨作为处理医患关系的基本准则。中国唐代名医孙思邈（541～682年）在《备急千金要方·大医精诚》中指出："凡大医治病，必当安神定志，无欲无求，先发大慈恻隐之心，誓愿普救含灵之苦。"并提出"若有病厄来求者，不得问贵贱贫富，长幼妍媸，怨亲善友，华夷愚智，普同一等，皆如至亲之想"。西方也有同样的从医准则。著名的希波克拉底誓言中说："我一定尽我的能力和思虑来医治和扶助患者，而决不损害他们。""无论我走近谁的家庭，均以患者的福利为前提，务期不陷于腐败的坠落。"医患关系经历着错综复杂的演变过程。

古代医患关系的特点 15世纪以前主要是经验医学，带有朴素唯物主义的辩证观，医学分科不细，医师行医有个体游走、患者上门就医、邀请出诊或在药铺坐堂等的方式；医师对患者的疾病必须全面负责、整体考虑。当时的医患关系主要有以下特点。

直接性 医师从诊断到治疗，均是以直接与患者交往为前提的。如中医的"望、闻、问、切"均需要与患者直接且密切接触。

稳定性 由于当时并不像现代社会中各类医院分科细致，因而任何一位医师对患者疾病的诊疗必须通盘考虑，全面负责，而患者也往往把自己的生命托付给医师。所以，医患关系相对稳定。

双方的主动性 在朴素辩证法的整体观指导下，医师重视患者的心理、生理、社会环境等诸多因素；愿意主动接近、了解和关心患者。患者也渴望得到医师的诊治而主动向医师讲述有关情况，视医师为救命恩人，遵医行为突出。由此形成医患关系的双方主动性与稳定性。

近代医患关系的特点 进入近代，自然科学从宗教经院哲学的束缚中解脱出来，并迅速发展，实验医学得以产生。社会发展及医学进步使集中诊治患者成为可能，大批医院纷纷建立，医患关系也随之发生了深刻变化，主要表现在以下几点。

物化的趋势 由于医学的发展，医疗配套设施大量增加，各种辅助检测手段日趋先进，借助于仪器设备诊断疾病、进行治疗，已被临床广泛采用。医患之间面对面的交流明显减少，医患感情日渐淡漠，医患关系大部被人机关系所替代。

分科太细 由于医学分科越来越多，专业领域不断细化，专科医师各自负责患者某一躯体系统、甚至某一器官的诊治，一位患者常由多位医师诊治，而一位医师也要负责多名患者的诊疗。于是，一位患者常与多位医师建立医患关系，一位医师也与多名患者建立医患关系，导致医患之间稳定的交往关系减少，情感趋于淡化。

患者与疾病分离 医学研究的发展分门别类，使医学对病因、病种的认识细致而深化，虽然对躯体与疾病局部认识增多，但也造成整体认知的阙如。医师注重患者具体脏器的病变与治疗，忽视患者的整体状态及其与所处的社会环境、心理因素等在疾病发生发展过程中的作用，往往难以取得满意疗效。

现代医患关系发展趋势 现代医患关系是传统影响和现代发展的综合反映。一方面，医患交往中，医师占主导地位，患者被动的局面仍普遍存在于临床诊疗中；另一方面，随着社会物质文明和精神文明的不断发展，尤其是新的医学模式的出现，现代人确立了独立的人权观和权益观，人们不仅追求生物学意义上的健康，而且希望达到社会及心理等诸多方面的完满状态。因此，在医疗人际交往中一种理想的、渗透人文关怀精神的新的医患关系正在逐步形成过程中。其具体表现在以下几方面。

理念上尊重患者 当今社会，对人的认识和理解越来越深刻，体现在医患关系中，就是强化医学服务的根本宗旨，树立"以患者为中心"的服务理念，尊重患者的人格与自主权。

双方共同作用 传统的医患

关系是一种单向关系，只注重医师对患者的义务和权利。而现代医患关系不仅注重医师对患者的义务和权利，也强调患者的权利与义务，这就使传统的单向型医患关系转化成为双向型的医患关系。医患关系的双方作用指医师与患者彼此互相尊重，互相影响；医师应尽力用自己的知识和技术帮助患者战胜疾病；患者也应在医师的指导和帮助下，发挥自己的主观能动性，积极参与整个医疗过程，主动配合医师的治疗。

医疗服务范围 随着现代社会经济的发展，人们的健康需求已不再满足于仅对躯体疾病的医治，医学模式的转变促使医学关注人们的躯体、心理、社会完满。个体心理健康的维护与社会适应的良好也成为医学关注的内容之一。多元内涵的新型医患关系正在形成之中。

（杜文东）

rénjì xīyǐn

人际吸引 (interpersonal attraction)

在人际交往中产生彼此关注、欣赏、倾慕等情感，从而促进人与人之间的接近，并建立感情的过程。人际吸引取决于社会认知水平。社会认知（social cognition）是个体对他人的心理状态、行为动机和意向等做出推测与判断的过程。社会认知的过程，是依据认知者的过去经验及对有关线索的分析而进行的，它是认知者、被认知者和情境等因素交互作用的复杂过程，是个体对社会刺激加以综合的过程。

影响因素 有以下几方面。

仪表性吸引 仪表，包含先天素质和后天素质两个部分。仪表中的某些内容，如身材、容貌等，是先天遗传素质决定的；而仪表中的衣着、打扮、姿势等则与个人的文化、知识教养等后天教育有关。在人际交往中，仪表起着"先入为主"的作用。心理学调查发现，除容貌、身材外，对一个人的仪表印象主要来自3方面的感觉信息：服装、风度和谈吐。因此，这就要求医师在医疗活动中应注意着装整洁、谈吐得体。

相似性吸引 在人际交往初期，外在吸引力会产生较大的作用；但随着交往的加深，人们在文化内涵、个性特征等方面的相似性对彼此所产生的吸引越来越大，即俗话所说的"物以类聚，人以群分"。相似性包括的范围很广，如年龄、教育背景、经历、籍贯、价值观等。

接近性吸引 人与人之间在时间（接触频率）和距离（接触的融洽度）也是影响人际吸引的重要因素。一般来说，双方经常接触，并且过程愉悦，容易产生相互吸引，建立友谊。如医师对住院患者较多的探视与交流每每可以增进医患关系，强化接近性吸引。

相悦性吸引 人际交往常涉及双方需要的满足，有一种心理上的愉悦感。相悦性吸引，主要表现为人际关系的相互接纳、相互肯定、相互悦纳。患者能够接受医师并乐于遵从医嘱，在诊疗交往中就会减少摩擦与心理冲突，成为建立良好医患关系的前提。

互补性吸引 当交往双方的需要及期望形成互补关系时，就会产生吸引力。当人际交往以吻合的方式存在时，就会形成良好的关系。如温和细致的医师与脾气急躁的患者，知识渊博、耐心体贴的医师与文化相当、医疗常识不足的患者，往往都能形成互补性吸引。

敬仰性吸引 这是因对个体某种特征的敬慕而产生的人际吸引力。一般来说，有才华、有名气或具有某些特长的人容易受到他人的敬仰。如著名专家易受到患者的崇拜与追捧，甚至这类医师即便发生某些小差错，也不会影响患者对他们的评价。

医患关系中的人际吸引 医患关系如同人际关系一样，是人与人之间心理上的相互认识、吸引、默契、归属乃至同化等的过程，是在社会交往过程中形成的，是建立在个人情感基础上的人与人之间相互吸引或相互排斥的关系，它反映了个体间在心理上的亲疏距离。由于人们在相互交往时，往往根据自身的经验与体会来认识他人，因此这种推测与判断往往会发生偏差，造成错误与偏见，对此应加以关注。医患关系中常见的、需重视的、可影响人际吸引的效应有以下几点。

第一印象 又称首因效应，是指个体与他人初次接触时，快速地形成对他人的总体印象。由于个体常以既定的认识标准与经验去判断对方表面与背景信息，这会影响到对他人印象的正确性。第一印象主要来自被认知者的外表特征，如容貌、身材、服饰、表情等；还有一些来自接触前了解的背景信息，如社会地位、现任职务、经济状况等。

第一印象一旦形成，被认知者以后的具体表现就很难再改变认知者的判断。因此，在医患交往中，医师应努力完善自我形象，给患者以良好的第一印象；另一方面，医师也要力求避免对患者"以貌取人"或"以势取人"等片面认知。

近因效应 指在人际交往过程中，被认知者近期的言行表现给认知者留下的印象最为深刻，以致可以改变认知者早期对被认知者的印象。一般来说，第一印象在与陌生人交往时发挥较大的作用；而对曾经认识的人，则近因效应起更主要作用。在医患交往过程中，应该预防心理效应的消极影响，既不能"先入为主"，也不能一成不变，而应该以全面、发展的态度认识对方。

晕轮效应 是指在人际交往中对个人的某种特征形成了清晰、鲜明的印象后，从而掩盖了对其他因素的知觉。这些特征往往是认知者认为重要或突出的品质，因而被主观放大，使得认知者看不到对象的其他品质。晕轮效应是对他人的一种认知偏差，是一种以点概面的知觉倾向。医患双方在交往中都可能因各自看中的某些评价内容而亲近或疏远对方。对此要予以认识，努力避免晕轮效应影响医患良性交往。

刻板印象 人们的社会认知偏差，不仅表现在对个人的认知过程中，而且也会表现在对群体的认知过程中。刻板印象是指认知者受社会文化等影响对某一社会群体所形成的固定而概括的看法。例如，患者常认为年龄大的医师水平高等就属刻板印象。

医患间技术关系与非技术关系 医患关系可分为医患间的技术关系和非技术关系两个方面，它们之间既有区别又有联系。

技术关系 指在诊疗技术实施过程中医务人员与患者之间与诊疗有关的相互互动关系。例如，医务人员在采集病史，进行体检，安排实验室检查，做出临床诊断和制订治疗方案等过程中与患者建立的相互关系。一般而言，医患在技术方面的沟通，医务人员处于较主动的地位。因为相对于患者，医务人员掌握了更多的医学知识和技能，在技术上"医"是内行，"患"是外行。但承认医者在技术方面的主导地位的同时，也应防止将这种地位绝对化。如果医师以专家自居，独断专行，不经患者知情同意就采取医疗措施，就很容易导致医疗纠纷。

非技术关系 在非技术水平上，医患间的沟通如同任何社会关系中彼此沟通一样，其中双方相互信任、相互悦纳的情感关系甚为重要。此时，医患双方是平等的，不涉及主导地位。一般来说，患者对医院及医务人员是否满意，主要是从服务态度、医疗作风等方面进行评价的；甚至偶然发生医疗差错，但患者因一直受到良好的服务而谅解医护人员。患者缺乏监督医疗技术运用是否合理的知识，但医护人员的服务态度与言行却是日常所见、可以判断与评价的。因此在医患交往中，建立非技术方面的良好医患关系尤为重要。

在实际的医疗活动中，技术与非技术两方面的医患沟通相互依赖、相互影响。例如，非技术方面沟通融洽会有利于医师采集病史，促进患者对检查和治疗的遵医行为，从而有利于技术方面的实施；反之，则会阻碍技术方面的交流与执行。同样，技术方面沟通与执行的成功有利于非技术方面的沟通；而技术沟通的失败，如医师的误诊和无效处置等，会损害非技术沟通的进行与效果。可见对于建立良好的医患关系来说，技术与非技术两方面的沟通和相互作用都很重要。然而，由于长期受生物医学模式影响，非技术沟通一直没有引起医务人员的足够重视，从而妨碍了良好医患关系的建立。

建立良好的医患关系 医患关系是一种社会关系，其重要性早在现代医学出现之前就已为人们所认识。然而，随着医学技术革命的发生，大量仪器、设备投入临床诊疗中，导致医务人员忽视患者的主诉与交流等需要，而只是依靠各种检查数据等来诊断疾病，使原本应该融洽的医患关系出现裂痕，甚至纷争。应引起各级医疗管理部门和医务人员的高度重视。医患关系的重要性至少包括以下两方面。

保障医疗工作的顺利开展 医患关系的稳定、和谐，使医师与患者之间能保持及时的信息交流，有利于医疗工作的顺利进行。例如，从诊断方面看，医患之间如果没有充分的信息交流，医师就难以收集到完整、准确的病史资料。尽管现代的医院拥有大量的高、精、尖的医疗设备和技术，但如果没有患者及家属的配合，则难以发挥它们的作用。

从治疗方面看，患者遵从医嘱常是治疗成功的关键，而患者的依从性与医患关系是否良好有着密切的联系；加之疾病的治疗往往涉及改变患者生活习惯等诸多方面，故没有患者的配合难以获得预期的效果。

营造良好的心理氛围 良好的医患关系使医师与患者双方增进了解，心情舒畅。对于患者来说，良好的医患关系可以减轻患者因罹患疾病所造成的心理应激，增强患者对医师的信任感、安全感，提高患者的遵医率。良好的医患关系本身就具有心理治疗的作用，它为患者带来的愉悦的情绪反应，可以消除或减轻患者的痛苦。对于医师来说，良好的医患关系使医疗活动充满生气，医务人员能从中得到更多的职业满足，从而有益于保持与增进医护人员的心理健康。

建立良好医患关系的措施

良好的医患关系是医患双方共同努力的结果，两者缺一不可。医疗机构与医务人员在提供医疗服务的过程中起主导作用。所以，改善医患关系的措施应当主要着眼于对医务人员的要求。

树立新的医学模式下的医学观　医务人员必须从只重视疾病与躯体症状而忽视心理、社会因素等的思维方式中解脱出来。患病不仅仅是一个生物学过程，它也是一种心理体验和社会文化经历。个体对于疾病的体验与体内生物学过程有密切的关系，但不能完全等同于生物学过程，完全用生物学机制来解释。患者对自身疾病的认知、体验，对疾病症状意义的解释等都只是一种个人体验，这种体验是由社会文化、个人经历、心理特征等多种因素决定的。每位患者都是独特的个体。因此，医师在诊治患者时不能只见疾病不见患者，只注意局部而忽略整体，而应该从单纯的生物学临床思维，转向生物-心理-社会的多元诊疗。

具备广博的专业知识和精湛的技术　医学是一门极为深奥、广博的学科，要求医师博学而专攻。清代名医赵晴初指出"医非博不能通，非通不能精，非精不能专，必精而专，始能博而约"。在诊治患者的过程中，医师高超的医术、娴熟的技能容易使医患之间技术水平上的沟通顺畅，进而有利于非技术水平上的沟通和良好医患关系的建立。

培养良好的道德品质和心理素质　医务工作者要自觉进行道德品质的修养，把符合社会要求的医德规范内化为自身的言行，

如珍爱生命，尊重患者，恪尽职守，不谋私利等。医德信念的树立是一个长期积累、强化的过程，医务人员应经常自觉地自我教育、省察。同时，医务人员应具备良好的心理素质，应对从容，坚持不懈，培养对应激与挫折的承受能力，以饱满的精神、积极的情绪确立治病救人的信心。

（杜文东）

yī-huàn guānxì móshì

医患关系模式　（doctor-patient relationship model）

医学模式在人际关系中的具体体现。常见医患关系模式有维奇模式、布朗斯坦模式和萨斯-荷伦德模式等。其中，萨斯-荷伦德模式已为医学界广泛接受。

维奇模式　美国乔治城大学肯尼迪伦理学研究所罗伯特·维奇（Robert M. Veatch，1939～2020年）于1972年提出了3种医患关系模式。

纯技术模式　又称工程模式。在此模式中，医师充当科学家的角色，只负责技术工作。医师将那些与该疾病和健康有关的事实提供给患者，让患者接受这些事实。然后，医师根据这些事实，

解决相应的问题。这种医患关系是一种将患者当作纯生物体变量的生物医学医患关系。

权威模式　又称教士模式。在这种模式中，医师充当家长的角色，具有很大的权威性。医师不仅具有医疗过程的决策权，而且，还有道德决定的权利，患者则丧失了自主权。

契约模式　在这种模式中，医患双方是一种非法律形式的关于责任与利益的约定关系。在双方遵守共同利益的前提下，医疗中的重大决策与措施要经患者同意，但医师不与患者讨论所有的医疗技术细节。

布朗斯坦模式　1981年，美国社会学家布朗斯坦（J.J. Braunstein）在其编著的《行为科学在医学中的应用》一书中，把医患关系概括为传统模式和人本模式两种类型（表1）。

传统模式　这种模式是从传统的生物医学模式中派生出来的。在医疗活动中，医师所关心的只是疾病的处理、专业知识的解释，以及标准技术和常规技能的应用等，很少考虑患者的心理期望和感受等。医师对患者保持情感上

表1　医患关系的传统模式与人本模式

模式	传统模式	人本模式
医师角色与作用	科学家-研究者；重点处理病理过程，情感上中立，在整个医疗活动中是主动的，负责对患者的诊治	指导者-顾问，诊断者，治疗者，社会支持的源泉；帮助患者了解疾病的性质及治疗方式，明确责任与分工，使患者重新获得对生命的控制
患者角色与作用	医嘱的被动接受者；完全合作，毫无保留地依赖医师，不问检查或治疗的理由或目的，不好奇，对疼痛有很高耐受力，对症状是一个透彻的感受者，对病史是一个准确的描述者，患有能被诊断与治愈的躯体疾病	对自身医疗活动的合作者，治疗的参加者，是关于自己的情感和躯体反应的专家；与医师分担权利与责任，在整个医疗活动中是积极主动的，富有责任感
相互作用模式	依赖-响应依赖	协同"作战"
原型	长官-部属	协作者-协作者

的"中立"，而患者则被动地服从医师的判断与决定。

人本模式 是基于西方人本主义哲学思潮和人本主义心理学理论而产生的。在这种模式中，医师与患者是合作者，共同为患者的健康负责。医师不仅关心疾病，还关注患者的心理状况等；不仅负责诊断与治疗，还承担情绪支持与行为指导等。这种模式无论在技术方面还是非技术方面，都为医患之间的相互沟通、建立融洽的关系，创造了良好的条件。该模式与生物-心理-社会医学模式的基本精神具有一致性。

萨斯-荷伦德模式 1956年，美国精神科医师托马斯·萨斯（Thomas Szasz，1920~2012年）与马克·黑尔·荷伦德（Marc Hale Hollender，1916~1998年）根据医师与患者在医疗决策和执行中的地位、主动性等，将医患关系归纳为3种类型（表2）。

主动-被动型 是一种最常见的单向性、以生物医学模式为指导的医患关系，在现代医学临床实践中仍普遍存在。其特征为"医师为患者做什么"。在这种医患关系中，医师是主动的，对患者处于权威地位；而患者则处于被动的从属地位，对医疗过程和措施不提任何意见，完全按医师的要求去做。现代社会中，这种模式主要适用于昏迷、休克、全麻、有严重创伤及精神疾病患者

的医疗过程。因为这种患者或失去意识或不能表达自己的要求，只能听命于医师的安排。这一模式对医务人员的职业道德和临床技术与经验要求很高，医务人员必须认真操作，才不致对患者造成伤害。

指导-合作型 是一种较弱的单向的医患关系，其特征是"医师教会患者做什么"。在这种医患关系中，医师的作用占优势，同时患者也可以发挥自己的主动性。也就是说，医师是主角，患者是配角。这种模式主要适用于急性病患者的治疗过程。因为此类患者意识清楚，但病情较重、病程较短，对疾病的治疗及预后了解较少。患者把医师放在权威的地位上，相信医师掌握了足够的专业知识和技能来帮助自己；愿意主动提供病史、症状感受等，听从医师的意见与安排，尽力配合医师的诊疗。

共同参与型 是一种双向性的以生物-心理-社会医学模式为指导的医患关系，其特征是"医师帮助患者自我恢复"，医患双方的关系建立在平等基础之上，双方有近似相等的权利和地位，共同参与医疗决策和实施过程，相互尊重，相互依赖。这种模式主要适用于慢性疾病治疗。因为这些患者自身的患病经验常常为治疗提供了重要的基础，即所谓"久病成良医"；而医师只起一种

指导性的辅助作用，帮助患者进行自我治疗。在这种医患关系模式中，患者的主观能动性得到充分发挥，尤其是医患双方在知识水平、受教育的程度和生活阅历上越接近，这种医患关系模式就越融洽。

（杜文东）

yī-huàn guānxì zhōng de yíqíng yǔ fǎnyíqíng

医患关系中的移情与反移情（transference and countertransference in doctor-patient relationship） 临床常见的心理现象。医患之间会产生移情或反移情现象。"移情"一词源自精神分析学说，指患者对治疗医师产生的一种强烈的情感，是患者将自己过去对生活经历中某些重要人物的情感投射到医师身上的过程。

有时医患之间也常产生反移情现象。它与移情类似，但是角色相反的一种情感或情绪反应。临床工作中，医师常基于自己的经历与认知，在心理上接受或排斥某些患者，即反移情现象。在与患者接触中，患者在形象、行为或性格方面的某些特征可能令医师心理上乐于接纳或内心产生反感，从而导致医师在与患者的沟通和接触中产生积极或消极的影响。医护人员应对此类心理倾向予以自我关注。

（殷忠勇）

yī-huàn dòngjī chōngtū

医患动机冲突（motivational conflict of doctor-patient） 尽管医师与患者共同的目标都是患者早日康复，但在实际医疗过程中医患之间常会产生冲突，这些冲突已成为损害医患关系的重要因素。其原因主要有两个：①医患双方在医疗事务中的实际地位、权利、主动性不同，医务人员处

表2 萨斯-荷伦德医患关系的3种模式

模式	医护人员的作用	患者的作用	临床应用	模式的原型
主动-被动	对患者做某事	接受（不能反应或无作用）	麻醉、严重外伤、昏迷、谵妄等	父母-婴儿
指导-合作	告诉患者做什么	合作者（服从）	急性感染过程等	父母-儿童
共同参与	帮助患者自助	合作关系的参加者（利用专家的帮助）	大多数慢性疾病	成年人-成年人

于支配地位，拥有更多的权力；而患者处于被动地位，当其不愿接受支配时，就会出现医患之间的冲突。②医患双方对于对方的期望不能做出适当的反应。医务人员期望患者不折不扣地遵从医嘱，患者则企盼医务人员尽快为自己解除病痛并尊重自己。医务人员不能适当满足患者的需要，或患者不能按照医务人员的要求去做，均会损害医患关系。

（李洋）

医务人员的心态 (mentality of medical staff)

yīwù rényuán de xīntài

由于医务人员的专业水平、道德修养、文化背景等各不相同，而产生不同的工作心态。是影响医患关系的主要因素之一。医务人员自身的不良心态会引发不当的行为，导致医患关系的疏离。医务人员常见的不良心态有4种：①施恩心态：把诊治视为对患者的恩赐，以恩人自居，扭曲了服务与被服务的关系。②权威心态：以为自己具有医学专业知识和技能，患者应严格按医师的要求去做，反感患者提出过多的意见和要求等。③功利心态：在诊治过程中，医师见病不见人，只关注患者的躯体病变，把患者当作自己提高医疗技术或积累论文数据的对象，对患者缺乏仁爱之心与情感支持。④谋生心态：医务人员把诊治患者，仅作为一种谋生的手段，缺乏敬业精神。

（殷忠勇）

心理应激 (psychological stress)

xīnlǐ yìngjī

机体在某种环境刺激作用下，由于客观要求和应付能力不平衡所产生的一种适应环境的紧张反应状态。又称心理压力。

在医疗活动中，心理应激也是影响医患关系的最常见的因素之一。对医师来说，不仅需要对患者的疾病做出正确的诊断与治疗，而且除医疗技术之外，还要关注与了解的患者某些心理、情感、社会问题等。而患者往往对医师的期望值较高，诸多因素使得医师工作压力较大。当医师认为自己的精力不足以应对上述需要时，常导致心理应激状态。对患者来说，生病本身就可引起心理应激，尤其是患急性病时。此外，患病后患者不得不求助于陌生的医务人员，接受烦琐的检查和治疗，离开亲人，并住进陌生的病房等，这些都可能使患者产生应激反应。

医患双方的心理应激都可产生焦虑、烦躁、愤懑等负性情绪，从而影响正常的医患交往，导致医患关系紧张。

（殷忠勇）

角色期待 (role expectation)

juésè qīdài

社会对某种个体角色常表现出的特定行为的期望。社会文化因素决定了人们的态度体系及相应的行为反应，医师与患者的社会角色和角色行为都是社会文化的体现。在医疗过程中，无论医师还是患者，都要按照社会角色的期待规范其行为，否则就会损害医患关系及影响诊疗效果（见患者心理）。

社会对医师的角色期待有：①拥有较广博的医学知识和较熟练的专业技能。②对患者保持客观态度，行为得体；既同情、体贴、关心患者，又不致过分的情绪卷入。③一心为患者的健康着想，行为不掺杂个人的好恶及功利色彩。

医学技术的发展提高了医师对疾病的诊断与治疗水平，但也容易使医务人员过多地把注意力放到技术方面，而忽略与患者非技术方面的沟通与联系。然而，患者却希望医师不仅能用高超的技术为他们解除痛苦，而且希望医师能同样关心他们的心理感受，而不是用"非人性化"的方式来对待他们。随着医学的发展，出现了医学门类的精细分化与医师的专门化现象。这种专门化倾向提高了医师的专病治疗水平，然而却容易造成医师在诊疗时只看到病变器官，而没有看到具体的人。这种倾向忽视患者的心理社会需要，不利于建立融洽的医患关系。

（殷忠勇）

医患沟通 (doctor-patient communication)

yī-huàn gōutōng

医患之间的思想与感情的传递和反馈。又称医患交往，是医患关系的基础和必要过程，所交流的内容以言语或非言语的形式表达。

（杜文东）

言语交往 (verbal communication)

yányǔ jiāowǎng

人类使用语言交流思想、表达情感的心理过程。语言则是社会约定俗成的符号系统，大多数的人际交往是借助语言来实现的。言语是语言的表现形式。言语交流也是医患之间最重要的沟通方式。医务人员询问患者病情、了解病史、进行治疗及医嘱指导等都是通过言语交流形式来完成的。

言语交往的要领　有以下几方面。

尊重患者　医患之间的沟通应在平等和谐的气氛下进行。尊重患者就是尊重患者的价值观、人格和权益，并予以接纳；它是建立良好医患关系的重要条件。

尊重患者，为患者创造一个安全、和谐的氛围，使患者能够最大限度地表达自己的意愿与意见，有利于医务人员与患者共同参与疾病的治疗。

遵循语言规范　医患双方在进行沟通的过程中，应按社会约定俗成的语言规范来表达思想、情感和愿望；无论是口头言语还是书面言语，都要用词准确、通俗易懂，便于医患双方（尤其是患者）的理解。

及时反馈　在医患沟通中接收对方提供的信息后应及时做出反馈，可采用言语、面部表情、体态动作等形式进行及时与恰当的应答，以增进医患沟通的效益及即时性。

言语交往的程序　有以下几方面。

交流开始　医务人员主动向患者自我介绍并相互认识。首先明确交流的目的，向患者介绍相关信息，以便让患者对需要交谈的内容进行组织，做到"胸中有数"。交谈过程中患者可以主动提出求助内容；对某些患者，医务人员需要进行心理抚慰，增强其安全感。

交流中期　交流过程中，医务人员应采用开放式（或半开放式）的提问方式，以获取患者的疾病信息。在患者描述疾病情况的过程中，医务人员应全神贯注地倾听，不要随便打断患者的叙述或插入自己的评判，以避免干扰或抑制患者的思路。对于某些患者漫无边际的诉说，医务人员可使用一些转换话题的技巧，如释义、发问、引导等方式，很自然地引入相关主题，这样既可避免因阻断患者的谈话而导致患者不快，又不使谈话脱离主题。

交流结束　医务人员告知患者交流结束，对交谈内容进行归纳小结，请患者予以核实；询问患者是否有遗漏的信息或需要补充，并承诺对涉及患者个人隐私的问题予以保密，最后感谢患者的合作。

言语交往的技巧　言语交往不但可以传递信息，还可以抚慰、宣泄患者的不良情绪。在医疗活动中，掌握必要的言语交流技巧，有利于增进医患关系的融洽。

倾听　医患之间的交往过程中，"听"往往比"说"更重要。在听的过程中，既可获得患者的有关信息，又可使患者在倾诉中稳定情绪，获得安全感。当然，医患关系中的倾听不同于一般交谈的聆听。它要求医务人员设身处地去体验患者的内心感受与躯体不适，不以个人价值观进行是非评论，乃至争辩。医务人员在倾听过程中不仅可以获得需要的信息，而且通过积极地参与，随着患者的述说做出一系列言语应答与表情、体态的反应；加深患者对医师的接受与信任，增强医患之间良好的关系。

共情反应　患者的很多心理与躯体感受，都是医务人员没有亲身经历过的。因此，在交谈过程中，医务人员应设身处地地从患者的角度去理解、体会他所谈的问题。在不放弃自己的信念与价值观的前提下，接受并融入患者的情绪及行为表现之中，以便更好地体会其感受，做出由衷的同感反应。这种行为将增进患者对医师的认可，并拉近医患之间的距离。

控制谈话方向　医患交谈过程必须围绕共同的目的，不能漫无边际，要保证不脱离谈话的目的，并且有效。当患者的叙述脱离主题时，医务人员可采用提问的方式，自然地让患者重新回到主题。

及时恰当地反应　根据谈话的内容和情景，医务人员通过某种方式，把自己的理解及时反馈给患者，如可用点头、微笑、重复患者谈话，使用"哦""好""是吗"等应答或鼓励患者的谈话。同样，医务人员对患者说话时，也可采用目光接触，简单发问等方式，来探测患者听懂没有，以决定如何谈下去，使双方交流始终处在融洽的气氛中。

沉默技巧　在医患之间的交往中，患者停止谈话、沉默不语时有几种情况：一是患者在等待医务人员的信息反馈，以证实自己所提供的情况医务人员是否感兴趣。此时，医务人员可通过言语（或非言语）的形式及时给予应答，如发问或点头等。二是患者可能有难言之隐，医务人员在交流中适当的沉默，是安抚患者的情绪，或带有鼓励患者继续说下去的技巧。此时，伴以非言语的举动，如微笑、关切的注视等，均可起到鼓励患者的作用。医患沟通中沉默技巧常可起到"无声胜有声"的效果。

（李　洋）

fēiyányǔ jiāowǎng

非言语交往（non-verbal communication）　人类之间除语言形式交往外的沟通方式。又称非语词性沟通、非语词性交往，包括面部表情、躯体动作和语音、语调等。是人际交往的一种重要形式，是表达思想、传递信息的常用手段。人与人之间的交流功能并非仅由语言来承载。许多事情往往只能意会，不便言传。此时，非言语性交往手段就可以发挥作用，帮助人们了解与传达对方的思想和意向，明白对方所要表达的信息（内容）。

在医患沟通中，双方传递非语词性信息的内容与其对非语词性交流形式的识别能力相关。例如，医师的某种手势、身体动作、与患者的距离变化等，都可能表达明确的信息，都会对患者产生重要的影响。非语词性交往，可区分为静态和动态两种。

静态非语词性交往 包括衣着打扮、仪表风度等。

动态非语词性交往 又称体态语言，包括如下几种。

面部表情 指通过眼部、颜面部和口部肌肉的变化而表现出的各种信息内容及情绪状态等。例如，紧张时"张口结舌"，认同时"面露微笑"等，都是通过面部肌肉的变化表现的。面部表情是医师观察患者并获得信息的重要手段，同时，也是患者了解医师思想的窗口。面部表情在非语词性交往中有重要作用。有学者在研究基础上概括出以下公式："信息的总效果＝7%的语词+38%的音调+55%的面部表情"。

身段表情 指身体各部分的姿势动作。身段表情也是了解人们情绪内涵与某种心理活动的客观指标之一。人在不同的情绪状态下，身体姿势会发生不同的变化。如恐惧时"紧缩双肩"，紧张时"坐立不安"等。医患交往中，双方都可通过身段表情传递或强化言语之外的信息，表达自己的意图或想法。

目光接触 是非语词性交往的主要信息交流通道。眼睛是心灵的窗口，各种眼神可以表达和传递不同的情感与思想。如高兴时"眉开眼笑"，气愤时"怒目而视"，惊讶时"目瞪口呆"。临床上的医患交往，双方往往可以通过目光接触来判断对方的心理状态和信息内容。

语调表情 言语中语音声调的高低、强弱、抑扬顿挫在医患交流情境中是表达情绪，传递信息的重要手段。语音高亢、急促、语调缓慢、深沉，分别表达出不同的内容。在临床中，医师可通过患者的语调表情来判断对方的心理状态与感受。同时，医师也可借助语调表情来传递关注、同情等的信息。

人际距离 人际交往的距离反映彼此之间亲密的程度。美国心理学家格兰维尔·斯坦利·霍尔（Granville Stanley Hall，1844～1924 年）提出了较为公认的 4 种人际距离：公众距离（3.5~7m），一般在正式场合，如演讲或其他公共事物中的人际距离，此时往往是单向交流；社会距离（1.2~3.5m），是交往双方相互认识的距离；个人距离（0.5~1.2m），是朋友之间交往的距离；亲密距离（0.5m 以内），是亲人、夫妻之间的距离。

在医疗活动中，医务人员应根据不同的情况，与患者保持恰当的身体距离，对重症垂危的患者和行动不便的患者，可贴近身体距离，增加一些肢体接触，如握住重症患者的手；搀扶行动不便的患者，以表示对患者的关怀等（图 1）。

（殷忠勇）

jiāoliú zhàng'ài

交流障碍（communication barriers） 人们在思想交流中产生的接受差阈。例如，日常生活中某人说话的意思，可以在交流者的理解中，变成另一种意思。这常见于医患交流之中。医患双方在医疗活动中围绕患者的健康问题进行信息交流，所交流的信息既包括同疾病诊治直接有关的内容，又包括医患双方的思想、情感、愿望和诉求等方面的表达。医患沟通是为了增加相互了解，但有时由于信息传递不当，使医患交往不尽如人意，甚至产生误解以致影响医患关系，这就是医患交流障碍，其原因可来自医患双方。

信息缺乏 患者就医的动机主要是希望从医师那里了解自己患了何种疾病，病情严重程度如何，需要采用怎样的治疗手段，效果及预后怎么样。这些信息基本上都可以在医患正常沟通中获得。但有时医师只重视仪器的检测结果，而忽视对患者主观体验的应答及患者症状背后诸多的心理、社会内涵等，可导致医患之间信息交流不畅。更为常见的是

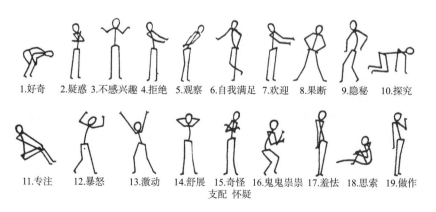

1.好奇 2.疑惑 3.不感兴趣 4.拒绝 5.观察 6.自我满足 7.欢迎 8.果断 9.隐秘 10.探究

11.专注 12.暴怒 13.激动 14.舒展 15.奇怪 16.鬼鬼祟祟 17.羞怯 18.思索 19.做作
　　　　　　　　　　　　　　支配 怀疑

图 1　各种身体姿势及意义

一些患者抱怨医师看病时言语交流太少，不认真听取患者的主诉，无法了解与自身病情有关的信息。这常常是产生医患交流障碍主要原因。

沟通障碍 医患之间虽有信息交流，但这些信息并未被对方理解，甚至造成双方误解。患者听不懂医务人员经常使用的"行话"（专业术语简称）。如"传单"（传染性单核细胞增多症）、"腔梗"（腔隙性脑梗死）等。对同一医学名词由于双方认识上的差异，可能产生不同的理解，甚至导致意外事故的发生。1974年，英国神经病学家霍克斯（C. H. Hawkes）对此做过研究，他以大脑及坐骨神经的正确解剖位置调查医患双方的认识，结果存在明显的沟通障碍（图1）。

回忆不良 研究发现，患者离开诊所后5分钟就有约一半的信息丢失，这是因为人类的短时记忆容量有限。若要长期保存信息，则需要对所接受的信息进行编码。因此，医师在给患者医嘱时应借助重复交代等方法，以便能帮助患者记忆。

医师采用有助于患者记忆的措施有：①将医嘱内容进行归纳：所患疾病的名称、病情可能出现的变化、需要进一步做的检查、将要进行的处理、生活方式应做哪些改变等。②指导语力求具体：对需要患者进行配合的要求应明确强调，并尽可能量化，不要模糊笼统。例如，要求糖尿病患者"每天主食量应该控制在6两（300g）"，而不是笼统地说"您必须进行饮食控制"。③重要的医嘱应首先提出，心理学中的首因效应提示最先认识的项目回忆最好；语句表达通俗易懂，简洁明了。④多次重复可以增强记忆，在患者离开前让其将医嘱复述一两遍，有利于增强记忆。

同情心不够 中国自古就把医学定义为"仁术"，其内涵主要包括仁爱、尊生、重义、轻利等几大方面。仁爱就是同情、关怀患者。故同情心是医务人员应具备的道德素质之一。同时，富有同情心也是患者对医师角色期待的重要内容。

顺从性降低 医患双方交流障碍可导致患者对医嘱的顺从性降低。而患者的顺从性对于医患双方康复努力及患者的遵医行为有极其重要的意义。有学者提出公式："治疗效果=医师的临床知识与技能×患者的顺从性"。

（杜文东）

yī-huàn gōutōng de lúnlǐ yuánzé

医患沟通的伦理原则（ethical principles of doctor-patient communication） 医护人员与患者及其家属围绕日常诊疗活动开展情感、信息等交流与互动应遵循的伦理理念和基本指导原则。

医患沟通贯穿整个医疗实践过程之始终，主要围绕医疗卫生和健康服务技术、服务过程、服务规范和标准以及相关法规制度等进行沟通交流。良好的医患沟通可以大大提高患者的主诉和医师采集病史资料的准确性，改善诊疗效果和医疗服务质量，增强患者的依从性和强化主动配合，有利于建立信任的医患关系。有效的医患沟通不仅取决于医师的临床经验，更需要医师具备一定的人文理念与修养，遵循必要的伦理原则。

坚持"以患者为中心"的原则 有效的医患沟通是良好的医疗实践和优质医疗服务的重要保障。疾病诊断的前提是对患病起因、发展过程的全面了解，在此过程中医患交流的质量决定了病史采集的可靠程度和相关检查结果的可信度，也在一定意义上决定着疾病诊断的正确与否。由于医患沟通的根本目的是服务于诊疗，这决定了医患沟通必须以维护患者利益为出发点和归宿点，遵循以患者为中心的伦理原则。医师要认真听取患者及家属的观点，充分考虑患者及其家属的价值观、信仰和文化背景，保持开放的接受态度，尊重患者及家属

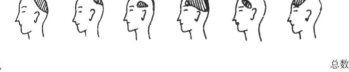

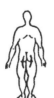

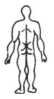

角色							总数	评分
医师	0	0	0	53（100%）	0	0	53	良好
患者	11（5.9%）	9（4.8%）	17（9.2%）	122（66.3%）	4（2.1%）	21（11.4%）	84	尚好

角色						总数	评分
医师	0	1（1.8%）	2（3.9%）	29（54.7%）	21（39.6%）	53	尚好
患者	37（22.8%）	25（15.4%）	8（4.9%）	36（22.2%）	56（34.5%）	162	不良

图1 医师与患者理解解剖学名词的差异

的选择。在诊疗全过程中，医师与患者本人及其家属共享完整的、准确的、无偏倚的信息，并使用患者及其家属能够理解的语言，为患者有效参与医疗决策提供技术和环境的支持。此外，医师还要时时关注患者的正当心理和社会需求，为患者提供最优化的服务和人性化的关怀与照料。

坚持尊重原则 尊重是医患沟通的前提，良好的交流建立在医患双方相互尊重的基础之上。尊重原则要求医师要尊重患者的人格和尊严，尊重患者的自主选择和正当权利，尊重患者的感受和主观体验。具体而言，医师要发自内心地尊敬和重视患者，对身份和社会地位不同的患者都秉持一种恭敬的态度，在沟通中注意使用礼貌用语，不伤害患者的人格尊严；注意保护患者的隐私，尽可能使用私密性场所同患者及其家属进行沟通，利用环境保护患者的隐私；尊重患者的自主权，严格履行知情同意要求；同时还要注重患者的主观感受，及时回应其需求；以一颗宽容的心对待文化层次、品德修养各异的患者，同情理解他们的疾苦。

坚持诚信原则 医疗服务的专业化强，风险和不确定性较大，加之诊疗信息的不对称性，使得信任成为医患关系的核心和医患沟通的基本要素。因此医患沟通必须遵循诚信原则，即医师在与患者的交流中做到诚实无欺。一方面，医师要将疾病和诊疗的完整信息真实准确地告知患者，努力为患者寻求最佳的诊疗方案和处理方法，全面考量医疗决策的风险和利弊，不随意夸大病情和诊疗效果；同时也向患者充分说明医学的有限性，不过分承诺。另一方面，在与患者沟通时还应

当热忱地表达自己对患者的关心，信守诺言，及时纠错。

坚持平等原则 彼此平等、坦诚相待是医患沟通的起点，医患双方人格、地位和权利的平等是相互交流的开端。平等原则要求医师以平等的态度对待患者，不能因为自身专业知识的优势，对患者居高临下，无视患者的尊严、自主选择、正当权利和主观感受。医师还要平等对待所有的患者，即不因患者的种族、身份、性别和社会经济地位等区别对待，一视同仁。

坚持保密原则 医患沟通应严格遵守保密原则，即不在公共场合讨论患者的病情，只向患者治疗团队中的相关医务人员提供治疗所需的患者信息；在与家属讨论患者病情时，原则上事先须征得患者本人同意。

坚持共同参与原则 任何成功的沟通必然是信息传递方和接受方共同参与，双向互动的过程。良好的医患沟通也必须要有医患的共同参与和彼此配合。共同参与原则要求掌握医疗信息优势的医师在沟通中要积极引导患者参与到诊疗决策中来，使其尽可能提供包括情感、心理和社会因素在内的详尽信息，鼓励患者提问、表达自身需求；同时要尊重患者的合理建议。

（杨　阳　赵明杰）

xīnlǐ yīshī de lúnlǐ zhǔnzé

心理医师的伦理准则（code of ethics for psychologist） 规范和指导心理医师从事心理咨询和心理治疗等职业活动的道德依据和伦理行为标准。通常由行业协会制定，旨在明确心理医师在临床与心理咨询服务中的核心伦理理念和专业责任，保障来访者和心理医师的权益，促进高质量的

医学心理学服务，增进来访者和心理医师的专业关系、维护信任，促进社会和谐。

准则内容 心理医师伦理准则是在行善、尊重、自主、公正、诚实、负责任等医学伦理原则的框架下，对来访者和心理医师的专业关系以及心理医师的临床和心理咨询等专业行为做出的伦理指导，主要包括如下几个方面：①心理医师作为专业人员应将来访者的利益放在第一位，增进来访者的获益，努力避免其受伤害。②心理医师在工作中应尊重来访者的自主和尊严，尊重来访者的多元文化价值观、知情同意权和隐私权，并为来访者保守秘密。③心理医师要公平公正对待来访者，绝不因年龄、病情、信仰、民族、种族、性别、国籍、宗教信仰、政治党派、性取向、社会地位或任何其他因素，干扰自身的专业责任；公平公正对待专业相关的工作人员，防止偏见和不当行为。④心理医师要做到诚实守信，保持与来访者的正当和信任的专业关系，避免剥削和利益冲突等。⑤心理医师应保持良知和专业胜任力，遵从良好的专业规范和基于高质量证据的专业水准，传承和维护专业信誉。⑥心理医师在尽职履行专业责任的同时还应承担必要的社会责任。⑦心理医师应关注自我保健，警惕因自己身心健康等问题而对来访者造成不良影响。⑧心理医师要为了来访者的利益和医疗卫生事业的进步，分享自己的医学专业知识。

准则种类 中国心理学会授权临床心理学注册工作委员会制定的《中国心理学会临床与咨询心理学工作伦理守则》是比较权威和具有影响力的心理医师专业

伦理规范。国际上，各国心理学行业学会也都结合本土文化和国情制定了各种心理医师伦理准则。有美国心理学协会制定的《心理医师伦理准则和行为规范》，英国心理学会制定的《伦理和行为准则》，新西兰心理学会、新西兰心理医师委员会和新西兰大学临床心理医师学会联合制定的《新西兰心理医师伦理准则》等。这些伦理规范围绕心理医师伦理准则的主要内容，做出了更加详尽的规范，也成为解决实际工作中心理医师的伦理问题和伦理投诉的主要依据和工作基础。

（杨　阳　赵明杰）

医学心理学研究伦理（medical psychology research ethics）

应用研究伦理学的理论和方法探讨医学心理学研究活动中的伦理问题，涉及探究伦理原则、行为规范和行为准则的本质、内容及其评价标准等，主要集中于规定研究者应当怎样行动和应当如何行动。

研究内容　医学心理学研究系采用心理学方法对人的生理与心理行为、病理现象、疾病病因和发病机制，以及疾病的预防、诊断、治疗和康复进行的一种旨在增进和积累医学心理学知识并对其予以实际应用的系统的、创造性的活动。具体包括实验设计、实验操作、实验结果报告以及研究结果发表等一系列完整的过程，也是采用医学心理学方法收集、记录、使用、报告或储存有关人的样本、医疗记录、行为等科学研究资料的活动。

研究原则　医学心理学研究以人为研究对象，与其他涉及人的生物医学研究一样，也应遵循基本的生物医学研究伦理原则和伦理规范，即在研究设计与实施、风险与受益平衡、受试者招募、知情同意、隐私保护、保护措施、弱势群体保护以及补偿与赔偿等方面坚持尊重、自主、不伤害/有利和公正原则。此外，医学心理学研究还具有一定的特殊性，研究者和伦理审查委员会要能够认识和妥善处理其中的特殊伦理问题。

风险识别　一般的生物医学研究通常忽视或将心理风险视为最小风险，但作为以受试者的心理现象为主要研究对象的医学心理学研究，则必须格外重视研究给受试者带来的潜在心理风险，包括可能导致的不良心理状态、可能造成的心理不适与负性心理反应，以及可能无法被及时发现、具有一定隐匿性的心理伤害等。如在对创伤后应激障碍的受试者进行干预性研究时，询问受试者是否，以及在何种程度上经历过何种创伤性事件时，回溯创伤性事件本身就可能对受试者造成二次创伤。因此，应正确评估研究过程可能产生的负性心理事件，并有针对性地提供保护性措施。

研究设计　应充分评估欺骗性研究的合理性，即研究者确信使用欺骗技术具有重大的可预期的科学、教育或应用价值，且不采用欺骗干预就没有有效的替代程序。应采用合理措施使研究风险最小化，如果研究会对受试者造成躯体伤害或严重的情感痛苦和心理伤害等，则应避免进行欺骗性研究。

知情同意　要充分评估免除知情同意的正当性，对于需要隐瞒研究目的或提供虚假信息的欺骗性研究，无法在事前征求受试者的知情同意，但应在研究结束时收集研究数据之前向受试者说明有关研究情况，并解释欺骗是研究设计和实施不可或缺的特殊手段，允许受试者撤回他们的数据。

再者，从事医学心理学研究活动的研究人员应遵守基本的科研诚信和科研道德规范，自觉实行、大力弘扬科学精神，坚守诚信原则，保持数据的真实性，坚决抵制捏造、篡改、剽窃、不当署名等学术不端行为，严格遵守、尊重并保护"知识产权"。

（杨　阳　赵明杰）

心理评估（psychological assessment）

应用多种方法对个体或团体的心理现象、心理特质或心理状态等进行客观化的描述和数量化界定的总称。心理评估须由具有资格的心理学（或相关专业的）专业人员进行，使用观察、访谈、测量等方法，广泛深入地收集资料，依据一定的理论与数据分析，处理资料，对人的智力水平、人格特征、兴趣偏好等心理品质和情绪状态、意识状态、心理健康状态等做出正式的心理学评定，进而认识、理解并评估对象。

评估方法　受各个心理学流派的理论指导，如行为主义倾向的心理学家重视了解环境中条件和行为的前后变化过程；精神分析倾向者则注重行为的潜意识驱动。此外，心理评估必须使用被实证研究证明了的、能够提供准确和真实信息的评估程序和方法。

心理评估方法有观察法、会谈法、个案法等，但主要是心理测量（psychological measurement），以致有些人将心理测量作为心理评估的代名词，但严格说两者有区别。心理测量是心理评估最为重要的技术，它借助标准化的测量工具，将人的心理现象（或行为）进行量化评估，以揭示个体心理特征的差异。但它只是心理评估诸多方法中的一种，其他还有访谈、观察、调查、个案等方法，收集评估对象的相关资料，包括定性的或定量的、现在的或历史的资料等，据此做出评定。临床心理评估是心理评估在临床上的应用，简称临床评估。

心理评估强调收集各方面资料加以整合，并解释资料的意义，最后做出结论。例如，为筛选适宜进入某学科学习的个体进行的心理评估，除了用智力测验、学习能力倾向测验、兴趣量表等获得一般智力（智商）、能力倾向和兴趣偏好等测量信息外，还必须通过访谈、查阅以往的学习成绩记录等，得到学习动机和学习经验等的信息，才能对学生的选择倾向等有完整的认识。心理评估的客观结果和测验过程中表现出的行为，对于全面准确评估受试者的心理特征同样非常重要。在许多智力测验和神经心理测验的记录中都专门辟出一栏，供主试者记录所观察到的受试者行为表现。如中国心理学家龚耀先（1923～2009年）等修订的韦氏智力量表记录纸中就开辟了专栏，供主试者记录受试者在测验中的行为。人格测验，如明尼苏达多项人格调查表也要求主试者了解受试者回答问题时的真实想法，以参与评价受试者测量结果的特征含义。国际上，临床心理测验报告一般都包括一段对受试者行为观察的描述。

心理测量是心理评估的主要方法之一，具体而言就是诸多心理测验量表的运用。心理测验量表是按照一定理论、设计思想、特定方法编制的、标准化了的测量工具。通常认为，心理测量与心理测验的区别在于手段与工具的关系。心理测量强调客观的数量化结论，着重于测量学原理；心理测验一般是指按某种理论与特定技术创立的测量工具。

与心理诊断的关系 心理诊断指运用心理学方法和技术，评定个体的心理功能水平和心理活动状态，主要目的是了解心理异常的程度和性质，以判断有无心理障碍或心理疾病，及其性质和严重程度等。心理诊断是隶属于心理评估的一个范畴，侧重于受试者心理正常或异常的判断，多在临床领域应用。两者相同的是：心理评估和心理诊断都是多途径以获得资料，都要对个体某种或某些心理状态做出结论等。

在心理健康和临床研究的实践中，常依据一定的程序和语意定义对个体行为或社会现象进行观察，并予以量化，这个过程称为评定（rating）。评定也是一种常用的评估手段。评定分为自评和他评，自评由评定对象自己观察，自己评分；他评由评定人员以自然观察为基础进行评分，他评也可以看成自然观察的延伸。评定时使用的工具叫评定量表。如症状评定量表、生活事件量表和社会支持量表等。评定量表和心理测验都能提供量化的结果，并且都被广泛使用中。二者之间的区别是经典心理测验量表的信度、效度与标准化程度较评定量表更为精确些。

特征 心理评估的对象是人，而人的心理状态在不同时间、不同情境下可能有较大的变化。因此，相对于自然界物体属性的评估，心理评估具有如下特征。

可量化性 个体心理特征之间存在着差异，这是客观事实。有差异就可以比较，要比较就得测量。心理测验的任务就是力求正确地反映这些差异的程度。通过将心理现象的数量化、标准化来确定差异，进而通过比较，确定差异的性质和程度。

间接性 心理现象这样一个主观事物，不可能直接测量。如同临床上测体温，只能使用温度计，通过汞柱高度的标定而间接地确定体温度数一样。心理测量的形式也只能是间接的。通过预先合理设计的量表、模具、操作方式等来进行并推导出结论。结论的可靠性完全取决于测量内容的合理性。

概括性 心理现象内涵丰富，千变万化。不可能也无必要将其全部纳入测量的范围，只需概括性地抽取代表某种心理现象本质的要素加以测量、归纳即可。如韦氏智力量表有11个项目。通过这些内容的测量，将结果综合分析、归纳，就可得出某人智力水平的评估。也就是说，这些内容的测量概括出了某人的智商。

相对性 由于心理现象的复杂性和不稳定性，心理测验分数等评估结果受到来自评估对象、评估者、评估工具、评估过程等诸多方面偶然因素的影响。因此，评估人员只能力求精确，无法确保绝对正确。事实上，任何测量都具有一定程度的误差和主观性，准确性与客观性都是相对的。

应用 已在教育、咨询、临床、人事管理等多个领域得到普遍应用。

教育方面 在美国，心理测验在教育领域扮演重要角色，大多数特殊学校与常规学校招生都要参考心理测验的结果。如标准成就测验等。在美国想要上大学或读研究生的学生，必须通过学习能力倾向测验（scholastic aptitude test，SAT）。中国一些高校对本科生、研究生入学也使用有关心理测量方法，以了解学生的个性特征等情况。

咨询方面　心理咨询是咨询师与来访者就其学习、工作、家庭生活和社会交往等方面的心理、行为等问题进行交流，给来访者提供专业帮助的过程。目前在学校、政府、企业或私人机构从事心理咨询工作，都会应用心理测量这一手段了解来访者的能力、个性、兴趣、态度与价值观等信息，从而决定如何指导与帮助来访者。

医学心理方面　指在医疗机构中的心理评估应用。综合性医院的心身疾病、躯体疾病患者的心理问题，及精神疾病患者的辅助诊断等，都要应用心理评估的手段。通过界定这类患者心理问题的性质与程度，决定是否进行心理干预及其方式。这类心理评估操作常由心理科医师进行。依据心理评估的结果制订心理治疗或心理干预方案。

人力资源方面　心理评估在中国已广泛应用于人才评价、职业倾向，以及企业管理人员与党政干部、公务员、入伍新兵、航天员和飞行员的甄选等领域。对于提高国家人力资源管理水平有极其重要的作用。

评估过程　包括评估准备、资料收集、分析总结3个阶段。

评估准备阶段　针对来访者或受试希望解决的主要问题，确定评估目的、评估内容。明确要收集哪些方面的资料，使用什么方法、相关心理测量工具等。

收集资料阶段　指采用具体的方法与工具去收集必要资料的过程，这是心理评估的主要阶段。评估结果的准确性有赖于正确的方法、可靠的心理测量工具，更重要的是标准化的施测程序。只有各个环节的规范衔接，才能得到可靠的评估结果。

认定与解释结果阶段　指收集了评估对象的背景、访谈、观察资料及心理测验的数据之后，要整合资料，认定其可靠性并形成结论报告；继而对结论加以整体的解释。这些成果将有助于对来访者或受试者进行行为指导及心理干预。

心理评估中的伦理学问题
应引起重视。如对评估结论的保密，来访者或受试者权利的尊重等。因此，评估者必须有意识地恪守职业道德。中国心理卫生协会心理评估专业委员会于2000年制定了《心理评估者道德准则》，规定了心理评估者的道德准则。心理评估者的职业道德主要包括以下3个方面。

态度严肃　心理评估的结果常被作为临床诊断、特殊教育、司法鉴定、入职考察、职务晋升等的重要依据。它既涉及评估对象的切身利益，又涉及执法的公平客观。故评估者一定要以严肃认真的工作态度，做到结论客观、可靠。

尊重评估对象　心理评估者要尊重每一个评估对象或受试者。不论其年龄、性别、种族、社会地位、健康状况的差异，都要一视同仁地对待。

评估工具与结论　心理评估，尤其是心理测验内容与工具不得公开，务必由专业人员进行实测；泄露测量的内容与工具等将使部分评估对象或受试者的评估结果出现偏差，造成评估失效。评估结果的解释要由专业人员进行并

注意保密。

心理评估者应具备的条件
应具备两方面的条件，即专业知识和心理素质。心理评估涉及能力评估、人格评估、精神症状评估等，需要评估者具备丰富的专业知识和技能与施测经验。同时，心理评估者也要具备良好的人格特征、较高的智力水平与人际交往技能等。

心理评估的行业管理　为加强对心理评估人员的管理，心理评估人员的培训、资格认定和职业行为的规范，1991年，中国心理卫生协会心理评估专业委员会成立。1994年该学会又出台了《心理评估质量控制规定》（试用本），对心理评估工具的修订、编制及登记注册、出版、管理明确相关规定，对心理评估者的资格、责任、义务及伦理道德及心理评估技术的使用、结果解释及保密等作了详细的规定。2000年又发布了《心理评估质量控制规定》和《心理评估者道德准则》（修订本）。2001年8月，中华人民共和国人力资源和社会保障部颁布了《心理咨询师国家职业标准》，对于专业人员的培训、资格考核等各个方面都做出了明确的规定。这对提高心理评估与心理咨询领域的职业化水平有着重要的意义。

（凤林谱）

huìtánfǎ
会谈法（interview method）
评估者通过与被评估者有目的的语言交流来收集有关对方心理特征与行为等数据资料的方法。又称交谈法、晤谈法。

特点　会谈法是心理评估最常用的方法之一。特点：①作为一种评估方法，会谈是按一定目的的设计，遵循操作规范进行的交

谈，与日常生活中的交谈有着明显区别。②会谈是会谈者与被会谈者相互影响和相互作用的过程，会谈过程不仅是会谈者通过提问方式作用于被会谈者，而且是被会谈者通过回答及交流、探讨等方式反作用于会谈者的过程。

分类　依据会谈的结构化程度分为以下 3 类。

结构化会谈（structured interview）　又称标准化会谈，这种会谈按照预先确定的统一的标准程序进行。会谈中询问哪些内容，按照怎样的顺序提问，使用怎样的句子提问都应依据会谈的设计提纲进行。会谈者需要严格依据程序，不应随意调整顺序或对某些问题作解释。结构化会谈的优点在于使用标准化的程序，有助于会谈的可控性与结果的可靠性。

非结构化会谈（unstructured interview）　又称非标准化会谈，这种方式需要预先确定会谈的主题或大纲，但无须确定严格的提问方式和程序。与结构化会谈不同，这种会谈弹性与张力较大，会谈者具有更多自主性，可以根据会谈中的具体状况来调整提问、追问等。非结构化会谈的优点是它的灵活性，提高了会谈的效率，也能够对会谈中出现的问题进行深入的探讨。但这种形式对会谈者的能力与经验要求较高。

半结构化会谈（semi-structured interview）　也是一种常用的会谈方式。有预先确定的会谈提纲，但询问的方式和顺序可以灵活进行。因此，可以说是介于结构化和非结构化之间。

会谈作为一种互动的过程，会谈者起着主导和决定的作用。会谈者应努力掌握访谈过程的主动权，积极影响来访者，尽可能让他们按照预定的计划回答问题。

因此，评估者掌握和正确使用会谈技巧非常关键。常用的会谈技术和技巧有倾听、回应、细节明确、澄清、共情、面质、解释、沉默、总结等。

（凤林谱）

zuòpǐn fēnxīfǎ

作品分析法（works analysis method）

研究者运用一定的心理学、教育学原理和经验等，对研究对象的作品进行分析研究，从而了解研究对象心理活动倾向的方法。又称产品分析法。是在对作品进行定量和定性分析的基础上，揭示作品背后隐藏的研究对象的行为、态度和价值观念等。作品概念的内容较多，如研究对象的作业、日记、作文、报告、笔记、自传、文学作品、绘画作品、工艺制品等。

特点　有以下几方面。

以研究对象的作品为依据，具有一定客观性　在作品分析过程中，强调严格按事先制定的分析单元和类别来记录客观事实，而不是仅凭研究者的主观印象来评价。要求研究者充分了解作品的背景，辨别作者的动机、意图、甚至个性等。为保持客观性，一般要有两个以上的评判记录员。

按科学程序分析，具有系统性　对有待分析的作品，均按照一定的程序进行分析，包括选取样本，确定分析维度和类目，按分析维度评判记录等。作品分析的结果用客观的数据来表达，以量化形式出现，用描述性的语言将结果及结果里表现的各种关系表达出来。

作品分析的视角和结果具有多样性　作品分析的结果会受研究者的研究目的、研究者自身的知识、理解能力、价值倾向等因素的影响。特定作品的意义可能会因为分析者的不同而变化，同一种作品可以从不同的视角，为不同的目的而加以分析。

著作是反映心理活动的重要窗口，通过对著作的分析研究，可以相当客观准确地把握一个人的心理状态。通过分析其他作品（比如书法、绘画、言论等），也可以深入地了解一个人的精神世界，比如兴趣、爱好、理想、知识面等都可以从中反映出来。此外，从作品的内容和质量中往往也能分析出智商和个性品质等特点。还可以通过分析观察完成作品的过程来分析、了解一个人。

应用　作品分析法需要有明确的目的和计划，对要分析的作品确定范围和分析的重点。作品分析法多用于个案或群体的心理品质和个性特征等方面的研究。该法还有一种特别的意义，即它的作用可以超越时间和空间的局限。例如，对古人心理活动的特点就可通过分析他们的活动产品如著作、自传、书法、绘画、言论记载等来加以研究。

（凤林谱）

xīnlǐ cèyànfǎ

心理测验法（psychological test）

采用心理测验量表或测验工具评定受试者有关的心理特征和品质的方法。又称心理测量法。是心理学发展出的一种独特研究方法。美国心理学家安妮·阿纳斯塔西（Anne Anastasi，1908～2001年）认为："心理测验实质上是行为样本的客观的、标准化的测量。"心理学家李·克龙巴赫（Lee J. Cronbach，1916～2001年）也说："一个测验是观察一个人行为的一种系统性的方法，并用一个数量化或范畴系统作为辅助手段来描述这种行为。"可以说，心理测验是一种依据心理学原理和技术，以客观的、标准化的程序，对人的心理现象或行为进行数量化的测量和确定，以判定个体差异的工具。

含义 一般认为心理测验的含义应包括 3 个方面：①心理测验是测量某种行为的工具。②心理测验由能够引起典型性行为的一些项目组成，即其所测量的只是一个行为样本，依据这个行为样本来推论个别差异。③心理测验不同于一般考试，它是经过规范设计、标准化的测量，具有一定的信度和效度，因此结论比较准确。

心理测验要素 心理测验是对一个行为样本的测量，通常由一定数量的项目组成，用于测量个体的某种行为倾向的工具。通俗地说，心理测验就是由各位心理学专家以某种理论指导，经过长期的编制、试用、修订、完善而形成的标准化测量工具。心理测验的对象是人的行为，测验的内容是一个行为样本，测验的方法是一套系统的程序，测量的结果客观、量化的结论。心理测验的要素有行为样本、标准化、客观性。

发展历史 现代心理测验则是一门年轻的学科，是随着实验心理学而发展起来的，只有 100 多年历史。心理测量学先驱之一，英国人类学家、心理学家弗朗西斯·高尔顿（Francis Galton，1822～1911 年），最早将统计学方法应用于心理测量。1879 年，德国心理学家威廉·马克西米利安·冯特（Wilhelm Maximilian Wundt，1832～1920 年）在莱比锡大学（Leipzig University）建立第一个心理实验室，开始对感知觉、反应时的个体差异进行测量研究。美国心理学家詹姆斯·麦基恩·卡特尔（James McKeen Cattell，1860～1944 年）提出了"心理测验"的概念。他认为，心理学只有建立在实验和测量的基础之上，才可能达到自然科学的准确和精密。卡特尔是促进心理测验研究与应用第一个美国人，终生从事心理测量研究与推广，对心理测验的理论和实践都做出了很大的贡献。

20 世纪以来，较早发展的是智力测验。1905 年，受法国教育当局的委托，实验心理学家阿尔弗雷德·比奈（Alfred Binet，1857～1911 年）与其助手泰奥多尔·西蒙（Théodore Simon，1873～1961 年）编制了第一个心理测验量表——比奈-西蒙智力量表，对智力落后儿童进行鉴别，取得了一定的实用效果。这一成果引起国际心理学界的普遍兴趣和关注。1916 年，美国斯坦福大学的心理学家刘易斯·特尔曼（Lewis M. Terman，1877～1956 年）对该量表进行了全面修订，创立了斯坦福－比奈智力量表（Stanford-Binet intelligence scale），该量表引入了智商的概念，使之更加完善。此后，西方掀起了心理测验研究的热潮，使心理测验工作逐渐普及。除智力测验之外，人格测验及其他针对各种心理现象的不同形式的测验研究都有很大的成果，并具备了实用性。心理测验问世，一定程度上解决了人们社会生活中的诸多问题，促进了生产力的发展。在美国，心理测验已经进入人们的日常生活，多数美国公民一生中要进行繁多的心理测验，以确定是否具备上学条件、智能水平以及适应何种工作等。

心理测验在中国有着悠久的历史，古代许多思想家在各自的实践中发现，人不仅在身体上和外貌上表现出不同，而且在心理活动上也存在着明显的差异。他们在理论和实践方面都认识到心理上的个别差异。早在 2000 多年前的春秋时期，孔子在《论语》中就提出"性相近，习相远"的观点，这是对人类个别差异的理论认识。战国时期的思想家孟子指出："权，然后知轻重。度，然后知短长。物皆然，心为甚。"指明心理现象可以测量。三国时期的诸葛亮在《心书》中也提出用行为观察法来识别个体人格特点的 7 条标准："问之以是非，以观其志；穷之以词介，以观其变；咨之以计谋，以观其识；告之以祸难，以观其勇；醉之以酒，而观其性；临之以利，而观其廉；期之以事，而观其信。"《黄帝内经》中更采用分类方法，详尽地阐述了"阴阳五态之人""阴阳二十五人"的人格差异及鉴别的标准。中国古代的七巧板、华容道、九连环等益智玩具也含有智力测验的形式及相关用途。

中国当代心理学家早在 20 世纪初就开始介绍与引进国外的心理测验成果并加以修订，编制适合中国国情的心理测验量表。同时在研究中形成了本土化的成果。1979 年以来，心理测验作为心理学研究方法之一重新受到重视，在引进修订国外一批经典心理测验量表的基础上，国内许多学者也自行编制了许多心理测验量表，其效度和信度都达到了较高的水平。如 1986 年许淑莲（1921～2005 年）的临床记忆量表，1987 年薛崇成（1919～2015 年）和杨秋莉（1961～ ）的五态人格量测验等。1985 年中国心理学会心理测验工作委员会成立，推动心理测量的研究与应用进入全面、快速的发展时期，在教育、管理、医学、司法、体育等领域得到广泛应用。

(凤林谱)

biāozhǔnhuà

标准化（standardization） 心理测验编制与实施等所遵循的一套规范程序。任何一种心理测验在施测时都要有统一的实施方法，即对任何受试者实施测验和记分等的每一个过程都必须一致，不得例外，目的是确保测量结果的准确性和客观性。在测验中必须按标准的指导语、相同的测验内容、规定的施测步骤与时间、统一的记分方法与结果处理等。标准化是心理测验的关键要素之一。

标准化的内容主要包括以下4方面：①测验材料标准化：即根据测验目的所定义的范围，选取具有代表性的项目（题目）。②测验实施的标准化：指受试者需在相同施测条件下接受测验，指导语、测验时间以及施测情境的相同等。③测验评分的标准化：要求测验结果的评定具有客观性，包括评分规则、标准答案（有时标准答案并非唯一答案）。④测验解释的标准化：对测验所得数量化结果或结论给予客观的解释。

(凤林谱)

xìndù

信度（reliability） 一个测验在对同一对象进行几次测量中所得结果的一致程度。表示一个测验工具的可靠性和稳定性。在编制心理测验时要进行信度的测量，根据不同时间的数次测验结果，求出它们的相关系数。相关系数高，则测验信度高，结论自然较可靠。反之，短期内数次测验的结果出入较大，则说明信度低，可靠性差，不适宜实用。

(凤林谱)

xiàodù

效度（validity） 一个测验能够测出其所要测量的事物的真实程度。反映一个测量工具的有效性、正确性。效度是编制心理测验时最重要的条件。一个无效度的测验，无论其他条件如何完善，都是无意义的，效度是从测验工具实际测得的结果与所公认的标准之间的相关系数来衡量的。如智力测验，所测的结果只能反映智力水平而不掺杂其他评价，同时与教师的评定相关系数高，则可以说该测验具备较高的正确性。若在智力测验中反映出较多的知识水平或与多位教师的评定不一致，只能说明这是一个效度不高，难以应用的测验。

(凤林谱)

yàngběn

样本（sample） 从总体中随机抽取的，能够代表总体属性的个体之和。这里指的是标准化常模样本。心理测验是衡量某一心理品质的标尺，这个标尺就是常模。

理想状况下常模应该是对某个总体进行测量其所得到的结果。例如，要测量某个地区男性的平均体重，那么，整个地区男性就是测量的总体，该地区内每个男性成员都需要测量，计算平均值，可以得出该地区的体重常模。但现实生活中绝大多数的总体是不可能测量的。这时就需要随机从"某地区男性"这个总体中随机抽出一部分人组成样本，用他们的测量值来估计总体值。因为人们的心理活动千差万别，所以，在取样时要照顾到代表性。要注意这一样本与受试者的情况是否相应。一般来说，要考虑样本的年龄范围、性别、地区、民族、教育程度、职业等基本特征。如果是临床量表，还应有疾病诊断、

病程与治疗等背景。受试者的情况在这些方面与样本相对应，所测结果才有可比性。

作为一个标准化样本，应具备以下几个要素：样本明确的定义、代表性、取样过程说明以及样本大小等。

(凤林谱)

chángmó

常模（norm） 按照一定样本量取样统计后的平均值水平。为对个别测量结果进行正确的评定，必须将其与一种客观的标准比较后才作出判断，这种标准即为常模。个别的测量结果通过与常模进行比较，才能得出量化的差异，从而判定结果正常或异常。

建立常模是一个烦琐而复杂的过程。首先，要产生一个相对数值，从一个测量中直接获得的结果称为原始分数（raw score），这一绝对数值无法评估其意义。其次，选择有代表性的样本，也称标准化样本。取样一般是按测验对象的人口实际分布情况分层取样，并保证一定的数量。最后，对选定的人群样本进行测量。进一步对测量的结果进行统计学处理，得出均数与标准差。这样该测验的常模就产生了。

由于人的心理现象变化万千，所以，每一种心理测验量表或工具等都要建立相应的常模。同一量表在不同的国家、民族、地区的应用，以及随着时代的发展，都需要在一定使用时间后重新修订并建立新的常模。

(凤林谱)

zhìlì cèyàn

智力测验（intelligence test）关于个体智力水平的测试。《沃伦（Warren）心理学词典》提到："通过个人对单个或一系列问题解答情况的考查，或评价个人对某

项或一系列项目的完成情况，从而推断此人的智力水平"。然而智力的定义尚无一致结论。

对智力的理解，可概括为两大类：一种观点认为智力属于认识活动的范畴，包括观察力、记忆力、想象力和思维力等；特别是创造性思维能力，被认为是智力的核心。另一种观点认为智力包括个体的认识活动和意向活动两大方面。意向活动即是有目的地去解决问题，改造世界。

美国心理学家戴维·韦克斯勒（David Wechsler，1896～1981年）认为智力是"一种全面的或整合的实体，它是一个人理解和处理周围世界的全面能力"。之后，他又做了进一步解释："智力是个体整个的潜能，它使个体有目的地活动，理性地思维，并有效地处理周围的事件。"也可以说，智力是个体适应和改变环境的综合性的潜能。所谓潜能，就是指不一定已经在活动中表现出来的能力。

广义智力较高的含义，还包括指做任何事都有可能成功的意蕴，而不单纯指已经具有的成绩；因为行为的成功与否并不完全受智力制约，还受许多非智力因素的影响。

在众多的智力测验量表中，每种量表的创立都与测验编制者对智力概念的理论认识有关。

内涵与影响因素 关于智力的内涵及影响因素众说纷纭。英国心理学家弗朗西斯·高尔顿（Francis Galton，1822～1911年）提出"智力的差异是由遗传产生的"。他尝试用测量的手段加以研究，但未获成功。1894年，法国实验心理学家阿尔弗雷德·比奈（Alfred Binet，1857～1911年）着手寻求一种方法来测量儿童的记忆力、想象力、注意力、言语理解能力、道德判断能力以及其他各种智力功能。1903年报道了他对自己两个女儿智力发展过程进行深入研究的结果，因此，1904年巴黎公共教育部长邀请他参加研究公立学校中智力缺陷儿童问题的小组。他在泰奥多尔·西蒙（Théodore Simon，1873～1961年）的帮助下，对许多智力缺陷的儿童进行了大量不同的测验，并筛选出那些可以鉴别儿童聪敏或迟钝的测验。1905年他们将成熟的测验题目由简单到复杂排列起来，编制了第一个智力测验量表——比奈-西蒙智力量表。该量表共有30个项目，按难易度由浅到深排列，以通过项目的多少作为鉴别智力高低的标准。1908年，比奈-西蒙量表首次修订，题目由30项增加到59项。3～15岁均适用。修订后首先采用了智力年龄（简称智龄，又称心理年龄）的概念表示结果。智力年龄作为计算智力的单位，其意义容易理解。例如，一个人的智龄为10岁，即此人的智力与10岁儿童的平均智力相等。智龄的求法很简单，以比奈-西蒙智力量表（陆志韦、吴天敏第二次修订本，1936年）为例，在3～11岁，每岁有试题6项，每项代表智龄2个月，儿童每答对两题就可得智龄2个月。但以智龄为单位的测算也有许多缺点，如无法精确地判断智力差异；无法使不同年龄段的受试者相互间进行比较；随着年龄的增长而不太适用等。

智力的评估 1916年，美国斯坦福大学心理学家刘易斯·特尔曼（Lewis M. Terman，1877～1956年）修订了比奈-西蒙量表，称为斯坦福-比奈智力量表（Stanford-Binet intelligence scale）。此量表最大的改进，是采用了智商（IQ），以表示智力的相对水平。特尔曼提出的智商概念是一种"比率智商"，即个体智龄（mental age，MA）与实足年龄（chronological age，CA）的比值。比率智商的计算公式为：

$$智商（IQ）= \frac{智龄（MA）}{实龄（CA）} \times 100$$

智商从理论上说是固定不变的。如被测儿童过了两三年，他们的智龄都要增加，实龄也在增加，因此似乎智商是不会变的。根据各个儿童的智商，可以作出比较及预测，这是比率智商的优点和效用。实践证明，智力发展的起点、速度、到达峰值与停止发展的时间，因不同智能发展时期和不同个体而有所不同，一定年龄后便不是呈比例发展的关系。因此，比率智商存在缺陷。此后，韦克斯勒在他创立的成套智力测验量表中提出了离差智商的概念。即以标准差为单位的每一年龄组的个人得分值，与同年龄团体平均分值的比较。以每个年龄组的原始平均分数为100IQ，标准差为15IQ，这两个常数进行换算。计算公式如下：

$$智商（IQ）= \frac{15 \times (X-M)}{S} + 100$$

公式中的X为某一年龄组受试者实得的测验原始分数，M是该年龄组团体平均分数，S是每一年龄组分数的标准差，这个公式得出的智商就是离差智商。离差智商弥补了比率智商的局限性，可适用于任何年龄段的智力评价。

智力理论 关于智力理论认识可分成3个方面。

传统的智力理论 以心理测量学的定量测量为基础，认为智力是由不同要素所构成，通过统计定量分析来探索这些要素，以认识智力的内涵。它以比奈的智力理论、英国心理学家查尔斯·爱德华·斯皮尔曼（Charles Edward Spearman，1863~1945年）的二因素理论、美国心理学家路易斯·利昂·瑟斯通（Louis Leon Thurstone，1887~1955年）的群因素理论等为代表。

智力的认知理论 指试图通过对智力的内部心理过程进行定量分析和定性描述，以揭示智力本质的一套理论与操作。这方面有美国认知心理学家罗伯特·斯滕伯格（Robert J. Sternberg，1949~ ）的智力三元理论，加拿大阿尔伯塔大学心理学教授达斯（J. P. Das）提出的智力 PASS 模型（plan attention simultaneous successive processing model），即"计划-注意-同时性加工-继时性加工"，包含了 3 层认知系统和 4 种认知过程。

智力的认知神经科学理论 是从认知神经科学角度来研究智力的发生过程，用信息加工的一般机制来说明人的智力过程，进一步探讨智力发生的脑机制，为认识智力提供了新的视角。

（凤林谱）

zhìshāng

智商（intelligence quotient, IQ）

通过一系列标准测试获得的个人认知能力与同年龄段常模的比值。是智力测验中表示一个人智力水平的指数。全称智力商数。在最早的比奈-西蒙智力量表中没有智商的概念，只用比率智商作为测量结果。比率智商提出后，普遍被心理学界和医学界所接受。但在应用中产生的问题是，由于个体智力增长是一个由快到慢，然后再到停止的过程。即心理年龄与实足年龄并不同步增长。所以，比率智商并不适合于青年期以上的受试者。另外，由于不同年龄组儿童比率智商的分布情况不同，因而相同的比率智商分数在不同年龄就具有不同意义。为解决这些问题，美国心理学家戴维·韦克斯勒（David Wechsler，1896~1981年）提出了离差智商的概念。

离差智商是一种以年龄组为样本计算而得的标准数。韦克斯勒将离差智商的平均数定为 100，标准差定为 15。离差智商建立在统计学的基础上，表示的是个体智力在各自年龄组中所处的位置，因而是表示智力高低的一种理想的指标。在实际测量中，通常将原始分数与 IQ 值的对应关系计算出来作为常模，使用时可以在常模表上按其年龄直接查出智商。

智力水平如用智力量表测出的智商值来分级，与样本均数相比，智商在平均数（100）左右 1 个标准差（15）范围内（85~115）的为"平常"智力。高于平常 1~2 个标准差（115~130）的为"高常"智力，高 2 个标准差以上（130 以上）的为"超常"智力。在平均数以下 1~2 个标准差（70~85）的称"临界"状态，在 2 个标准差以下（70 以下）的称为智力低下。智力低下又分轻度（70~55）、中度（55~40）、重度（40~25）和极重度（25 以下）4 级（表 1）。从大量的测验统计分析来看，人们的智商是按照常态曲线分布的。大多数人的智商为 90~110。

（凤林谱）

Bǐnài-Xīméng zhìlì liàngbiǎo

比奈-西蒙智力量表（Binet-Simon intelligence scale）

法国实验心理学家阿尔弗雷德·比奈（Alfred Binet，1857~1911年）与泰奥多尔·西蒙（Théodore Simon，1873~1961年）于 1905 年编制的世界上第一个正式的智力测量工具。是一个儿童智力测验量表，适用年龄 3~13 岁，包括 30 个由易到难排列的项目，主要从智力的表现上对智力进行测量，如记忆、理解、言语等。1908 年进行了第一次修改，根据年龄水平对测验项目进行了分组，从而使其称为第一个标准化量表，并引入智力年龄的概念，题目数也增加到 59 个，并进行了实测。1911 年再次修订，将实用年龄扩张到成年人。1922 年传入中国。1982 年，由北京大学吴天敏（1910~1985年）进行了第三次修订，共 51 题，主要适合小学生和初中生的智力测量。

（凤林谱）

Wéishì zhìlì liàngbiǎo

韦氏智力量表（Wechsler intelligence scale，WIS）

由美国心理学家戴维·韦克斯勒（David

表 1 韦氏智商的分等和百分数表

智商	分等	理论百分数（%）	实际百分数（%）
130 以上	非常优秀	2.2	2.3
120~129	优秀	6.7	7.4
110~119	中上（聪明）	16.1	16.5
90~109	中等	50.0	49.4
80~89	中下（迟钝）	16.1	16.2
70~79	临界状态	6.7	6.6
69 以下	智力低下	2.2	2.1

Wechsler，1896~1981 年）所编制的国际通用的一套经典智力测量工具。初次编制于 1939 年。1955 年，完成成人智力量表（Wechsler adult intelligience scale，WAIS），1981 年第一次修订（WAIS-R），1997 年第二次修订（WAIS-Ⅲ），2008 年第三次修订（WAIS-Ⅳ）。1949 年，完成儿童智力量表（Wechsler intelligence scale for children，WISC），1974 年第一次修订（WISC-R），1991 年第二次修订（WISC-Ⅲ），2003 年第三次修订（WISC-Ⅳ）。1967 年，在 WISC 基础上发展了一个学龄前和学龄初期儿童智力量表（Wechsler preschool and primary scale of intelligence，WPPSI），1989 年第一次修订（WPPSI-R），2002 年第二次修订（WPPSI-Ⅲ）。3 套韦氏智力量表在中国都有相应的修订本，分别为 1981 年龚耀先（1923~2009 年）的中国修订韦氏成人智力量表（WAIS-RC），1986 年林传鼎（1913~1996 年）、张厚粲（1927~ ）的韦氏儿童智力量表中国修订本（WISC-CR）、龚耀先的中国韦氏幼儿智力量表（C-WYCSI），1993 年龚耀先的中国韦氏儿童智力量表（C-WISC）。

WAIS-RC 是以 WAIS 为蓝本，保持原测验的结构，只对某些不适合中国文化背景的项目做了修改，并通过全国取样，制定了城、乡两套常模。WAIS-RC 同 WAIS 一样，共有 11 个分测验，分言语和操作两个部分，其中言语量表包含 6 个分测验：常识、领悟、算术、相似性、数字广度和词汇，操作量表含 5 个分测验：数字符号、图画填充、木块图、图片排列和物体拼凑。

WAIS-RC 为个别智力测验，适用于 16 岁以上成年人。施测时需根据受试者的成长环境选择相应的版本（城市版或农村版），按测验操作手册实施每个分测验，如实记录和评分。施测结束后统计每个分测验总分，从总分等值量表分换算表查到每个分测验的量表分；计算言语量表分、操作量表分和总量表分，查年龄等值智商换算表，即可以获得言语智商（verbal intelligence quotient，VIQ）、操作智商（performance intelligence quotient，PIQ）和全智商（full intelligence quotient，FIQ）。

（凤林谱）

Ruìwén biāozhǔn zhìlì liàngbiǎo
瑞文标准智力量表（Raven standard progressive matrice，SPM）
由英国心理学家约翰·卡莱尔·瑞文（John Carlyle Raven，1902~1970 年）于 1938 年创制的一种非文字的智力测量工具。又称瑞文渐进方阵（Raven progressive matrixes，RPM），共包括标准型、彩色型和高级型渐进方阵 3 套测验。瑞文曾同心理学家查尔斯·爱德华·斯皮尔曼（Charles Edward Spearman，1863~1945 年）有工作交往，受到后者很大影响。瑞文测验是测量智力的一般因素（G），主要"测量了观察力和清晰思维能力"。瑞文测验的每组测量的图形结构依次由简单至复杂；每组测量也逐渐由一个层次变化为多层次。通过测试，能反映出受试者思维从直观形象向抽象推理的渐进发展过程。其特点为测验内容固定、非言语和跨文化

形式、测试时间短、可集体操作。

联合型瑞文测验（combined Raven test，CRT）由 6 个单元构成，前 3 个单元都是彩色测图；后 3 个单元是黑白测图，每个单元含有 12 个测图，每一帧测图都由一块大图和 6~8 块无意义的小图片构成，在大图的右下角有一处空白，要求受试者从小图片中选出一个符合大图整体结构的图片填补上去，使整个图案形成一个合理、完整的整体。依据项目完成的正确性得分（图1）。

中国心理学家张厚粲（1927~ ）在 1987 年完成了标准型 RPM 的修订工作。1989 年，王栋（1936~ ）和李丹分别主持了 CRT 的修订，这是彩色型和标准型 RPM 的合并本。1996 年，王栋等完成了 CRT 的第二次修订，形成农村儿童、城市儿童和成年人 3 个常模，适用年龄为 5~70 岁，标准化样本参照了当时全国人口的构成比例，总样本量为 4212 人。

瑞文测验在世界上被广泛用于教育、医学和人类学等领域。

（凤林谱 黄文强）

réngé cèyàn
人格测验（personality test）
评估个体行为独特性和倾向性等特征的方法。又称个性测验。人格是个体稳定的心理活动特点之

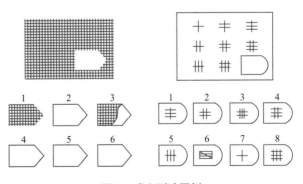

图1 瑞文测验图例

总和，指人的稳定而独特的整体心理面貌，反映了人与人之间行为与态度体系的差异性特征。人格主要由心理特征和倾向性两个相互联系的部分构成。每一种人格测验都是其编制者依据对人格理论的认识而创立的。由于相关心理学学派的不同理论，人格测验的种类较多。通常将常用的人格测验分为以下两大类。

问卷法：是最常用的人格测量方法。由于这种方法是通过自我评定问卷进行，所以又被称为自陈问卷。这类问卷一般由若干相关的项目组成，采用客观测验的形式，要求受试者根据自身的特点做出符合与否的回答。对其答案处理后，评价某个体的人格特征。问卷法不仅可以测量外显行为（如态度倾向、职业兴趣、同情心等），同时也可以测量受试者对环境的感受（如欲望的压抑、内心冲突、工作动机）等。

常用经典的人格问卷有艾森克人格问卷、明尼苏达多项人格调查表和卡特尔16种因素人格问卷等。

投射法：投射测验（projective test）以弗洛伊德心理动力学理论为依据。该理论认为人的行为是由潜意识中受压抑的本能驱力所推动的。因此，常难以通过自陈式问答了解一个人的心理倾向或情感；但如果给受试者呈现一些模糊、主体不明确的刺激项目，其潜意识中的欲望和情感则有可能会借此投射出来，进而有助于了解其性格等心理现象。投射测验通常由若干未经组织、模棱两可的图片组成，让受试者在设定时间内对呈现的图片做出任意解释，从而使其动机、态度、情绪及性格等倾向在不知不觉中得以显露，并通过主试的分析来推断其性格特征。

经典的投射测验有罗夏墨迹测验、主题统觉测验等。

（凤林谱）

Àisēnkè réngé wènjuàn

艾森克人格问卷（Eysenck personality questionaire，EPQ） 英国伦敦大学的心理学教授汉斯·于尔根·艾森克（Hans Jürgen Eysenck，1916~1997年）夫妇于1975年编制的人格测量工具。国际上广泛应用，分为儿童和成人两种版本。儿童问卷适用年龄为7~15岁；成人问卷适用年龄为16岁以上。中国的成人问卷有龚耀先（1923~2009年）和陈仲庚（1925~2003年）修订的两种版本，分别为88及85个项目。该问卷中的问题在"是""否"两个答案中做出选择。测试时让受试者根据自己的情况回答，然后将答案分别纳入4个向量，即P、E、N、L来统计得分。P、E、N分别代表艾森克人格理论中关于人格结构的3个维度，L是一个附加量表。

精神质（psychoticism，P）：精神病倾向量表。它在所有人身上都存在，只是程度不同。分数高常表现出孤独、不关心他人、社会适应差、行为古怪等行为特点，常好寻衅搅扰。

外向－内向（extraversion-introversion，E）：内外向倾向量表。分数越高表示性格越外向，好交际，喜欢热闹的场合，渴望刺激和冒险，情绪易冲动；分数越低则提示性格越内向、沉静、不合群，富于内省，生活和工作严谨而有规律。

神经质（neuroticism，N）：情绪稳定性量表。分数高表示焦虑、紧张、易怒，可伴有抑郁等，情绪易激惹而不稳定，甚至容易出现不理智的行为；分数低表示情绪反应缓慢而平稳，不易激惹。

掩饰（lie，L）：测定掩饰、自我保护程度及纯朴性、社会成熟水平等。同时，本身也代表一种稳定的人格倾向。如果L分过高，需排除受试者答题时的掩饰倾向或提示此次测量的可靠性较差。

此外，艾森克将受试者回答结果以E维度为横坐标，N维度为纵坐标，构成4个象限，分别解释为：外向、情绪不稳定（胆汁质）型；外向、情绪稳定型（多血质）；内向、情绪稳定型（黏液质）和内向、情绪不稳定型（抑郁质）。

（凤林谱）

Míngnísūdá duōxiàng réngé diàochábiǎo

明尼苏达多项人格调查表（Minnesota multiphasic personality inventory，MMPI） 美国明尼苏达大学心理学家斯塔克·罗森克兰茨·哈萨威（Starke Rosencrans Halthway，1903~1984年）与精神科医师约翰·查理·麦金利（John Charnley Mckinley，1891~1950年）于1943年编制的心理测量学量表。此量表已在世界各国广泛应用，成为临床精神科、内科、整容科及心理卫生界有效的诊断工具。临床实践证明，MMPI除用于诊断外，还可用于药物和心理治疗的疗效评价。此外，该量表在教育、社会学、人格等研究中的应用也很普遍。中国于1980年由中国科学院心理研究所宋维真主持，组成全国协作组对MMPI进行了修订，并取得中国常模。

MMPI-I 由566个项目组成（包括16个重复出现的题目），内容分为26类，涉及人生体验的广泛领域，与临床有关的都安排在前面 399 个项目中（表 1）。各项目均为陈述题，由受试者在答卷上以"是""否""不能回答"3 种情况选择合适的答案。在评定时，按不同量表计分。效度量表有 4 个：疑问量表（Q）、掩饰或说谎量表（L）、诈病量表（F）和修正量表（K）。临床量表共有 10 个，分别是：疑病症（hypochondriasis，Hs）、抑郁（depression，D）、癔病（hysteria，Hy）、精神病态（psychopathic deviate，Pd）、男性化–女性化（masculinity-femininity，Mf）、妄想（paranoia，Pa）、精神衰弱（psychasthenia，Pt）、精神分裂（schizophrenia，Sc）、轻躁狂（hypomania，Ma）和社会内向（social introversion，Si）。MMPI 的测验结果采用 T 分制，即将答案纸上的原始分按以下公式换算成 T 分（标准分）：

$$T = 50 + \frac{10(X-M)}{SD}$$

公式中 X 为原始分，M 为受试者所在样本组的原始分均值。SD 为该样本组的原始分标准差；50 相当 M 的 T 分；10 相当于 SD 的 T 分。将 T 分标在剖析图上可以看出各量表值的分布。

从 1982 年起，美国 MMPI 修订委员会在明尼苏达大学心理学教授詹姆斯·尼尔·布彻（James Neal Butcher，1933~ ）领导下，对 MMPI 重新进行修订，1989 年修订完毕。新版 MMPI-Ⅱ包括 567 个项目，有如下改变：①删除了重复的项目。②删除了令人反感的项目。③增加了测量维度的项目。④用一致性 T 分（uniform T-score）代替线性 T 分。⑤在效度量表，亚量表及内容量表等方面进行了修改和补充等。中国已完成修订 MMPI-Ⅱ，投入应用。

（凤林谱）

Kǎtè'ěr 16 zhǒng réngé yīnsù wènjuàn

卡特尔 16 种人格因素问卷

（Cattell 16 personality factors inventory，16PF） 美国依利诺斯州立大学的人格心理学家雷蒙德·伯纳德·卡特尔（Raymond Bernard Cattell，1905~1998 年）于 1949 年编制的人格测验量表。在心理学领域广泛应用，主要用于人格测评、人才选拔、心理咨询和职业咨询等领域。

卡特尔的人格理论倡导的是特质论。他将特质看作建造人格的各个模块，并认为根源特质乃是人格的核心元素。经多年研究，他确定 16 种根源特质（15 种人格因素和 1 种一般智力因素）。由于这 16 种因素的不同组合，决定了每个个体的人格特征，因此通过 16 种因素的组合就可以了解个体的人格。

他将 16 种因素代表的特质项目编成 16 个组，每组问卷包括十几个项目不等；每个项目有 3 种回答供选择，测验后根据统计处理与因素分析，得出受试者的人格特征。经历 50 余年，16PF 已

表 1　MMPI 项目内容分类

序号	内容	项目数
1	一般健康	9
2	一般神经症状	19
3	脑神经	11
4	运动与协调动作	6
5	敏感性	5
6	血管运动、营养、言语、内分泌	10
7	呼吸循环系统	5
8	消化系统	11
9	泌尿生殖系统	5
10	习惯	19
11	家庭、婚姻	26
12	职业关系	18
13	教育关系	12
14	"性"的态度	16
15	对宗教的态度	9
16	政治、法律秩序	46
17	社会态度	72
18	抑郁情感	32
19	躁狂情感	24
20	强迫状态	15
21	妄想、幻想、错觉、疑虑	31
22	恐怖症	29
23	施虐狂、受虐狂	7
24	志气	33
25	男、女性倾向	55
26	想把自己表现得好一点的态度	15

几经修订，发展为多种版本。A、B 为齐全版本，各有 187 个项目，需测 45～60 分钟；C、D 为缩减版本，各有 106 个项目，测试时间 25～35 分钟。中国采用的是 1981 年美籍华人刘永和博士根据 A、B 本修订的合成本，并经辽宁省教育科学研究所心理研究室修订，也是 187 个项目，测量时间为 45～60 分钟（表 1）。

16PF 结果采用标准分（Z 分），通常认为 ＜ 4 分为低分（1～3 分），＞7 分为高分（8～10 分）。高、低分结果均表现相应的人格特征。

（凤林谱）

wǔtàiréngé cèyàn

五态人格测验（five-pattern personality test）

根据中医气质学说阴阳分型与"五态人"理论而拟订的人格测验调查表。该量表由中国的薛崇成（1919～2015 年）和杨秋莉（1961～ ）主持，于 1987 年编制而成。全国协作组制定了中国正常人常模。

中医理论对人格类型的分类较为系统，最早记载见于《黄帝内经》，后世医籍所论者，均未出其轨范。《灵枢·通天篇》基于阴阳属性把人的人格内涵分为五型，即太阴之人、少阴之人、太阳之人、少阳之人与阴阳和平之人。因为"凡五人者，其态不同"，故称五态人。

五态人性格特征 依照《黄帝内经》有关五态人性格行为的描述与后世各家的注解归纳。

太阳性格 傲慢，自诩，主观，冲动，有野心，有魄力，任性而不顾是非，暴躁易怒，不怕打击，刚毅勇敢，精神激昂，有进取心，敢坚持自己观点，敢顶撞他人。

太阴性格 外貌谦虚，内怀疑虑，多思虑，易悲观，胆小，优柔寡断，与人保持一定距离，内省孤独，不愿接触人，不喜欢热闹的事，不合时尚，保守，自私，循他人之成败而定自己的动向，不肯带头行事。

少阳性格 好社交，善交际，开朗，敏捷乐观，轻浮易变，机智，随和，漫不经心，喜欢谈笑，活泼好动，喜交朋友，喜文娱活动，做事不易坚持到底。

少阴性格 冷淡沉静，深思而不外露，善辨是非，能自制，警惕性高，有嫉妒心，柔弱，做事有计划，不乱说，不轻举妄动，谨慎，细心，稳健，做事有持久性，耐受挫折。

阴阳和平性格 态度从容，自尊而又谦谨，处变不惊，喜怒不形于色，行为安定，不受物惑，无私无畏，不患得患失，不沾沾自喜、忘乎所以，能顺应事物发展规律，是一种有高度适应能力的性格。

量表组成 五态人格测验共 6 个分量表：太阴 22 题、太阳 20 题、少阴 21 题、少阳 22 题，阴阳和平为 10 题；另设掩饰（测谎）量表 8 题。若此量表得分过高，影响测试结果的可靠性。全量表 103 题，测试完成后计各分量表的总分，即粗分（或原始分），再换算成 T 分，制成剖析图。某一分量表得分高低，表示受试者该维度性格的特点，也反映受试者反应的强度、灵活性、平衡性、持久性与趋近性。

基于中医阴阳比例不同组成五态人格提出的"个性特征由不同阴阳比例量组成"的论点，为中医个性学说的一种新观点。这是对中国传统文化和中医学的继承与发展。五态人格测验的编制推动了中医心理学的发展，该测

表 1 16 种人格因素的名称与特征

因素	名称	低分者特征	高分者特征
A	乐群性	缄默、孤独、冷淡	乐群、外向、热情
B	聪慧性	迟钝、常识浅薄、抽象思考能力弱	聪慧、富有才识、善于抽象思考
C	稳定性	情绪激动、易烦恼	情绪稳定、成熟、能面对现实
E	恃强性	谦虚、顺从、通融、恭顺	好强、固执、独立
F	兴奋性	严肃审慎、冷静寡言	轻松兴奋、随遇而安
G	有恒性	权益敷衍、缺乏奉公守法精神	有恒负责、做事尽职
H	敢为性	畏缩退怯、缺乏自信	冒险敢为、少有顾虑
I	敏感性	理智、注重实际、自恃其力	敏感、感情用事
L	怀疑性	信赖随和、易与人相处	怀疑、刚愎、固执己见
M	幻想性	现实、合乎常规、力求妥善合理	幻想、狂放不羁
N	世故性	坦白、直率、天真	精明能干、世故
O	忧虑性	安详沉着、有自信心	忧虑抑郁、烦恼多端
Q1	实验性	保守、服从传统	自由、批评、激进、不拘泥成规
Q2	独立性	依赖、随群附众	自主、自强、当机立断
Q3	自律性	矛盾冲突、不明大体	知己知彼、自律严谨
Q4	紧张性	心平气和、闲散宁静	紧张困扰、激动不安

验经多年应用，逐步得到业界认可，被载入《心理学大辞典》。

（凤林谱）

tóushè cèyàn

投射测验（projective test）

向受试者提供一些较为模糊的刺激材料，让其自由地做出反应，然后分析其反应，并以此推断受试者的人格结构、情绪、自我意识、家庭关系等方面的心理测验。包括联想测验、完成测验、构造测验等。

理论基础：投射测验克服自陈式人格测验存在的不足，而是由潜意识动机造成的"防御心理"发展出来的一种人格测验方法。其理论基础是精神分析学说。投射测验的基本假设：人们对于外界刺激的反应都是有其原因，而且可以预测的；人格结构的倾向常隐匿于潜意识中，当受试者面对一种不明确的刺激情境需要评估时，就可以使隐藏在潜意识中的欲望、动机、行为倾向等"泄露"出来，从而显现个体的人格特点。

特点：①测验材料没有明确的结构和意义。②受试者对测验材料的反应不受限制。③测验目的具有隐蔽性。④对测验结果的解释重在对受试者的人格特征的整体了解。⑤不受语言文字的限制。⑥计分与结果评价较为复杂，需要由有经验的专家进行。

优点：可以对人格做综合的、完整的探讨，对受试者的内心生活作深层的探索，并做出动态解释；测验目的隐蔽，可防止受试者作虚假反应等。

不足之处：评分缺乏客观标准，难以量化；缺少充分的常模资料，测验结果不易解释；信度和效度不易建立；原理深奥，非经专门训练者不易使用；受试者

的反应更容易受测验情境等的影响等。

投射测验在国外广泛地应用于人格的评价过程。1984 年的一项调查中发现，在美国人格评估协会主要会员使用频率较高的 10 个测验中，投射测验占了 7 个。尤其是从事医学心理学工作者，更是把它视为不可缺少的工具。但对投射测验的批评也一直没有停歇，主要争议焦点在于投射测验的信度和效度不易确认。

（凤林谱）

Luóxià mòjì cèyàn

罗夏墨迹测验（Rorschach inkblot test）

瑞士心理学家赫尔曼·罗夏（Hermann Rorschach，1884~1922 年）于 1921 年创立的心理测验量表。20 世纪 40 年代起流行于欧美各国。1996~2003 年，罗夏墨迹测验曾是被文献提及最多的投射人格测验，引用排名仅次于 MMPI 和五因素性格量表（NEO），排名第三。该测验材料为 10 张对称的墨迹图片。其中Ⅰ、Ⅳ、Ⅴ、Ⅵ、Ⅶ号图片为黑色，Ⅱ、Ⅲ号图片为黑色加红色斑点，Ⅷ、Ⅸ、Ⅹ号图片为彩色，每张图片都是将墨迹倒在纸上再加折叠形成对称的浓淡不匀的墨迹图。

进行测验前先向受试者交代测验方法，再按序出示这 10 张卡片，请受试者分别观察它像什么，然后回答；对受试者的回答，要作详细记录，记录下对每张图片回答时间及完成此测验所用的全部时间；受试者不愿作答时，主试者应尽量鼓励他回答；如实在不能回答，再换成第二张图片。全部图片都看完后，要受试者从第一图的第一个回答起，解释回答的内容。如受试者是指图片的局部或整体；为什么说它像人或

动物，生物或无生物体；主试者将其回答标在另一张记录纸上。记明这些回答所指的部位与内容。

评分方法：根据受试者的反应结果，指出的位置、内容、回答的反应时间等因素和内容，进行结果评定。

对该测验的施测程序、记分方式及结果解释等加以标准化，提高该测验的信度、效度的研究一直在进行。罗夏墨迹测验在临床与精神科的应用较为普遍。

（凤林谱）

zhǔtí tǒngjué cèyàn

主题统觉测验（thematic apperception test，TAT）

美国心理学家亨利·亚历山大·默里（Henry Alexander Murray，1893~1988 年）和克里斯蒂娜·德拉蒙德·摩根（Christiana Drummond Morgan，1897~1967 年）于 1935 年编制的一套投射型心理测验方法。

理论基础 主题统觉测验的编制是建立在默里的需要-压力理论基础上。该理论认为，人类复杂的心理行为都可以用特定的欲求和压力相结合的简单形式加以解释。个体人格的形成及表现具有明确的动力性，完整的人格往往是内在欲求和压力相平衡的结果。若不平衡，则会发生人格偏离或心理异常。TAT 假设个人对图画情境编造的故事和其生活经验有着紧密的关系，且受到无意识动机的影响。故事内容中有一部分受到当时知觉的影响，但其想象部分却包含个人有意识或潜意识的反应——即受试者在编故事时，会不自觉地把隐藏在内心的欲望和冲突穿插在故事情节中，借故事中人物的行为投射出来。

TAT 组成 测验材料为 30 张含义不清的人物图片（其中有一

片为白卡），有些是共用的，有些分别适用于不同的性别和年龄。每个测验用 20 张图片，分两次测量，每次做 10 张。图片内容多为一个或数个人物处于某种模糊的场景中，测验时一次取一张呈现给受试者，要求他根据图片的内容讲故事。故事必须包括以下内容：①图中主角以前发生了什么事？②现在发生了什么？③他感觉如何？④结局会怎样？第二次测时要求受试者将故事讲得更生动形象些，并带有戏剧性。然后出示一张空白卡片，让受试者想象上面有图画，并根据"图画"的内容来讲故事。很多主试者认为，受试者讲述的故事反映他的隐秘需要，并从这张图画到下一张表现出一致的主题。

TAT 计分 有两部分：①在每一种需要变量和情绪变量上的分数：计分规则是根据每一种需要或情绪的强度，分值 1~5 分。②在每一种压力变量上的分数：计分规则是根据每一种压力的强度，分值 1~5 分。最后，在每一变量上都得到两个分数：一是总体平均分（AV），二是分数的分布（R）。被评定的主要需求变量和情绪变量有恭顺、成就、攻击、自责、关怀、顺从、性、受保护、进取、归属、自主、矛盾、情绪变化、沮丧、焦虑、怀疑等；被评定的主要的压力变量有：归属、攻击、支配、关怀、拒绝、身体危险等。评定这些变量的分数的依据是受试者在所编的故事中对主人公的行为、需要、动机、情感和主人公所处的环境的描述，以及整个故事所反映出的主题性质。

注意事项 对 TAT 的解释并无公认的方法，默里提出对主题统觉测验解释时应注意：主角本身、主角的动机倾向和情感、主角的环境力量、结果、主题、兴趣和情操等。

TAT 有很多改编本，以适应多种特殊用途，如用来调查成就动机、态度问题及用于职业咨询、行政评价的各种研究项目。

（凤林谱）

huìhuà cèyàn
绘画测验（drawing test） 借助绘画进行测试的一种心理学方法。在艺术创作领域中，一般认为作品（尤其是绘画作品）常是创作者内心世界的投射。基于同样的假设，心理学家也借绘画来了解（测试）一个人的心理特点。

绘画是人类的一种自发行为，不管是在种族进化进程中，还是在个人成长过程中，都曾经历过涂鸦的阶段，这正是绘画的初级形式。因此，绘画在人类的文明中占有相当重要的地位和角色。从心理学角度看，绘画可以被认为是一个人对其内在经验独特的表达。因此，若能够适当地对个体的绘画作品进行解读，就可以为诊断和治疗提供宝贵的线索。同时，绘画也是心理治疗中艺术疗法常用的一种方式。而且绘画对于未正式受过训练的人员而言，也是一种较安全的表达方式。

目的 个体通过绘画的过程，可以把自我有关过去、现在或未来的想法、感受等表达出来，以促进其对自我的了解。有关个体内在的想法、情感等可能在意识或潜意识中遭到抗拒，或被压抑阻碍；但透过绘画过程，个体却可以自由地表达。因此，通过绘画可以达到了解个体内在情感、需求等，以及进一步通过作品的解读与干预，修复、协调、畅通通达其内在的冲突之类的目的。

主要形式 给受试者铅笔、橡皮以及几张白纸，要求他们在白纸上描绘一些图画；然后根据一定的标准，对这些图画进行分析、评定、解释，以此来了解受试者的心理现象、功能，判定其心理活动的正常或异常等问题，为临床心理上的诊断和治疗服务。绘画测验的形式和种类很多，有关这种形式和类型的心理测验统称为绘画测验。

分类 根据绘画测验的表现形式、内容和各测验的目的要求等进行分类。常见的有：以智力测验为目的的库克（Cooke）画人测验（1885），为获得有关人格特点方面信息的科克（Koch）画树测验，巴克（Buck）的房-树-人测验（1948），为了解人际交往能力，心理、病理等方面问题的阿佩尔（Appel）家庭活动画测验（1931），为了解视觉运动功能、脑功能状态的本德（Bender）完形测验（1938）等。

（凤林谱）

xīnlǐ wèishēng píngdìng liàngbiǎo
心理卫生评定量表（mental healthy assessment scale） 心理卫生评估中收集资料所需的测量工具。在心理卫生理论研究和临床实践中，常需要对群体或个体的心理和社会现象进行观察，并对观察结果以数量化方式进行评价和解释，这个过程称为评定（rating）。而评定需要按照标准化程序来进行，便产生了评定量表，如症状自评量表（SCL-90）、汉密尔顿焦虑量表（Hamilton depression scale，HAMA）、老年认知功能量表（scale of elderly cognitive function，SECF）等。评定量表不是经典的心理测验，尽管缺乏较高的信度、效度水平，但这类量表具备一定的编制标准化，在实践中能快速、简明地解决相关问题，从而得到普遍应用。心理测验与评定量表有逐渐融合的趋向，使用者可以按测量目的及习惯来选用。

量表种类 心理卫生评定量表形式有多种多样，除具有他评量表性质的主观评定量表外，常见的形式还有自陈量表、问卷、调查表和检核表等。这类量表均有评定量表的性质，但其内容、结构及功用稍有不同。

评定量表（主观量表） 在以往的心理学和教育学使用较多，特点是结构明确，量表各项目描述精细，通过评定者对受试者心理特点、行为倾向等项目，根据观察印象逐项判断，不仅要判断每个项目受试者是否出现过，而且要按照量表项目等级标准做出量化统计。虽然评定者的评价是主观的，但评定依据来源却是客观的，故具有相当的真实性。

自陈量表 虽较早运用于人格测量，后来发展起来的却与调查个体情感、兴趣及行为等的各种问卷、调查表等属同一性质，总称为自评量表。此类量表均是让受试者按照量表要求提供关于自己心理、行为及个人躯体状况等背景材料的报告，量表的内容通常为一系列陈述句或问题，每个句子或问题描述一种行为特征或现象，要求受试者做出是否符合自己情况的回答。自陈量表主要特点是其项目数量多，项目描述清晰，内容较全面，了解的信息量大；而且可以团体施测。不足之处是受试者报告自己行为时常会带有某些偏向。

检核表 常作为了解个体行为特征，尤其是异常行为的调查工具。在性质上一般属于他评量表，也有少数属自评量表。量表项目包含一系列行为描述语句；量表操作简便，评定者只需确定各行为项目内容是否在受试者心理、躯体与行为中出现。

应用 评定量表在心理学、社会学、医学、教育、工业、商业、行政管理等领域都有应用，在心理卫生评估中更应用广泛。心理卫生评定量表较难准确界定。有些心理学、社会学及心身疾病、精神疾病评定量表与心理卫生评估关系密切，自然也被纳入心理卫生评定量表。

（凤林谱）

Huòlándé zhíyè xìngqù cèshì

霍兰德职业兴趣测试（self-directed search，SDS）

1959年，美国心理学家、职业指导专家约翰·刘易斯·霍兰德（John Lewis Holland，1919~2008年）根据其大量的职业咨询经验及其职业类型理论编制而成的测评工具。

霍兰德认为，个人职业兴趣特性与职业之间应该有一种内在的对应关系。根据兴趣不同，人格可分为研究型（I）、艺术型（A）、社会型（S）、企业型（E）、传统型（C）、现实型（R）等6个维度，每个人的性格特征都是这6个维度的不同程度组合。霍兰德对所测6个维度的相关矩阵进行分析时，发现I-A-S-E-C-R之间相邻维度相关性最高，对角的两个维度相关性最低（图1）。

理论基础

霍兰德的职业兴趣理论主要从兴趣的角度出发来探索职业指导问题。他明确提出了职业兴趣的人格观，使人们对职业兴趣的认识有了质的变化。该理论反映了霍兰德长期专注于职业指导的实践经历，把对职业环境的研究与对职业兴趣个体差异的研究有机地结合起来。而在霍兰德职业兴趣类型理论提出之前，二者的研究是独立进行的。

霍兰德以职业兴趣理论为基础，先后编制了职业偏好量表（vocational preference inventory，VPI）和自我导向搜寻量表（self-directed search），作为职业兴趣的测查工具。力求为每种职业兴趣者找出两种相匹配的职业能力。兴趣测试和能力测试的结合在职业指导和职业咨询的实际操作中起到了促进作用。

霍兰德将其职业人格类型理论运用于美国劳工部制定的职业条目词典，编纂了霍兰德职业代码词典（the dictionary of Holland occupational codes），为各类人员按照自己的职业兴趣类型搜寻合适的职业提供了广泛的应用前景。

量表组成 霍兰德职业兴趣测试问卷由4部分组成。

第一部分 你所感兴趣的活动，对分归于6类的66种活动，采用选择"是""否"的方式回答"你喜欢从事下列活动吗？"的问题。

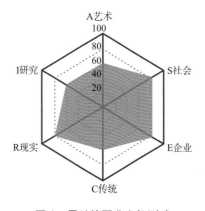

图1 霍兰德职业兴趣测试

第二部分 你所擅长或胜任的活动，对分归于6类的66种活动，选出你能做或大概能做的事，以在"是"栏里打"√"表示，否则在"否"栏里打"√"。

第三部分 你所喜欢的职业，对分归于6类的84种职业选出有兴趣的职业。

第四部分 你的能力类型简评，评定自己在12个方面的职业能力的大致水平。

量表计分 第1~216题，选"是"记1分，选"否"记0分。第217~228题，选"A"记1分；选"B"记3分；选"C"记5分；选"D"记7分。计分完成后，可根据6个分量表的最高分和3个最高分，对照《职业索引表》，来判断答卷者的人格特点及其适合职业类别、具体工作举例。《职业索引表》中列出了6种职业主题所需的主要人格特点，以及76种得分组合适合的职业工作举例。

（凤林谱）

zhèngzhuàng zìpíng liàngbiǎo

症状自评量表（symptom checklist 90，SCL-90） 美国心理学家莱昂纳多·德罗加蒂斯（Leonard R. Derogatis）于1943年编制，并于1975年修订的心理学测量工具。

该量表共包括90个项目，项目来源均为精神病学方面的临床表现，从感觉、情感、思维、意识、行为，直到生活习惯、人际关系、饮食睡眠等（表1）。全量表含10个因子：躯体化、强迫症状、人际关系敏感、抑郁、焦虑、敌对、恐惧、偏执、精神病性及其他，由90项常见心理活动过程的陈述内容所组成。由于SCL-90能够反映广泛的心理活动症状和准确地揭示受试者的自觉症状特

表1 症状自评量表项目举例

序号	项目
1	头痛
2	神经过敏，心中不踏实
3	头脑中有不必要的想法或字句盘旋
4	头昏或昏倒
5	对异性的兴趣减退
6	对旁人责备求全
7	感到别人能控制您的思想
8	责怪别人制造麻烦
9	忘性大
10	……

征，尤其在分类诊断神经症中，能反映各类神经症的特点，已成为临床心理评估中最常用的自评量表。

中国最早在20世纪80年代，由王征宇和金华对SCL-90进行了中文版修订，并建立了中国常模，主要应用于临床观察、心理咨询、精神科门诊等，对有心身症状的人，此量表具有较好的筛查能力。适用于测查某人群中可能有的心理障碍患者，而且可以了解其症状或疾病的严重程度。SCL-

90可以就前后几次测查的结果比较，观察病情发展或评估治疗效果。

（凤林谱 黄文强）

yìyù zìpíng liàngbiǎo

抑郁自评量表（self-rating depression scale，SDS） 美国杜克大学的心理学教授威廉·庄（William W. K. Zung，1929~1992年）于1965年编制的用于评定抑郁障碍的测量工具。为美国卫生教育福利部推荐的用于精神药理学研究的量表之一（表1）。量表包含20个项目，分4级评分，特点是使用简便，能直观地反映患者抑郁或焦虑的主观感受及其严重程度。使用者不需特殊训练。多用于门诊患者的粗筛、情绪状态评定以及某些药效的调查等。

量表评分：每项问题选择4个答案之一来回答：①很少有该项症状。②有时有该项症状。③大部分时间有该项症状。④绝大部分时间有该项症状。共有4级评分，回答后分别计1~4分；但项目2、5、6、11、12、14、

表1 抑郁自评量表

序号	症状	序号	症状
1	我觉得闷闷不乐，情绪低沉	★11	我的头脑和平常一样清楚
★2	我觉得一天中早晨最好	★12	我觉得经常做的事情没有困难
3	一阵阵哭出来或觉得想哭	13	我觉得不安而平静不下来
4	我晚上睡眠不好	★14	我对未来抱有希望
★5	我吃得和平常一样多	15	我比平常容易生气激动
★6	我与异性密切接触时和以往一样感到愉快	★16	我觉得做出决定是容易的
7	我发觉我的体重在下降	★17	我觉得自己是个有用的人，有人需要我
8	我有便秘的苦恼	★18	我的生活过得很有意思
9	心跳比平时快	19	我认为如果我死了，别人会生活得更好
10	我无缘无故地感到疲乏	★20	平常感兴趣的事我仍然感兴趣

注：★. 为反向计分题。

16、17、18、20 为反向评分题，即按回答选择的④③②①，分别计 1~4 分，反向计分是为提高受试者答题的专注力与真实性。由受试者按照量表说明进行自我评定，依次回答每个条目。将 20 个项目得分相加，即得到总分；总分×1.25 为标准分。

结果分析：标准分超过 41 分可考虑阳性，即可能有抑郁症状的存在，需进一步检查；得分越高，反映抑郁程度越重。

（凤林谱 黄文强）

jiāolǜ zìpíng liàngbiǎo

焦虑自评量表（self-rating anxiety scale，SAS）

美国杜克大学心理学教授威廉·庄（William W. K. Zung，1929 ~ 1992 年）于 1971 年编制的用于评定焦虑障碍的测量工具。由 20 个与焦虑症状有关的项目组成（表 1）。主要评定最近 1 周时间范围内项目所定义症状出现的频率。用于反映有无焦虑症状及其严重程度。适用于焦虑症状的成年人，也可用于流行病学调查。

SAS 已作为咨询门诊中了解焦虑症状的一种常用的自评工具。评分及结果统计与抑郁自评量表（SDS）相同；只是项目 5、9、13、17、19 为反向评分题。按照中国常模，SAS 标准分的分界值为 50 分，50 ~ 59 分为轻度焦虑，60~69 分为中度焦虑，69 分以上为重度焦虑。

（凤林谱 黄文强）

A xíng xíngwéi lèixíng píngdìng liàngbiǎo

A 型行为类型评定量表（type A behavior pattern rating scale）

A 型行为类型是美国心脏病专家迈耶·弗里德曼（Meyer Friedman，1910~2001 年）与雷·罗森曼（Ray H. Rosenman，1920 ~ 2013 年）于 20 世纪 50 年代首次提出的概念。他们在临床工作中发现许多冠心病患者都表现出共同而典型的行为特点，如雄心勃勃、争强好胜、执着于工作，但缺乏耐心，常有敌意情绪，时间紧迫感等。他们把具有这类特点的人的行为表现称为 A 型行为，而相对地缺乏这类特点的行为表现称为 B 型行为。他们认为 A 型行为类型是一种易罹患冠心病的行为模式。有调查表明，冠心病患者中有较多的人属于 A 型行为类型，且 A 型行为类型的冠心病患者复发率高，预后较差。

1983 年，在北京大学心理学教授张伯源主持下，成立了全国性的"A 型行为类型与冠心病研究协作组"，经过 3 次修订，完成了中国版的 A 型行为类型问卷（type A behavior pattern scale，TABP），从 1985 年开始在全国范围内使用。

整个问卷包含 60 个题目，分 3 个部分。①TH：共有 25 个题目，表示时间匆忙感（time hurry）、时间紧迫感（time urgency）和做事忙、节奏快（do something rapidly）等特点。②CH：共有 25 个题目，表示竞争性（competitive）、缺乏耐性（impatience）和敌意情绪（hostility）等特征。③L：共有 10 个题目，作为测谎即考查受试者回答问题是否诚实、认真。

A 型行为的评分是由 TH 和 CH 两部分的分数相加（TH+CH）来确定的，L 部分的分数不计算在内，所以最高分为 50 分。计分时先计算 L 量表，计分≥7 分者，说明受试者掩饰度较高，应作废卷处理；计分<7 分者，有参考价值。

（凤林谱）

shénjīng xīnlǐxué cèyàn

神经心理学测验（neuropsychological test）

在现代心理测验基础上发展起来的用于脑功能、脑与行为关系评估的一类心理测量方法。是神经心理学研究脑与行为关系的一种重要方法。神经心理学是心理学的一个分支学科，主要研究脑的实质及相关各种心理功能、脑损伤的病理定位及其

表 1 焦虑自评量表

序号	症状	序号	症状
1	我感到比平常容易紧张和着急	11	我因为一阵阵头晕而苦恼
2	我无缘无故地感到害怕	12	我有晕倒发作或觉得要晕倒似的
3	我容易心里烦乱或觉得惊恐	★13	我呼气、吸气都感到很容易
4	我觉得我可能将要发疯	14	我的手脚麻木和刺痛
★5	我觉得一切都很好，也不会发生什么不幸	15	我因胃痛和消化不良而苦恼
6	我手脚发抖打战	16	我常要小便
7	我因头痛、头颈痛和背痛而烦恼	★17	我的手脚常常是干燥温暖的
8	我感到容易衰弱和疲乏	18	我脸红发热
★9	我觉得心平气和，并且容易安静地坐着	★19	我容易入睡，并且一夜睡得很好
10	我觉得心跳得很快	20	我做噩梦

注：★. 为反向计分题。

与相关心理障碍的关系，从而揭示心理活动的脑生理学基础。其评估的心范围很广，包括感觉、知觉、运动、语言、注意、记忆与思维，涉及脑功能的各个方面。

分类方法 不同的标准有不同的分类方法。最常见的是单个测验和成套测验；按检测的脑区可以分为额叶功能测验、颞叶功能测验、顶叶功能测验、枕叶功能测验，以及判别大脑左右两半球功能等的测验；按不同的认知领域还可分为测查注意、信息处理速度、运动技能、词语流畅、工作记忆、抽象或执行功能、学习和延迟回忆等的测验。

神经心理测验 1935 年，美国心理学家沃德·霍尔斯泰德（Ward C. Halstead，1908～1968 年）提出"生物智力"理论并在此基础上编制该测验。最初有 27 个分测验，通过与拉尔夫·瑞坦（Ralph M. Reitan，1922～2014 年）合作，发现有一些分测验对区分正常和脑损伤不敏感而加以淘汰，最终形成了 10 个分测验，即霍尔斯泰德－瑞坦神经心理成套测验（Halstead-Reitan neuropsychological battery，HRB）。该测验分幼儿、儿童和成人 3 个版本。分测验中部分为言语测验，部分为非言语测验。由于测验内容包括了从简单的感觉运动到复杂的抽象思维，评分客观又有定量标准，现已成为一个被广泛使用的神经心理测验工具。

中国心理学家龚耀先（1923～2009 年）先后完成了成人、幼儿和儿童 3 个版本的修订，并建立了中国常模。修订后的 HRB 主要测查 10 个方面的内容：范畴测验、触觉操作测验、音乐节律测验、手指敲击测验、霍尔斯泰德－维普曼（Halstead-Wep-man）失语甄别测验、语声知觉测验、一侧性优势测验、握力测验、连线测验、感知觉障碍测验。每个分测验都有不同的年龄常模，本套测验采用划界分作为常模，即区分有无病理的临界分。然后根据划入异常的测验数计算损伤指数，损伤指数为划入异常的测验数与测验总数之比。损伤指数 0.00～0.14 为正常，0.15～0.29 为边缘状态，0.30～0.43 表示轻度脑损伤，0.44～0.57 为中度脑损伤，0.58 以上为重度脑损伤。

（凤林谱）

xìngqù yǔ tàidù cèyàn

兴趣与态度测验（interest and attitude test） 兴趣是个体力求认识某种事物或从事某项活动的心理倾向，表现为个体对某种事物或从事某种活动的指向性态度和积极的情绪反应。而态度是指个体自身对社会存在所持的一种具有一定结构和比较稳定的内在心理状态。

兴趣是职业成功的重要推动力。一个人做自己感兴趣的工作，往往能将自己的潜能最大限度地调动起来，会表现得孜孜不倦、废寝忘食，较容易取得优异成绩；而如果个人的职业与兴趣不吻合，那么他就较难表现出工作主动性，自然难以有所作为。因此在进行人才测评时，职业兴趣测验将考查其职业兴趣，从而进行有效遴选。

美国心理学家爱德华·李·桑戴克（Edward Lee Thorndike，1874～1949 年）早在 1912 年即对兴趣和能力的关系进行探讨，詹姆斯·迈纳（James N. Miner）于 1915 年编制了第一个兴趣问卷。由于职业兴趣在职业指导、人员选拔和分类安置上的重要性，此后几乎所有的兴趣测验都针对职业兴趣展开。职业兴趣量表种类很多，1985 年，美国《心理测验第九版年鉴》曾列举了 50 多种职业兴趣量表。国际上最受欢迎的 3 大职业指导测验分别是：斯特朗－坎贝尔兴趣量表（Strong Campbell interest inventory，SCII）、库德职业兴趣量表（Kuder occupational interest survey，KOIS）和霍兰德职业兴趣测试。

态度作为一种内在的心理状态，是由知、情、行 3 部分组成。①知：即认知成分，指个体对态度对象所具有的知觉、理解、信念和评价等，态度的认知成分常是带有评价意味的陈述，即不只是个体对态度对象的认识和理解，同时也表示个体对态度对象的评判，如赞成或反对。②情：即情感成分，指个体对态度对象所持有的一种情绪体验，如尊敬和鄙视、喜欢和厌恶、同情和嘲讽等。③行：即行为倾向成分，指个体对态度对象所持有的一种内在反应倾向，体现为个体做出行为之前所保持的一种准备状态。

态度测验是对态度的方向和强度的测验，由一组相互关联的叙述句即态度语或项目所构成，根据受试者对态度语或项目作出的反应，推测受试者的态度。态度的测验方法很多，常用的有等距量表、总加量表、语义区化量表、哥特曼（Guttman）量表等。

（凤林谱）

nénglì qīngxiàng cèyàn

能力倾向测验（aptitude test） 预测个体能力发展倾向的心理测试方法。又称特殊能力测验。它既不同于目的在于测量未来发展的成就测验，也不同于主要对个人认知发展水平综合测定的智力测验。

能力倾向的性质 能力倾向又称性向。换言之，能力倾向是指个体能够学会做什么，或其获得新知识、技能的潜力，而不是他/她已具有的知识或技能。美国职业管理学家唐纳德·埃德温·萨珀（Donald Edwin Super，1910~1994 年）认为，能力倾向测量是预测对某种职业成功方面有用的心理因素。这些心理因素都是比较稳定、单一的独立因素。根据萨珀的观点，能力倾向在某种程度上可能受遗传因素的影响，虽然在少儿成长过程中，知识和经验对能力倾向起一定作用，但到了成年期能力倾向是比较稳定的。同时，能力倾向在某种意义上又是一种潜在的能力，当观测到这种潜在能力存在时，就可预测到未来某一行为的可能性。此外，能力倾向还具有独立性、多样性等特点。

能力倾向与智力、知识和技能的关系 它们有着密切联系，都是认知能力的组成部分，但在认知能力结构中处于不同层次。智力处于认知能力结构的核心部位，是人最基本的认知能力，影响着一个人从事各种活动的效率。智力是一种潜能，具有较大的稳定性；能力倾向处于智力的外围，介于智力与知识和技能之间，影响一个人在某方面的活动效率。能力倾向具有相对稳定性，而知识和技能可依靠后天环境因素通过学习和训练获得。三者之间虽有区别，但也互相影响，有时难以严格区分。从评估和测量的角度看，能力倾向测验也不同于智力测验。美国心理学家安妮·阿纳斯塔西（Anne Anastasi，1908~2001 年）认为，能力倾向测验测量的是能力中同质性较高且定义明确的部分，而智力测验则是对基本能力倾向或学习能力倾向的测量，其分数代表了某些

能力的组合。因此，也有人将智力测验称为一般能力倾向测验（general aptitude tests，GAT）。从实践角度看，随着社会对各种人员测评的要求提高，一般智力测验难以胜任各种要求。

发展与应用 早在 20 世纪初，心理学家就开始编制一些特殊能力倾向测验，用于职业咨询，以及工业和军事部门的人员选拔及分类等。能力倾向测验的发展应归功于特质理论（trait theory）的提出及对特质的研究。心理学家通过因素分析等方法发现了多种能力因素的存在，并着手编制了多重能力倾向测验，这些测验主要应用于教育和职业两大领域。应用于职业领域的性向测验又分为一般能力倾向测验和特殊能力倾向测验。前者主要用于职业指导和咨询，后者主要用于人事选拔。能力倾向测验主要用于测量受试者的潜在成就，或预测其将来的成就水平；可用于学术和职业咨询、职业安置等。这种测验的分数可以帮助决策者和受试者自己选择合适的职业。能力倾向测验的编制始于 20 世纪 20 年代对智力的研究，在早期主要采取因素分析的方法，以美国心理学家路易斯·利昂·瑟斯通（Louis Leon Thurstone，1887~1955 年）编制的基本心理能力测验和乔伊·保罗·吉尔福特（Joy Paul Guilford，1897~1987 年）等编制的能力倾向检查为主要代表。

自 20 世纪 90 年代开始，中国开始重视能力倾向测验的开发和应用，在人力资源部门，特别是国家对公务员的录用和选拔工作中普遍应用。国家人事部明确规定对新录用的公务员要进行考试和考核，其中的一个内容就是行政职业能力倾向测验。这项测

验的内容主要包括了言语理解和表达、判断推理、数量关系和资料分析等。此外，在一些特殊的领域和部门，如飞行员、宇航员、运动员的选拔和训练等，能力倾向测验也得到了不同程度的使用。

（凤林谱）

chéngjiù cèyàn

成就测验（achievement test）
对学习和训练效果进行评定的测量方法。1989 年，中国心理学家朱智贤（1908~1991 年）主编的《心理学大词典》中，成就是指个人通过学习和训练所获得的知识、学识和技能。中国心理学家郑日昌主编的《心理测量》中指出：学业成就（学绩）指的是经过一定的教学或训练所学到的东西，是在一个比较明确的、相对限定的范围内的学习效果。美国临床心理学家迈克尔·尼策（Michael T. Nietzel）则认为：成就就是通过学习和训练所习得的知识和技能。由此，成就似乎可概括为经过一定的学习和训练所获得的知识和技能，它是在一个比较明确的、相对限定的范围内的学习效果。

成就测验、能力测验与能力倾向测验三者之间既有联系又有区别。其区别主要表现在 3 个方面：首先是从经验角度来看，成就测验是对学习和训练效果的测量，涉及特定的学习经验；同时，是以过去或当前为参照标准的。能力测验涉及广泛的学习经验，并以现在为参照标准。能力倾向测验涉及广泛的学习经验但以未来为参照标准。其次，从功能角度来看，成就测验和能力测验都是描述现状，指明一个人已经学会了什么和能够做什么；而能力倾向测验是用来预测将来学会什么和善于做什么的潜力。再次，

从测量方法角度来看，成就测验与其他两种测验的区别在于，它是一种相对直接的测量；而智力或其他心理特质只能通过间接方法测量，以及通过对被试者的某种表现或成绩来进行推测。

三者的区别是相对的。成就测验主要用于教育领域。常用的标准化成就测验有韦氏个别成就测验、大都会成就测验、单项成就测验等。

(凤林谱)

计算机自适应测验 (computerized adaptive testing, CAT)

jìsuànjī zìshìyìng cèyàn

以项目反应理论为基础，以计算机智能化技术为手段，在题库建设、选题策略等方面形成的一整套理论和方法。是一种新的测验形式，其最吸引人的特性在于能够针对每个受试者不同的能力水平匹配一套适合其水平的测验，从而达到节省测验时间、高效准确地评估受试者的某种心理、行为特点。与一般的计算机参与的测试不同，CAT 中的计算机在测试过程中不仅呈现题目、输入答案、自动评分、得出结果，而且要根据受试者对试题的不同回答，自主地选择最适宜的下一组测试试题，最终达到对受试者能力作出正确的认定。

CAT 软件从测验题库 (根据项目反应理论编制) 选择一组中等难度的问题开始测验；在受试者做出反应之后，计算机便根据这些反应资料，估计出受试者的初步水平；然后，计算机会进一步根据这些初步水平，从现有的题库中挑选出最能对其水平的评估发挥作用的试题，再呈现给受试者作答。这样，随着受试者做的题目增多，计算机对其水平的评估精度也越来越高。这种施测过程一直继续下去，直到确定受试者的某种特质水平。

CAT 是一种测验方法的进步，最初是在能力或成就测验中应用，如美国研究生入学考试 (GRE)、托福考试 (TOEFL) 等。后来，该类测验已逐渐用于人格测量、临床评定等多方面。如明尼苏达多项人格调查表、艾森克人格问卷等经典量表等都已发展出相应的 CAT，也有研究者采用这种方法直接编制计算机自适应测验，如应征入伍公民计算机自适应化拼图测验等。

(凤林谱)

适应行为量表 (adaptive behavior scale, ABS)

shìyìng xíngwéi liàngbiǎo

美国智能缺陷协会 (American Association on Mental Deficiency, AAMD) 于 1969 年主持编制的，对人应对、顺应自然和社会环境能力的检测工具。量表分两式：一式适用于 13 岁以下儿童，一式适用于 13 岁以上者。适应行为指个体维持生存的能力以及其对周围环境和社会所提出要求的满足程度。严格意义上说，人的适应行为与智力具有较大的相关性，前者是后者在实际活动中的具体体现。因此，适应行为量表也涉及智力问题。

关于适应行为的评定，金茨伯格 (Gunzburg) 提出了 4 个观察指标：①自理能力：如饮食、穿戴及大小便等生活自理能力。②沟通能力：指自我表达和了解他人的能力。③社会化能力：指与他人交往的社会技能。④职业能力：包括手工、体力以及其他工作技能。

AAMD 将适应行为定义为：符合个人所处自然环境和社会环境所要求的行为。该学会认为：适应行为的评价主要集中在两个方面：一是个体保持独立生活的能力；二是个体能在多大程度上符合文化环境和社会责任对他的要求。因此，评估适应行为发展水平与特征，通常也包括适应行为评定量表和行为检查表。前者在评价精神发育迟滞方面起着重要的作用，后者则广泛地用于各类型行为障碍的评估。

适应行为量表包括两部分：第一部分是沿着个体发展这条线设计，包含 10 种行为维度，主要测量人们的基本生存技能和维持个人独立生活的重要习惯；第二部分则关注不适应的行为，涉及 14 个与人格和行为障碍有关的适应不良行为。一般而言，完成 ABS 需 15~30 分钟。ABS 有 3 种评定结果的方法：第一种方法是由某位测验者填写，这要求他必须熟悉受试者的资料，而且也掌握评定方法，可以作出评定；第二种方法是专业人员通过访谈进行直接评定；第三种方法是从多个知情人，如受试者的父母、亲属、护士、病房看护人员那里获得综合信息后进行评定。

(凤林谱)

心理生理学测量 (psychophysiological measurement)

xīnlǐ shēnglǐxué cèliáng

探索机体在理化环境及社会环境中的行为与体验等相关心理现象，力求以生理学测量的技术去透视心理学本质的测量技术。是心理生理学研究的内容之一。心理生理学测量将研究躯体结构与功能和思维、情感、行为等方面结合在一起，通过对心理现象有关的各系统、各器官生理反应的测量，更深入地解读心理学问题。心理生理学测量的内容几乎涉及机体各个重要系统及相关器官，测量仪器也实现了计算机化和自动化，可以准确采集、处理极微小的生理学信号。心理生理学通过生理学的测量将躯体的生理过程与心理学现象联系起来。

分类　按测量所用的技术方法，可划分为生物理化测量、电生理学测量和影像学测量3大类。还可以按被测量的器官系统，分为心血管系统指标测量、呼吸系统指标测量、消化系统指标测量、生殖系统指标测量、内分泌系统指标测量和免疫系统指标测量等。上述各器官系统生理功能的检测多数属于基础生理指标测量。

按基础生理指标测量法和电生理指标测量法，将心理生理学测量常用方法分成以下几大类：①维持人体生命的基本生理系统指标的测量：如心血管、呼吸、消化和生殖系统等的指标测量，这些生理功能的调节，与心理状态密切相关。②电生理指标测量：主要是肌电图、皮肤电传导、脑电图、脑诱发电位等。③影像学测量：如磁共振成像（magnetic resonance imaging，MRI）、功能性磁共振成像（functional magnetic resonance imaging，fMRI）、电子计算机断层扫描（computed tomography，CT）、正电子发射型计算机断层显像（positron emission computed tomography，PET-CT）。

应用　用于研究个体在不同意识状态（如清醒、睡眠或催眠等）、不同情绪状态（如正、负性情绪等），以及不同行为状态（如疼痛、说谎、疲劳、应激等）下各种生理指标（如心率、血压、皮电、肌电、脑电等）的变化，从而探讨心理过程发生、发展的机制。同时，心理生理学测量常用于临床，以达到诊断和治疗疾病及科学研究等目的。

（凤林谱）

心理咨询（counseling）　专业人员运用心理科学及相关学科的知识，对来访者的心理问题提供专业帮助，促进来访者心理健康和个性充分发展的过程。又称为心理辅导、咨商。

概念　由于心理咨询流派众多，各自的理论取向、价值观等有较大差异，因此心理咨询的定义也多种多样。总体而言，对心理咨询的定义主要从"过程"和"关系"两个方面来阐述。例如，美国心理学家、人本主义疗法创始人之一的卡尔·兰森·罗杰斯（Carl Ranson Rogers，1902～1987年）对心理咨询的定义是："心理咨询是一个过程，其间辅导者与当事人的关系能给予后者一种安全感，使其可以从容地开发自己，甚至正视自己过去曾否定的经验，然后对那些经验和已经改变的自己，做出统合。"帕特森（C. H. Patterson）的定义是："咨询是一种人际关系，在这种关系中咨询人员提供一定的心理气氛或条件，使对象发生变化，做出选择，解决自己的问题，并且形成一个有责任感的独立个性，从而成为更好的人和更好的社会成员。"无论是过程还是关系，这些定义都倾向于从个体的视角来界定咨询的作用和疗效。

越来越多的心理学家和临床咨询师开始思考政治、社会、文化因素对心理的影响，把咨询过程放在时代及政治背景、社会文化的情景中加以思考，关注特定的社会文化对咨询师、来访者双方产生的影响。例如，叙事治疗创始人、澳大利亚学者迈克尔·怀特（Michael White，1948～2008年）对心理咨询的定义是："这项工作是否更应该被定义为一种世界观？或许即使定义为世界观也还不够。或许这项工作是一种认识论，一种哲学，一种个人抱负，一种政治，一种伦理，一种实践，一种人生等。"这些定义都强调心理咨询室不是隔离于社会文化的真空地带。无论是咨询师，还是来访者，都生活在特定的社会文化中，有许多主流观念、习俗、标准等被当作是理所当然正确的；咨访双方都潜移默化地受其影响。如果咨询师看不到这些影响，就会在咨询对话中不知不觉地复制和再生产这些观念、标准等，引导来访者按照这些标准来改变自己。这常常压迫和束缚来访者的成长和发展，也是许多阻抗产生的主要原因。因此，看到心理问题背后的社会文化背景，在咨询对话中对主流观念、标准等保持觉察和反思，心理咨询师才能引导来访者超越这些标准，看到成长和发展的新的可能性。

特点　有以下几方面。

心理咨询是一个互动的过程　不同于求医问诊中的专家解答，心理咨询是一个更加复杂多变的过程，在一次访谈中常会涉及多个问题、事件。如何从纷繁复杂的咨询对话中寻找咨询线索，让访谈逐渐深入有效，需要咨询师在对话中时时刻刻贴合来访者的体验。心理咨询的互动性体现在心理咨询的"跟随"与"引领"上。跟随和引领是咨询的两极，如同阴阳的概念一样。跟随中有引领，引领中也有跟随。咨询师并非时刻引领访谈的方向；在咨询对话的初期，咨询师常需要倾听、跟随来访者的表达，致力于站在来访者的视角理解他的困境。当咨询师在倾听跟随中，发现一些理解上的空白模糊之处时，常通过一些细节的提问引导来访者在某些主题上讲解更具体深入些。这种倾听指导下的提问，常让来访者对问题有更全面的理解，从而改变其对问题的体验。这是跟随中有引领。当咨询师在倾听中发现咨询线索后，通过提问引导来访者从特定视角来重新看待问题、认识自己。这是引领。然而每一个提问又需要契合来访者的上一个表述，通过共情、编辑、总结等技术，来回顾前一个表述；然后，再根据这些表述设计下一个提问。这是引领中有跟随。

心理咨询是一个合作的过程 在咨询中与来访者保持合作，已成为许多心理咨询流派的共识。无论是认知行为治疗的双专家合作模式（咨询师作为咨询的专家与来访者作为自己人生的专家一同合作），还是叙事治疗的去中心化立场（去除咨询师的中心化，把来访者及其本土知识放在咨询的中心位置），都是在强调尊重来访者的人生经验和本土知识。在咨询过程中与来访者合作，就是要通过咨询对话，认可来访者的本土知识，发展其应对问题的经验和技能，依靠来访者的知识、经验和技能促进他的成长和转变。

心理咨询是双向获益的过程 虽然让来访者获益和成长是心理咨询的主要目标，但在咨询过程中来访者的人生知识和生存技能，咨询对话中在专业技能上对咨询师的启发，也在促进咨询师在咨询技能和个人生活等多方面得以成长。一味强调心理咨询的单向获益，只会让咨询师忽视来访者对访谈和咨询师个人成长的贡献。因此，认识到心理咨询的双向获益性，可以让咨询师及时真诚表达对来访者贡献的感谢。这也是对来访者的一种真诚认可。

心理咨询具有时限性和伦理要求 无论是 50 分钟的个体心理咨询还是 1.5~2 小时的家庭心理咨询，都是在特定时限内开展的对话访谈。心理咨询的时限性可以让双方更加专注投入到对话中，使咨询更加高效。有限的时间设置，也让咨询在主题上更加聚焦，可以让来访者在特定主题上有更多的思考和成长。

心理咨询同时也具有严格的伦理要求，诸如咨询师与来访者保持单纯的咨访关系，对咨询内容严格保密等伦理承诺，都是为了更好地保护来访者，避免外界因素干扰咨访关系和咨询疗效。

心理咨询与心理治疗的异同
心理咨询与心理治疗没有本质的差异。心理咨询与心理治疗有着相同的理论背景，同一流派的理论技术既可用于心理咨询，也能用于心理治疗。两者也都是在专业的咨访关系中促进来访者的成长和改变，恪守着同样的伦理规范。在专业实践上，同一流派的心理咨询与心理治疗秉持着同样的价值观和实践操作。因此，很难根据一次对话就明确区分属于心理咨询或心理治疗。但由于相关法律的规定和行业管理的需求，一些区分心理咨询与心理治疗的标准也在逐步建立起来。

常用来区分心理咨询与心理治疗差异的标准如下。

根据服务对象与处理问题的不同来区分 心理咨询的服务对象一般是有心理问题的正常人，处理的多是个人适应性和发展性等问题。心理治疗的服务对象是有心理或精神疾病的个体，处理的多是各类心理疾病或精神障碍。

根据执业者的专业背景和资质的差异来区分 心理咨询的从业人员是有心理学背景，在学校、社区、企业开展专业服务的心理咨询师。心理治疗的从业人员是有医学背景，在精神疾病医疗机构或综合医院的心理科开展专业服务的精神科医师或心理治疗师。

根据疗程和干预思路的差异来区分 心理咨询服务的对象大多是正常人，问题相对较轻，因此疗程也较短，从几次到几十次不等。心理咨询致力于促进来访者面对现实问题的适应和成长，着重发展来访者应对问题的知识和技能。心理治疗服务的大多是有精神障碍的患者，问题相对较重，疗程也更长，大多需要数月甚至数年时间。心理治疗致力于帮助患者克服精神障碍的不良影响，改变人格缺陷和问题行为。

需要强调的是，这些区分标准并非客观严谨的，只是人为的划分。不同流派之间价值观和理论技术的差异，要远远大于心理咨询与心理治疗的差异。

除了学历背景和执业资质等之外，心理咨询和心理治疗都强调专业的培训、实践和督导经历。尤其是服务精神障碍的人群时，高级别、国际化的培训督导经历和长时间的临床实践，可以让从业者有更全面的技能和稳定的状态，去面对各不相同的患者。同时，中国《精神卫生法》颁布后，对心理咨询与心理治疗的从业人员及其服务机构、对象等都有了比较明确的规定。从业者应注意在实践中自我规范。

心理咨询范围 有发展咨询与医学心理咨询两类。前者由一般心理咨询机构承担；后者在综合性医院或专科医院的心理科/心身科等处进行。

发展咨询 主要是个体在不同年龄阶段心理发展问题的咨询求助。这类来访者是正常人，他们在社会成长中遇到自我难以解决的困惑及问题而寻求咨询师的帮助；也有部分来访者因个人发展方向选择等主动求助有影响、有经验的咨询师之指导。发展咨询大多涉及以下内容。

优生与优育 如怀孕及产后的心理、情绪、行为调适，胎教等的方法，婴幼儿的早期教育等。

儿童心理咨询 如儿童的智力开发、成长中的心理和行为养成，儿童的学习与行为习惯等。

青春期心理咨询 如青春期身心发育及个性形成，学习中的心理问题，朋辈交往、性心理困惑、同龄异性交往、早恋行为等。

青年心理咨询 如青年期的人际关系、择业心理、恋爱心理、成就动机与行为，以及自我实现和现实条件的冲突、独立性和依赖性的矛盾等。

中年心理咨询 如工作成就追求、人际关系调整、家庭责任与关系处理、子女教育、性生活质量等。

老年心理咨询 如老年社会角色的再适应、家庭关系、空巢家庭、衰老、丧偶等的心理调节问题等。

医学心理咨询 主要针对各种心理症状、心理疾病，心身疾病中的心理问题及一般性情绪障碍、行为障碍、人格问题，慢性疾病的心理调适，严重心理疾病的转介等。也涉及一些神经症及精神疾病康复期的辅助支持等。医学心理咨询必须有明确的临床诊断与治疗后，经患者的同意方可介入，以辅助疾病的康复或缓解。大致可归纳为以下范围。

心理疾患与情绪偏差的调整 如来访者存在焦虑、抑郁、恐惧等情绪偏差的调整。

心身疾病 原发性高血压、冠心病、哮喘、消化性溃疡、糖尿病、痛经、偏头痛、癌症等心身疾病的心理调适。

慢性病的心理调节 各种慢性疾病患者病程较长，躯体功能恢复较慢，易出现心理问题。需对此类患者进行心理支持，有利于促进其康复。

性心理障碍 早泄、阳痿、性冷淡、性高潮障碍、性成瘾等，由于其患病的起因与预后等有心理因素参与其间，并常产生重大影响，故可针对性地进行心理干预。

神经症等的辅助治疗 如焦虑症、抑郁症、恐怖症、强迫症、疑病症、睡眠障碍等的患者在药物治疗的同时或恢复期可进行辅助的心理咨询干预；以及某些精神疾病康复期的心理干预等。

残疾心理干预 如智力障碍、躯体残疾、感官残疾等的心理心理咨询干预与行为训练等。

心理咨询原则 心理咨询是帮助来访者的心理技术，为了实现预期效果和达到咨询的目的，必须遵循相关的工作原则。

建立良好的咨访关系 心理咨询是针对人的工作，建立良好的咨询师与来访者的关系是进行这项工作的最基本条件。必须使来访者感到咨询师是可信赖的，这样才能使他们主动进入心理咨询的角色中。建立良好的咨访关系，有赖于咨询师和来访者双方的努力。咨询师的努力，在于他们的职业责任感、专业能力、知识广博以及对来访者的爱心；来访者的努力，在于他们对咨询师的信任和解决自身问题的迫切愿望。在这两方面的因素中，咨询师的素养、经验、态度起着主导作用。

个体化原则 由于个体存在差异性，在心理困扰方面的表现也不尽相同，咨询过程中要坚持个别与一般相结合的原则，不是一成不变地按照已有的经验进行。这是因为，即使在同一类型的问题上，由于来访者的经历、个性特征和所处的环境不同，其问题表现及性质也不一样。因此在心理咨询中不宜采取雷同的方法，而是要因人而异地对待。

中立性原则 在心理咨询中，咨询师在情感上应保持中立，不宜过分偏颇。咨询师的亲和态度很重要。这种态度可以使来访者感到温暖，并增强他们的信赖感。但要注意，咨询师的情感不能随来访者的情感而转移或卷入。一旦咨询师出现了情感偏移，脱离中立原则，可能导致违背心理咨询的实质，难以完成既定的咨询目标。

严谨性原则 在心理咨询的过程中，咨询师有时通过几次交流，就可以改变来访者多年固有的认识，并且影响其今后的发展。这是因为来访者对咨询师产生了高度的信任及依赖，甚至有的来访者将咨询师的每一句话都奉为"经典"。因此，咨询师在谈话时态度要真诚，言语表达要准确，逻辑要严谨，表情要适当。不要给敏感的来访者以误导，从而保持咨询的持久效果。

客观性原则 来访者的心理困扰与社会环境关系密切。个体诉说的心理问题常是一些客观因素造成的，如经济收入、居住条件、学习或工作环境等。这种客观因素的影响，不以来访者的主观意志转移；咨询师也常无能为力。在心理咨询过程中涉及这类问题时，必须注意客观性原则，鼓励来访者采取积极态度面对并主动适应，在现有条件下努力解决自己的心理问题。

发展性原则 个体的人生始终处于发展的过程，在发展中由生物人转化为社会人，从而形成相应成熟的情感、意志、性格、能力等各种心理特征。同样，个体存在的某些心理困扰，也是在发展的途径中逐步形成的。因此，来访者人生某阶段出现的问题，随着个体在发展中调整，问题将会缓解或消失。如新婚夫妻的种种矛盾纠葛，常在磨合中趋于稳定。高中生的学习压力也会随着考入大学而缓解。

兼容性原则 心理咨询的理论与衍生出的方法种类繁多，各类心理治疗技术更有数千种。每位咨询师由于其学习与成长经历的不同，往往秉承某一心理咨询理论学派，在咨询实践中常局限于某种特定的方法与技术。这样，因来访者个体的适合性差异，可能产生咨询效果不佳的情况。作为咨询师应有自己的学派理论背景与相应技术，但也需熟悉其他咨询理论流派的方法，兼容并蓄才能有较好的疗效。甚至，转介时清晰地将来访者引向何处。作为来访者也应了解心理咨询的学派与方法众多，都可能解决问题，但只有适合自己的才是最好的。

保密性原则 尊重来访者的权利和隐私，是咨询师最基本的职业道德之一。由于来访者对咨询师的高度信任，常把从不为人所知的隐私和盘托出。如果这些隐私被有意或无意地泄露，不但损害咨询师的形象，还可能对来访者造成伤害或产生其他纠纷。强调保密原则是对咨询师与来访者双方的保护与开展正常咨询的前提。心理咨询的保密原则包括下列内容：①不能在任何场合披露来访者的隐私，包括与专业或非专业人员；不能向来访者的亲属、朋友、同事、老师、领导等谈及来访者的隐私，除非征得来访者本人的同意。②不能在书籍、报刊上全文报告来访者的资料，需要写入著作或报告典型案例时应注意掩饰姓名与化裁内容，并征得来访者同意。③除本部门确定的专业人员外，不允许任何人了解个人心理咨询档案的内容，包括咨询师与来访者所属机构与部门的人员。④除公检法机关出具证明外，任何机构和个人不得查阅来访者个人的心理咨询档案。

咨询形式 从对象上来说，包括个体心理咨询、团体心理咨询及家庭心理咨询等。从咨询地点与载体来说，有以下几种形式：

门诊咨询 咨访双方在综合性医院的心理科门诊或独立的心理咨询机构中进行咨询。这种面对面方式的咨询，使咨询师与来访者得以充分交流，及时反馈，信息全面且量大，能够增进相互深入了解，容易收到切实效果。这是心理咨询中最普遍、最常用的形式。每次咨询时间一般控制在45~60分钟。

专题咨询 指在特定的地点或单位进行专门解决某类问题的咨询；咨询对象可以是个体也可以是群体。例如，在某学校中对高考考生进行考试焦虑咨询等。

电话咨询 咨访双方不见面，而是通过电话或热线进行咨询，这种形式具有保密性和及时性的特点。适用于来访者不愿见面的情况及对心理危机进行及时干预。有时，电话咨询也可以成为门诊咨询的"前奏"。但这种方式表达的信息较为局限，只能概括性地交流，难以进行情感沟通，不易真正触及问题的实质，影响咨询的效果。其优点是有利于急性事件的求助。

专栏咨询 是利用公共传播媒介进行的以视屏、音频、文字等为载体进行的心理咨询。特点是传播面广，受众量大。这种形式不够深入，效果不理想。但对在大众中普及心理咨询知识有益。

（杜文东　赵　兆）

láifǎngzhě

来访者（client） 因心理困扰前来寻求心理咨询或治疗的人。又称当事人、咨客。在早期，常用患者来指代服务对象，这种称谓常为服务对象贴上不真实的身份认同标签，在心理咨询中被认为是不合适的。随着时代发展，专业人员开始用更加平等尊重的词汇来指代服务对象。来访者、当事人、咨客等这样的词汇都更强调把服务对象当作与咨询师一样平等的人。

咨询师对来访者应该秉持以下信念：①每个来访者都是自己人生的专家，咨询师可以具有丰富的临床经验，但充其量也只能是个心理咨询领域的专家。最了解来访者人生经历的还是他自己。把来访者视为自己人生的专家，可以促使咨询师尊重和认可来访者对人生的理解和看法，以致发展出更为平等的咨访关系。②每位来访者都有能力从自我经历中发展出人生知识和生存技能，在现实生活中，来访者的知识和技能常被忽视，甚至被贬低。因此来访者在咨询中也常常不愿意轻易表现出这些知识与技能，以免被进一步否定。在融洽的咨询关系中，咨询师通过提问和总结等，可以让这些知识和技能具体化。来访者带着这些升华出的人生知识和生存技能，可以更主动地认识与应对问题、改变生活状态。③来访者不是另类群体，与咨询师也没有本质的区别；不能用病理标签对来访者定位。这已经成为心理咨询领域的普遍共识。

（赵 兆）

zīxúnshī

咨询师（counselor）

提供心理咨询服务的心理学专业人员。由于各国法律规定和行业规范等的不同，世界各国并没有统一的心理咨询师准入标准。在中国要成为心理咨询师，通常需要接受一定时间的专业学习与培训，并通过相关职业资格认证考试。

心理咨询师的角色：①是一个倾听的角色：倾听是了解来访者的基础。当来访者遭受挫折，带着强烈的负面情绪前来咨询时，仅是有效的倾听，让来访者感受咨询师的陪伴，就能产生很好的疗效。在咨询的早期阶段，站在来访者的视角倾听他的困境，往往比其他任何技术都来得更为有效。倾听能让咨询师从纷繁复杂的咨询对话中捕捉咨询线索，为后续的干预做准备和铺垫。②是一个建构性的角色：这体现在通过共情、倾听、提问等各种技术，为来访者的改变搭建框架。在恰当时间，提出恰当的问题，做恰当回应；常能促使来访者跨越潜在发展区而促进其改变发生。咨询师的每一个回应都应该具有支持来访者建构新的认知、情绪和行为，以及从新的视角看待自我与相关问题等的作用。③是一个记录的角色：每位咨询师在咨询结束后都会做个案记录，然而如何记录个案，却因咨询理论的流派不同而有较大差异。有的个案记录里主要是咨询师的理解、判断和评估；另一些个案记录里主要是来访者表述的重要态度、知识和技能等的原始陈述。除个案记录以外，后现代的心理咨询师还会致力于通过治疗文件，来记录来访者的重要价值观、问题应对经验、特定技能等。这些记录下的资料可以让来访者的经验长期留存，有助于今后对来访者的帮助。这一方面可以促使来访者获得他人的认可，建构更积极的身份认同；另一方面有利于咨询师的专业积累，以帮助其他有类似问题的人群。

（赵 兆）

gètǐ xīnlǐ zīxún

个体心理咨询（individual counseling）

咨询师与来访者进行一对一的咨询活动。是最常见也是最早出现的咨询形式，流派众多。目的是为当事人个体解决心理困扰。由于参与者为咨方和询方，个体心理咨询主要从个体的视角促进来访者的个人成长。由于个体心理咨询的发展渊源与心理咨询的发展历史有许多吻合，故心理咨询往往就是指个体心理咨询（见心理咨询）。

（赵 兆）

tuántǐ xīnlǐ zīxún

团体心理咨询（group counseling）

在人际团体中开展的心理咨询活动。通过团体规范形式与内容的互动，来增进团体内成员之间的相互学习、交流、支持、启发、关爱等，最终促进个体的领悟和成长。

咨询模式 在发展初期，团体心理咨询主要是为特定人群开展的团体课程，1905 年，美国内科医师约瑟夫·荷西·普拉特（Joseph Hersey Pratt，1872 ~ 1956年）将受结核病困扰而导致抑郁的患者集中起来，每周开展讲座，专门讲授结核病防治知识，并邀请肺病患者相互分享康复经验，劝导患者正视疾病。随后，美国精神科医师雅各布·列维·莫雷诺（Jacob Levy Moreno，1889 ~ 1974年）开创了心理剧的团体咨询模式。精神分析和人本主义等学派也发展出了各自的团体咨询模式。这些团体咨询模式都是以各个流派的核心隐喻、世界观为指导，结合团体的特点来开展咨询。例如，人本主义的会心团体，将"以人为中心"的世界观应用到团体咨询中，强调团体成员间真诚的分享和交流，从其他成员言行中获取有益的反馈，从而更好地认识自己并促进个人的成长。

咨询方法 通常由 1 ~ 2 名团体咨询师带领，通过引导组员围绕特定主题进行互动，来促进成员相互学习各自的知识、经验和技能，并获取他人的反馈，从而更好地认识自己。在团体活动中，团体咨询师的角色根据咨询流派的不同而不尽相同。例如，在精神分析流派，团体咨询师扮演的是解释和分析的角色，为组员在小组的各种表现提供专业解释；在行为治疗流派，团体咨询师扮演的是专家角色，通过主导结构化的团体活动，使用特定行为治疗技术以引导组员发展出新的行为模式；在人本主义流派，团体咨询师扮演的是启发者的角色，通过创造一个真诚、安全的团体氛围，促进组员之间主动地互动交流和分享经验。

与个体咨询的异同 团体心理咨询与个体咨询有很多一致性，如共情、倾听、澄清、总结、自我表露等咨询技术在个体咨询和团体咨询中都有广泛应用。但由于个体和团体在形式上的差异，团体心理咨询更强调借助团体内的资源来促进团体的成长。由于有更多的成员参与，团体成员各自不同的人生经历、应对问题的知识和经验，以及在团体人际互动中的相互支持和启发，是团体咨询的宝贵资源，也是团体咨询的特色所在。

（赵　兆）

jiātíng xīnlǐ zīxún

家庭心理咨询（family counseling）

以家庭为单位开展的心理咨询活动。创建于 20 世纪 50~60 年代。在这之前的 30 年代，美国心理学家、儿科精神病医师纳坦·阿克曼（Nathan Ackerman，1908~1971 年）关注社会情境的影响，开始在咨询治疗时邀请儿童的家人一同参与，把治疗重点放在了家庭成员的关系和互动上。1958 年出版《家庭生活的心理动力学》，成为家庭治疗领域的第一本专著。因此，阿克曼也被认为是家庭心理咨询的创始人。

在 20 世纪的控制论和结构主义等思潮的指引下，心理咨询师把家庭看作一个有着内在结构的系统，从过程和关系等多维度来思考心理问题的产生和发展的根源，分别产生了系统式家庭治疗和结构式家庭治疗等咨询流派。其中，美国心理治疗师萨尔瓦多·米纽钦（Salvador Minuchin，1921~2017 年）的贡献和影响最为突出。他师从于阿克曼，在对贫民家庭的临床实践中摸索出家庭心理咨询的一系列理论和实践方法，创建了结构式家庭治疗。他撰写的《家庭与家庭治疗》《家庭治疗技术》《夫妻家庭治疗》都是家庭心理咨询的经典著作。米纽钦认为，家庭是具有不同的内部子系统。例如，家庭中的父母和子女，组成了亲子系统；父母在与子女的互动中既养育子女，又促进子女的社会化。而父母彼此之间又组成了夫妻子系统，相互之间保持亲密的关系；同时，又避免被子女所干扰。因此，系统之间要有清晰的界限，避免关系的缠结或疏离。

家庭同时还有生命周期，从两个年轻人相恋组成家庭后开始，到子女出生、成长、离家独立工作生活、配偶死亡等一系列的阶段组成（表 1）。家庭生命周期这一概念的提出，启示了家庭关系应该随着时间而改变。例如，当一对夫妻生下第一个孩子后，家庭生命周期就进入了有子女的阶段，夫妻双方也开始有了父母的角色和亲子系统。因此，夫妻双方需要从享受二人世界，过渡到既相互协作养育孩子，同时也有时间享受二人世界。这意味着对自己的家庭角色和关系的再定位，预示了新的关系和互动模式。咨询师通过观察和活化家庭成员的互动模式，对家庭的结构和系统存在的问题进行分析和评估，并以此为基础来干预家庭的转变。

随着时代发展，传统家庭咨询流派只从家庭的视角看问题的局限越来越突出，传统流派忽视了更大的社会文化背景，也看不到家庭内存在的性别权力差异。20 世纪 80 年代末期，新西兰学者戴维·爱普斯顿（David Epston，1944~　）与澳大利亚学者迈克

表 1　家庭生命周期

家庭生命周期	情感变迁过程：关键原则	进一步发展所需要的家庭次级改变
年轻成人离开家庭	情感和经济自立的责任	a. 从原生家庭中分离出来 b. 发展亲密的同伴关系 c. 在工作和经济独立中建立自我
结婚组成家庭	致力于新的家庭系统	a. 建立婚姻系统 b. 重新定位与大家庭、朋友的关系，并纳入夫妻关系中
孩子降生	接受新成员进入家庭系统	a. 调整婚姻系统以便为孩子腾出空间 b. 参与到照顾孩子、经济和家务等任务中 c. 重新定位与大家庭的关系，并纳入父母和祖父母的角色中
拥有青少年的家庭	增加家庭的弹性，以容纳孩子的独立和祖父母的衰老	a. 替换亲子关系，允许青少年自由地进出家庭系统 b. 重新关注中年的婚姻和事业 c. 开始考虑照顾老一代
孩子离家独立生活	接受其他人进入或离开家庭系统	a. 重新回到两人的婚姻系统 b. 在长大的孩子与父母间发展成人与成人的关系 c. 重新定位关系并纳入女婿与媳妇和孙辈的关系中 d. 处理父母（或祖父母）的衰老和死亡
步入晚年	接受代际间角色的转换	a. 面对身体功能的衰退，保持自我和夫妻功能和利益——拓展新的家庭和社会角色选择 b. 支持中间一代的中心角色 c. 在家庭系统中为老人的经历和智慧留出空间，支持老人而不对他们有过分要求 d. 面对配偶、兄弟姐妹和其他同伴的离去，准备迎接死亡

尔·怀特（Michael White，1948～2008年）在后现代哲学、叙事心理学、人类学等领域思想的启发下，开创了叙事治疗流派，给家庭心理咨询领域带来了革新的思潮。

（赵 兆 黄文强）

zīxún mùbiāo

咨询目标（counseling goal）

在咨访交流过程中确定来访者应达到的目的，包括认知、情绪、行为、人格、家庭、人际关系等方面的提升与改变。

确立咨询目标的意义 有以下几方面。

有助于咨询对话更加聚焦和高效 在咨询目标的指引下，咨询师可以围绕特定主题、经历等进行引领和提问。咨访双方可以在某一主题上深入交流，来访者也可以就这一主题做深入的思考，使咨询对话更有效率。

有助于串联多次访谈的内容，建立咨询过程的连贯性 在临床实践中，来访者常在多次咨询访谈中涉及不同的话题。上次访谈的主题，并不一定就在下次访谈中延续。更常见的是，来访者在某次咨询时倾诉近期生活中的某一个甚至几个困扰，这可能和之前的主题并没有明显关联。如果没有咨询目标，咨询师就会陷入复杂交错的信息中失去咨询方向与重点。因此，设定咨询目标可指引咨询师围绕目标寻找关联性与解决问题的方案，让咨询过程更加连贯。

有助于建立良好的咨访关系 咨询目标无论大小，都与来访者的困扰有关，反映着来访者的求助需要。当咨询师围绕咨询目标开展访谈时，就会使来访者感受到自己的困扰被重视，成长和发展的需求被支持和尊重，就更

容易信任咨询师，有助于双方建立良好的关系。

目标的类型 咨询目标可以分成不同的类型。

总体目标和个体目标 总体目标是指不同咨询流派根据特定的价值观、理论技术所预设的咨询目标。例如，行为治疗并不把问题行为的病因当作必然要处理的目标，而只是着重于用行为功能分析来探讨问题行为是如何被维持和强化的。因此，分析和干预问题行为的刺激因素和强化因素就是行为治疗的主要咨询目标。而后现代的叙事治疗则基于叙事隐喻，强调为来访者发展多元人生故事和身份认同。不同咨询流派之间确定的咨询目标呈现出差异性。

个体目标是指根据特定来访者的具体问题所制定的个体化的咨询目标。虽然来访者的问题千差万别，但个体目标的设定仍然是依据咨询师所秉持的特定咨询流派。个体目标只是总体目标在特定来访者中的具体化。

单次目标、阶段目标和终极目标 单次目标是指在一次咨询访谈中所设定的咨询目标。阶段目标是由多次咨询组成的某个阶段所设定的咨询目标。例如，处理亲子冲突可能需要好几次咨询，这就需要有一个阶段性目标。终极目标是指为整个咨询过程所设定的目标，通常是关于来访者的特定成长、转变、提升，是比来访者的求助问题更为宏观的目标。

目标的确立与改变 确立咨询目标是许多咨询理论流派在咨询的初始阶段特别重视的一项工作。通常来访者自己会表达出希望做出的改变，或达到更理想的生活状态。咨询师根据这些与来访者一同设定最初的咨询目标。

但随着咨询过程的深入，咨访双方对问题的理解逐渐变得更全面，咨询目标也会因此而改变。无论是确立还是改变咨询目标，咨询师都需要以合作和透明化的态度与来访者协商。

目标与会谈 咨询目标可以指导咨询会谈的方向与内容，但也可能束缚咨询会谈。例如，咨询师在本次咨询开始前，制定了处理家庭矛盾的咨询目标，但来访者在访谈一开始就急迫地倾诉最近在工作上遇到的困难。咨询师如坚持按照咨询目标来会谈，来访者可能会产生阻抗心理，觉得咨询师不照顾自己的感受。咨询会谈是一个时常变化的过程，事先制定的咨询目标可能偏离来访者当下的体验。因此，相比于机械地按照咨询目标会谈，咨询师更需要时刻关注来访者当下的体验和反应，根据这些信息来组织自己的回应和提问。这也并非意味着要完全放弃咨询目标。咨询师在访谈中可留意与咨询目标有关的话题和信息。当会谈进展到一定阶段后，咨询师可以梳理和总结相关信息，然后通过提问引导对话转向咨询目标需要讨论的内容。

（赵 兆）

zīxún guānxì

咨询关系（counseling relationship）

心理咨询师与来访者建立的一种专业性的人际关系，有助于来访者在心理咨询中的成长和转变。

属性 美国精神科医师拉尔夫·格林森（Ralph R. Greenson，1911～1979年）认为，咨询关系是一种合作伙伴关系，咨询师和来访者要以相互协作的方式开展工作，就像两个人一同划船一样。这一比喻体现了咨询关系的合作

性。咨询师与来访者的相互协作，是建立在共同目标基础上。在共同目标指引下，咨询师与来访者之间相互跟随、相互引领，一同促进咨询访谈取得深入与良好的疗效。在建立咨询关系的初期，咨询师更多是跟随来访者，致力于倾听理解来访者的困扰，来访者引领谈话的内容和方向。随着咨询关系的不断深入，来访者逐渐信任咨询师，咨询师可以通过提问、指导等方式来引领咨询对话，引导来访者在特定主题和经历上反思和转变。

这种相互的跟随和引领需贯穿整个咨询过程。当咨询师的引领出现偏差，访谈出现僵局时，咨询师常需要重新跟随来访者以寻找咨询线索。即使咨询师有清晰的访谈思路，也要不时地与来访者核对当前的谈话主题是否是其最关切的内容。

特点 有以下几方面。

专业性 咨询关系是一种专业性的人际关系，具有清晰的界限和设置，它与普通人际关系有很大不同。咨询师与来访者除咨询关系外，在其他场合不会有私人的交往。

时限性 咨询关系贯穿整个咨询过程，随着心理咨询的结束而终止。

自愿性 咨询关系是双方自愿建立的关系，咨询师的许多指导、建议也是建立在知情同意基础之上的。

双向获益性 咨询关系的主要目标是帮助来访者走出个人困境，获得成长和转变。但在整个咨询过程中，并非只有来访者获益，咨询师也能获得个人和专业上的成长。这种双向获益的咨询关系使咨访双方都因为这一关系而变得不同。来访者的人生经历

有时也能启发咨询师的个人成长。当咨询师在咨询关系中获益时，可以真诚地对来访者阐述其对自己的帮助，并表达感激。

平等合作性 咨询关系是建立在平等合作的基础上。咨询师致力于在咨询对话中降低咨询关系的等级差异，努力赋予来访者更多的话语权和选择权。来访者在这种平等合作的关系中，可以发展出更多的主动性行为来改变生活。

(赵 兆)

zīxún guòchéng

咨询过程（counseling process）由不同的阶段构成，包含一系列的咨询对话以及在对话过程中发生的事件。对咨询过程的理解，各个咨询理论流派有不同的认识。例如，人本主义将咨询过程看作是一个自然的交流，咨询师对咨询过程不采取过多的控制和干预，咨询过程没有固定的计划和方向；行为主义将咨询过程看作是一个程序化的模式；后现代叙事治疗将咨询过程看作一个建构过程。咨询师与来访者在此时此刻的互动中，建构出新的人生故事和身份认同等。

组成 包括确定问题行为、行为功能分析、制订干预计划、实施干预计划、评估咨询效果等一系列连贯的咨询阶段。咨询师按照不同阶段的咨询任务，有序地开展相应的咨询工作。

咨询过程 经历下列阶段。

开始阶段 咨询师着重于与来访者建立良好的咨询关系，为咨询访谈设定良好的基调。咨询师与来访者彼此都是陌生人，双方在对话中相互认识，逐渐建立起信任感。咨询师尤其要注意尊重来访者在谈话主题、内容、形式等方面的偏好，让来访者感觉

到自己有选择权。这有助于来访者在咨询中感受到安全感。当来访者谈论自己的问题或困扰时，咨询师应避免用病理化的视角给来访者贴标签，而是努力将问题与来访者分开。这种人和问题分开的咨询方法称为外化。外化可以减轻心理问题对来访者身份认同的负面影响。当来访者不再感到自己本身就是问题，而是有外在的问题在影响自己时，就可以带着自己的知识和技能主动去应对问题。

在开始阶段，咨询师还要与来访者一同探讨和设定咨询目标。

领悟和转变阶段 咨询师以良好的咨询关系为基础，根据咨询目标和咨询对话等的内容，引导来访者从多元的视角重新看待自己的问题和相关经历，从而获得认识上的新领悟，并为这些经历赋予新的意义。

这个阶段有许多重要的议题需要处理。例如，咨询师可以从既往经历中寻找来访者应对问题的经验，并在对话中将这些经验中蕴含的知识和技能具体化，从而让来访者可以主动地使用这些知识和技能以解决当前的问题。咨询师也可以引导来访者从重要人物的视角反观自己，发展出更积极的身份认同。咨询师还可以引导来访者去探寻潜藏在种种经历背后的人生观、价值观、希望和梦想等，并根据这些观念采取行动，以塑造新的人生。

巩固和结束阶段 咨询师协助来访者巩固积极行为和态度，帮助其在现实生活中获得他人的认可和支持。来访者在此阶段常有许多自发的主动行为出现，咨询师可以在对话中引导来访者思考这些行为的影响和意义，总结这些行为中潜藏的价值观、知识

和技能。当来访者可以自己应对和解决问题时，咨询师可与来访者协商后结束咨询。

（赵 兆）

zǔkàng

阻抗（resistance） 在咨询过程中来访者对特定咨询内容、计划或目标等表现出的反感或抗拒，甚至主动地使咨询过程中断。是咨询过程中常见的现象，来访者的阻抗有时是一种有意识的抵抗，有时也可能是一种潜意识的逃避。学会觉察，尤其是处理阻抗，是心理咨询师需要掌握的重要技能之一。

阻抗的表现形式及原因：①拒绝谈论某些经历或事件：原因可能在于这些经历过于隐私，在咨访关系不够深入时，来访者不能接受咨询师涉及这些话题。②遗忘或拒绝咨询师安排的家庭作业：原因可能在于咨询师与来访者在"拔河"；咨询师所设定的咨询目标和干预方法，没有被来访者所认同。来访者通过消极对待或"忘记"咨询师所布置的家庭作业，来表达自己的不满。③不遵守咨询设置，迟到、拖延咨询时间或提出不合理要求：原因可能在于来访者不清晰咨询的设置或界限，将日常生活中的态度行为延续到咨询对话中。

阻抗的处理方式：①接纳来访者的阻抗：咨询师对待阻抗的态度，在很大程度上会影响处理阻抗的效果。当咨询师对来访者的阻抗采取包容接纳的态度时，来访者更能感受到咨询师的尊重，咨询关系可有转机及因此而更加稳固深入。②咨询师的自我反思：咨询师过于主观强势，常按照自己的思路迫使来访者做相应的改变，致使来访者出现阻抗。此时，咨询师应就咨询内容做梳理和反思，尝试站在来访者的视角理解其感受。这种反思通常可使咨询师觉察到在咨询中出现的不当假设和压服态度等，也能让咨询师可以平等地对待来访者，让来访者在咨询中有更多的话语权，从而与来访者保持合作关系。③重新解释咨询设置和伦理：咨询师可以就阻抗所反映的问题开诚布公地与来访者探讨，重新解释一些咨询的相关设置和伦理要求，并与来访者共同确定咨询的内容、方向与目标。

（赵 兆）

yíqíng

移情（transference） 在咨询关系中来访者将早期经历中对重要他人的态度或情感转移到咨询师身上的过程。反映出来访者早期经历中与重要他人的关系。当这些关系在咨询中再次呈现时，咨询师可以借助合理的处理来帮助来访者化解早期关系中的矛盾和心结。

移情分为正移情和负移情两种类型。正移情是来访者对咨询师表现出正向积极的情感态度，如喜欢、爱慕、欣赏、依赖等。来访者通常希望咨询师能与自己保持更亲密的关系，更加接纳欣赏自己。负移情是来访者对咨询师表现出负面的情感态度，如反感、排斥、厌恶、敌意等。来访者通常因此在咨询关系中更加疏远，甚至抗拒咨询师。

无论是正移情还是负移情，都会对咨询进程产生影响。咨询师首先应尽早觉察和意识到移情的端倪，选择恰当时机，咨询师可以就移情所表达的情感态度，与来访者做深入的探讨，引导来访者回顾这些情感态度的发展历史和曾经有过重要影响的人物等。借助梳理经历中的某种事实，使来访者觉察到移情背后反映出早期重要人与事的关系。通过处理这些关系中的问题和矛盾，促进来访者做出成长和转变。

（赵 兆）

fǎnyíqíng

反移情（countertransference） 心理咨询师在咨询关系中对来访者的不恰当的情感态度。反移情的意识是针对咨询师而言的；与移情相似，它也体现出心理咨询师个性、情感态度及早期经历的印记。反移情通常来源于咨询师意识之外的潜意识冲突、态度和动机，它是咨询师对来访者产生潜意识期待和某些神经质需求的外在表现形式。奥地利精神病医师西格蒙德·弗洛伊德（Sigmund Freud，1856~1939 年）认为，狭义的反移情应界定为"治疗者对来访者的移情"；广义的反移情可以理解为"由于治疗者的需要而非治疗关系或来访者的需要而产生的治疗者任何形式的潜意识情绪或行为反应"。

反移情分为正向反移情和负向反移情两种类型。正向反移情是咨询师对来访者产生的正面的情感态度，如喜欢、在意、认可等。负向反移情是咨询师对来访者产生的负面的情感态度，如厌恶、否定等。

反移情对咨询对话会产生明显的干扰和影响。正向的反移情可能导致咨询师在咨询对话中过度亲近来访者或表现出不恰当的亲密情感，甚至导致出现咨询伦理问题。负向的反移情可能让来访者感到被忽视、被伤害，加重来访者的心理问题，进而严重影响咨访关系。因此正视和及时处理反移情能有效保护来访者，同时促进咨询师的个人成长。

咨询师出现反移情，可以寻求上级咨询师的督导或进行个人体验。各种咨询理论流派在实践中都有应对反移情的方法。

（赵　兆）

会谈技巧（interview techniques）

huìtán jìqiǎo

咨询师在心理咨询过程中所使用的谈话技能。分为非影响性会谈技巧和影响性会谈技巧两大类。

提问属于非影响性技巧还是影响性技巧，不同的流派有不同的看法。在实践操作中，由于提问的类型和目的多种多样，所以提问既可能属于非影响性技巧，又可能属于影响性技巧。当提问的目的是为了更好地倾听理解来访者，这种带着"不知道"立场的倾听性提问就属于非影响性技巧。这类提问通常没有固定的模式，只是根据咨询师在倾听中的"不理解"来问。

与上述不同的是，提问同样具有建构经验的作用，美国叙事治疗专家吉尔·弗里德曼（Jill Freedman）指出，提问不是去收集信息，提问是为了形成经验（generate experience）。当咨询师通过一个多重视角的提问，引导来访者以重要人物的眼睛反观自己时，来访者看到的是一个全新的自己，这样的经验是其之前并不存在的。因此，提问可以帮助来访者在当下建构出新的人生经验，发展出人生新的可能性。这样的提问就属于影响性技巧。

（赵　兆）

非影响性会谈技巧（non-influential interview techniques）

fēiyǐngxiǎngxìng huìtán jìqiǎo

包括倾听、共情、澄清、鼓励、具体化、总结等，是会谈技巧的一种。咨询师使用非影响性技巧时，更多是在跟随来访者，促进双方的相互理解。

非影响性技巧把谈话的主动权赋予来访者，让来访者主导谈话的内容和方向。咨询师通常在初始会谈或每次会谈的开始阶段，使用较多的非影响性会谈技巧。因为任何咨询干预都需要建立在对来访者的言语和非言语信息的准确理解上。非影响性技巧在促进咨询师准确理解来访者的同时，也通过咨询师的信息反馈让来访者更清晰全面地理解自己。这种相互理解一方面增进了咨询关系的深入，另一方面促进了来访者的思考和顿悟，从而产生疗效。

（赵　兆）

影响性会谈技巧（influential interview techniques）

yǐngxiǎngxìng huìtán jìqiǎo

包括解释、指导、自我表露、提供信息、面质、反馈、即时性反应等，是会谈技巧的一种。咨询师使用影响性会谈技巧时，更多是在引领来访者，促进来访者的成长和转变。

咨询师把握谈话的主动权，主动引导来访者去反思特定主题和经历，直接提供出看待事物的新的视角或态度。咨询师使用影响性技巧，通常是在咨询过程的中后期，或一次会谈的后半段。影响性技巧的使用，必须以良好的咨访关系为基础。在使用这些技巧时，咨询师需要时刻关注来访者的言语和非言语信息反馈，保持开放接纳的态度，避免把咨询师的个人主观判断强加给来访者。并且可以事先以非影响性技巧做铺垫。例如，咨询师可以首先对来访者讲述内容做共情和总结后，再使用解释或指导等影响性技巧。

（赵　兆）

共情（empathy）

gòngqíng

心理咨询师能正确理解与感受来访者内心世界的态度、能力以及相应的反应。又称同感、同理心。这一概念来自美国心理学家、人本主义学派创始人之一的卡尔·兰森·罗杰斯（Carl Ranson Rogers，1902～1987年）。咨询师能够感受到来访者的情绪情感，但又不会被这些情绪/情感干扰自己的咨询工作。共情产生后，咨询师能够放下自己的视角，努力走进来访者的内心，用来访者的视角和语言去理解和感受双方共同面对的问题。

类型和层次　分为初级共情和高级共情两种类型和层次。

初级共情　指咨询师能够在内容和情感两个层面感受来访者的言语表达，并做出准确的回应。咨询师对来访者所表达的内容和情感的理解，符合来访者的真实感受，双方在"一个频道"上准确沟通。

高级共情　指咨询师不仅能够理解来访者所表达的内容和情感，而且还能够感受到来访者尚未明确表达出的深层次情感。即咨询师能理解来访者的"言外之意"。通过高级共情，来访者对自己的认知和情感通常会有更深的认识和领悟。

特点　共情体现出以下特点。

咨询师放下自己的价值观和主观判断　咨询师的价值观和主观判断可能会对交往有妨碍作用。在共情中咨询师需要"清空"自己，不带预设地倾听和理解来访者，才能准确地把握来访者所表达的咨询内容和情感倾向。

走进来访者的内心世界　咨询师在共情中努力进入来访者的内心世界，用来访者的眼睛去看待其困境，用来访者的语言去体验其感受，才能真正做到咨询-被访双方的融合。

注意观察来访者的非言语行为　来访者的非言语行为常常最

直观地反映其内心体验。在咨询过程中，倾听来访者言语表达的同时，也要注意观察来访者的非言语行为。通过言语表达和非言语行为的结合，咨询师能够对来访者的内心体验形成全面的理解。

在对话中与来访者经常核对 咨询师在共情中切忌先入为主，认为自己的感受和理解就是来访者的体验。这种先入为主，往往使咨询师脱离来访者的真实感受。只有不断与来访者核对自己的理解和感受，才能确保咨询-被访双方准确地沟通。

（赵　兆）

qīngtīng

倾听（listening） 心理咨询师专注于来访者的言语和非言语表达，并努力理解来访者意图的一种咨询技术。是心理咨询师的基本技能，也是所有咨询技术的基础。有效的倾听可使咨询师在会谈中时刻跟随来访者，保持高度的专注度，与来访者进行良好的沟通，从而发现潜藏在对话中的咨询线索。其要点有以下几方面。

放下咨询师个人的主观判断和价值观：咨询师对事物的看法和价值观，常与来访者存在某些偏离或冲突。当咨询师沉浸在自己的主观判断中时，就会忽略来访者表述的某些内容，而只关注那些感兴趣或符合自己价值判断的部分。这种忽略会让咨询师很难把握来访者当下的体验和感受等。所以咨询师在倾听时首先要放下自己，关注对方。

站在来访者的视角看问题：咨询师放下自己的主观判断和价值观，努力走进来访者的内心，用对方的视角去理解和感受其当下的问题和困扰。这样的做法才更加贴合来访者的体验，有助于咨访关系的深入。

可以使用提问的方式：当咨询师致力于站在来访者的视角理解其问题时，由于来访者的表述可能较模糊，常会感到不理解某些内容与情感，这时咨询师可以提问。通过一些澄清式的提问，引导来访者较为清晰地表述。美国叙事治疗专家吉尔·弗里德曼（Jill Freedman）将这种倾听称为"解构式"倾听，可使咨询师和来访者对某些经历有更全面的认识。

（赵　兆）

gǔlì

鼓励（encouragement） 心理咨询师通过重复对话中的特定关键词、简短助词或以点头、目光注视等非言语行为，促进来访者在对话中进一步讲述的咨询技术。

作用 有以下几方面。

使来访者继续表述 在咨询对话中，当来访者言语表达显得迟疑或明显不知道是否要说下去时，咨询师给予自然而简洁的言语、表情、形体动作等鼓励表示，可有效地促进对话继续进行，同时又不会干扰来访者的表达。

表达咨询师的关注 当来访者讲述特定经历的某一内容时，咨询师一个点头、专注的目光注视，再加上诸如"嗯""噢"这样简洁的言语表达，就能传递出咨询师对该内容的关注。这种关注性应答可使来访者进一步表达，或深入某些细节。

要点 有以下几方面。

选择恰当回应方式 咨询师需要根据来访者的言语和非言语信息，来恰当选择回应方式。例如，当来访者语速较快，急迫想讲述某种经历时，咨询师可以使用点头、目光注视这样的非言语行为来鼓励；当来访者的倾诉欲望并不强烈或表述不是很清晰时，咨询师可以通过重复对话中关键

词，引导来访者在某个方面讲述得更具体一些。

言语与非言语结合 在咨询对话中，咨询师将言语和非言语形式结合起来回应，常有更好的效果。比如当咨询师回应"嗯""噢"这样的言语时，如果再加上点头、眼神、手势等，则可以传递出更多的鼓励。

注重自然表达，避免机械性回应 咨询师需要以自然的形式鼓励来访者表达，切忌刻板机械地回应。鼓励这种技术不适合机械地连续使用，通常需要与共情、澄清等技术融合，这样咨访双方的对话才能更加正常地进展。

（赵　兆）

chéngqīng

澄清（clarification） 使心理咨询师及来访者更准确地理解会谈内容的咨询技术。即咨询师不理解来访者的言语表达或感到来访者的表述模糊不清时，需请来访者进一步作出阐述。其要点有以下几方面。

避免先入为主：当来访者讲述重要经历中的特定词语时，咨询师很容易先入为主地认为自己理解这个词的意思，然后，带着这种理解主观地继续访谈。这种先入为主的态度，妨碍了咨询师对来访者叙述内容的准确把握，咨询对话的方向也容易走偏。因此，及时使用澄清技术去核对特定语词的意义，可以促进咨访双方都能更好地相互理解。

以倾听为基础：咨询师的澄清，是以倾听为基础。只有当咨询师专注于倾听来访者时，才能及时认知其表达模糊不清之处。

平等的态度与尝试性言语：咨询师在澄清时要注意保持平等的态度与言语等技巧。例如，来访者谈到自己最近有责任感时，咨

询师可以这样回应："刚才你谈到自己开始有责任感了，你可不可以谈谈你所说的责任感是什么意思？"

(赵 兆)

shìyì

释意（paraphrasing） 心理咨询师用自己的话语对来访者所说内容做出准确反映的一种咨询技术。通过释意，来访者可以感受到咨询师的跟随和理解程度，也提供了交流中双方核对信息的机会。其要点有以下几方面。

准确把握来访者的表达内容：使用来访者原话中的关键词，是释意的通常做法。这些关键词的背后，是来访者对特定事物的理解。即使咨询师使用一个类似的词汇，往往也不能精确把握来访者所述语词的含义。因此，释意要求咨询师精确引用来访者原话中的关键词来进行反馈。

梳理重要信息，力求简明反馈：来访者的言语表述常比较口语化，内容也较散漫。这就要求咨询师在释意时，要对其表述的重要内容进行筛选和梳理，以便可能简明反馈。简明的反馈，可以凸显对话中的重要信息，让来访者也能对自己的表述有了更概括的理解。

与澄清结合使用：释意反映的是咨询师对来访者表达的理解，并不一定就符合来访者的原意。因此，当咨询师进行释意时，一方面可以根据来访者的非言语行为或言语回应来判断自己的理解是否准确；另一方面也可以主动在释意后加上澄清式的提问等，邀请来访者核对。

(赵 兆)

qínggǎn fǎnyìng

情感反映（reflection of feelings） 心理咨询师将来访者所表达的感受、体验、情绪等，通过言语和非言语行为反馈给来访者的过程。其要点有以下几方面。

觉察来访者的情绪和感受：咨询师需要在对话中对来访者的情绪和感受保持高度的关注。尤其是当来访者并没有明显的情绪反应时，咨询师可以设身处地地感受来访者特定言语表达背后的情绪体验。咨询师可以设想：如果我是来访者，当我处于这样的境地，我会有什么样的感受体验。这样的换位思考，可以使咨询师觉察到来访者潜在的情绪感受。

使用恰当词汇反馈：如果来访者的表达中已有了关于情绪感受的词汇，咨询师可以精确引用这些词汇来反馈。当来访者尚无法明确表达时，咨询师可以使用探讨性语气，试着根据自己的理解来挑选特定词汇进行反馈。这种探讨性语气，可以让来访者感觉到受尊重，即使咨询师的反馈并不准确，来访者通常也不会因此而不快。

注重与来访者核对：当咨询师反馈信息后，注意根据来访者的言语和非言语回应来核对自己的理解是否正确，并在后续的反馈中进行修改和调整。

(赵 兆)

jùtǐhuà

具体化（concreteness） 心理咨询师引导来访者将会谈进行得更具体、清晰的一种咨询技术。具体化可以让咨访对话进行得更加深入，有助于咨询师寻找咨询线索和深入访谈的切入点。其要点有以下两方面。

引导来访者解释特定的表达：例如，当来访者在对话中提到"责任"这个词时，对其而言，这只是一个词汇，并没有具体而清晰的含义以及相应的态度和行为。当咨询师引导来访者解释"责任"的含义时，来访者在讲述中逐渐会把这个词发展成一个人生概念，包含着特定的世界观、价值观、态度、想法和行为等。责任不再是一个简单抽象的词汇，而是具有指导来访者有目的地塑造人生的含义。

引导来访者通过明确的事例阐述：当咨询师感到来访者的表达太笼统空洞时，邀请其分享一个明确的事例常可使双方都能够加深理解。当来访者讲述具体事例时，咨询师可通过诸如时间、地点、人物、过程等细节性的提问，让来访者的讲述更加丰富。

(赵 兆)

jiěshì

解释（interpretation） 心理咨询师用特定咨询理论、方法或个人经验，对来访者的心理问题进行分析说明的一种咨询技术。其类型和要点有以下两方面。

专业解释：咨询师用自己熟悉的咨询学派理论对来访者的心理问题作出分析说明。例如，行为治疗学派的咨询师用行为功能分析，对来访者问题的发生、发展和持续等进行分析。这种专业分析可以促使来访者从新的视角看待自己的问题行为，从而发现改变的可能性。咨询师做专业解释时，可以用一些通俗易懂的知识，对来访者进行某种心理咨询方法的介绍。这些知识可以让来访者更清晰地了解咨询过程和技术，有助于来访者获得预期的效果与改变。

个人解释：咨询师用自己的人生经验和经历，对来访者的心理问题进行分析。当咨询师使用个人经验进行分析时，可以采用与来访者探讨的态度。因为这些个人经验并非客观真理，可能适用于来访者，也可能不适用。把个人经验作为一种看待问题的视角，供来访者参考，可以避免因观念分歧而影响咨访关系。

（赵 兆）

指导（direction） 心理咨询师对来访者的言语表达或行为表现做出直接建议的一种咨询技术。是行为治疗等咨询流派尤其注重的咨询方法，通常和咨询师布置的家庭作业等结合使用。其要点有以下几方面。

充分考虑情境：咨询师对来访者做出特定的指导时，必须充分考虑这一行为可能发生的情境。例如，咨询师指导来访者在生活中敢于表达自己的态度时，就需要考虑工作情境和家庭情境的差异等。

结合角色扮演：在来访者实际改变前，咨询师可以与来访者在咨询室模拟相关情境，以角色扮演的方式来训练来访者，并给予恰当的反馈。例如，在社交技能训练中，咨询师可以结合社交情境，扮演不同的角色来训练来访者的社交技能，从而指导其在现实生活中改变。

适当分享咨询技术背后的心理学原理：当咨询师指导来访者做放松训练时，可以适当分享放松训练背后的心理学原理，可以促使来访者理解这一方法，从而应用的更为恰当。

以良好的咨访关系为基础：咨询师的指导必须建立在良好的咨访关系上。只有来访者充分信任咨询师之后，咨询师的指导意见才能被来访者接受并落实到生活实践中。

（赵 兆）

提供信息（informing） 心理咨询师根据来访者的需求与其分享特定信息的一种咨询技术。其要点有以下几方面。

分析来访者的信息需求：来访者对特定信息的需求，常反映个体的问题或特点。例如，来访者希望咨询师能给出一个高效学习的方法来解决学习困扰问题。这种需求的背后，可能潜藏着来访者遇到问题时不能独立面对和解决的心态。如果咨询师不加分析思考，便直接教给其具体方法，来访者的畏难心态可能会被进一步强化。

以合作方式提供信息：咨询师提供信息时，需考虑如何激发来访者的主动性。如果咨询师一味地只是直接提供信息，可能会让来访者产生依赖心理。当其在生活中遇到其他困难时，就会直接求助咨询师给予解决方法。这样的咨询关系不仅不利于来访者的成长，也会让咨询师无法承受。因此，在提供信息时，通过提出问题引导来访者一同进行深入思考，共同找到具体的解决方法，更有利于来访者的成长。

在心理危机时主动提供信息：如果来访者处于心理危机状态或有自杀倾向时，咨询师除了在咨询中加入危机干预外，还可以提供一些专业机构的信息。例如，可以告诉来访者一些专业的心理危机热线，或分享当地精神医疗机构的就诊和住院信息等，让来访者可以有多种途径获得专业的救助。

（赵 兆）

自我表露（self-disclosure）在一定情境中自愿展示和表达自己私密信息的行为。多用于心理咨询中，咨询师向来访者表露个人的想法、体验、经历等，其目的是促进来访者的信任感，甚至产生某些经历上的共鸣，有助于来访者表达出一些难于分享的经历。其要点有以下几方面。

考虑分享的内容和程度：咨询师做自我表露是为了帮助来访者，但也要考虑自身感受。如果咨询师刻意地分享自己的特定经历，可能使自己处于尴尬的境地，也可能使咨询氛围变得凝滞。因此，在做自我表露时，咨询师首先应考虑如何向来访者分享自己的体验，以及来访者的感受，保证咨询过程的正常与流畅。

避免说教：自我表露如果应用不当，很容易变成咨询师的说教。咨询师袒露自身的某些经历，目的是说服来访者接受某种观点或态度。如果内容流于说教，容易让来访者感觉不舒服，有被压迫感，则难以奏效。

避免对比落差：咨询师在自我表露时需要真诚地分享个人经历，但分享哪些经历需加考量。如果来访者的问题是学习困难，而咨询师分享的是成功的求学经历，可能就会造成一种对比落差。来访者在羡慕咨询师经历的同时，也可能会因自卑更加否定自己。

选择恰当时机：咨询师的自我表露应充分契合咨询目标的需要，把握适当的时机。例如，当来访者因为自身的困境感到孤独迷茫时，如果咨询师分享类似的经历，可能会让来访者感到这个问题不是自己所独有的，从而产生某种共鸣。

（赵 兆）

即时性（immediacy） 心理学中有两层含义：咨询师对咨询过程中正在发生的特定状况做出反应；咨询师就咨访之间的互动和关系与当事人直接交流。通过对这些事情的觉察、反馈、处理，有助于咨访对话的深入和双方关系的持续。其要点有以下几方面。

关注来访者在咨询对话中的表现：许多咨询学派都强调来访者在咨询中的表现是对个人生活和家庭关系的重现。因此，当来访者表现出特定情绪、态度、行为时，咨询师应即时就此与来访者进行分析与探讨，这可以促进来访者专注于对话。

对比问题寻找例外：咨询师不仅可以观察来访者的问题表现，更需留心来访者在咨询过程中的细微转变。例如，一个逆反的青春期男孩，在咨询中很有礼貌地与咨询师进行了一段时间的对话。咨询师可以针对这种反差与其探讨，从而找到来访者细微转变背后的原因。

尊重来访者的意愿：咨询师做即时性反应时，还需充分考虑到来访者的意愿。咨询师可以通过一种尝试性的言语询问来访者是否愿意探讨某类内容，还是希望仍在之前的话题上继续下去。当咨询师把选择权给了来访者，就充分传递了一种平等与尊重。即使来访者没有改变话题，也有助于咨访关系的深入。并且，咨询师可以在后续的对话中寻找时机来讨论某个问题。

（赵　兆）

miànzhì

面质（confrontation）　心理咨询师直接指出来访者语言与非语言、语言与行为，或表述内容等方面存在的矛盾，从而协助来访者认识自己，鼓励他们消除过度的心理防御机制，促进来访者深思、醒悟，达到转变认识的技术。又称质疑、对质。其要点有以下几方面。

以良好的咨访关系为基础：来访者在被面质时通常会感到不快、不适或抗拒。如果尚未建立良好的咨询-被访关系，贸然使用面质技术，可能会让来访者感到不受尊重，从而对咨询产生抵制心理。只有在已建立良好的咨访关系时，来访者已经对咨询师有了充分的信任和认可，才可能认可咨询师的面质。

尊重接纳地表达：咨询师在表达面质时的语气态度非常重要。言语应既直白、犀利又温和、委婉，稍加一些探讨性的措辞，表现出对来访者的尊重与接纳，这可以让来访者容易接受。例如，咨询师可以这样表达："我记得你之前提到自己已经决定少玩游戏了，但刚才你说到上周和同学去网吧通宵玩游戏，是什么原因影响了你？在这个问题上你需要帮助吗？"

结合共情和自我表露：当来访者掩饰自己的情绪来讲述负面经历时，咨询师观察到这种言语与非言语行为的矛盾时，可以尝试在面质时结合共情和自我表露。通过共情来试探性地传递对来访者感受的理解，通过自我表露来表达咨询师的关切，这些有助于来访者表现出其真实的情绪感受。

（赵　兆）

xīnlǐ zhìliáo

心理治疗（psychotherapy）　由经过严格专业训练的治疗者，根据患者的心理异常表现，运用有关理论和技术，通过持续的人际互动，消除或控制患者的心理障碍，恢复和增进心身健康的活动过程。

概念　美国心理治疗专家杰罗姆·戴维·弗兰克（Jerome David Frank，1909～2005 年）认为：心理治疗是受过专业训练的、为社会认可的治疗师，通过一系列目的明确的接触或交往，对患有疾病或遭受痛苦并寻求解脱的人所施加的一类社会性影响。《心理治疗技术》（The Technique of Psychotherapy）作者，美国精神病学家刘易斯·罗伯特·沃伯格（Lewis Robert Wolberg，1905～1988 年）认为：从临床观点说来，心理治疗是一种"治疗"工作，即由治疗师运用心理学的方法，来治疗与患者心理有关的问题。治疗师必须是受过训练的专家，尽心与患者建立治疗性的关系，试图消除心理与精神上的症状，并求得人格上的成长与成熟。

中国北京大学心理学教授陈仲庚（1925～2003 年）认为：心理治疗是治疗师与患者之间的一种合作努力的行为，是一种伙伴关系；治疗是关于人格和行为等改变的过程。

美籍华人、精神科医师曾文星（1935～2012 年）与徐静合著的《心理治疗：理论与分析》（1994）中认为：心理治疗是应用心理学的原则与方法，通过治疗者与被治疗者之间的相互关系，治疗患者的心理、情绪、认知与行为有关的问题。治疗的目的在于解决患者所面对的心理困难，减少焦虑、忧郁、恐慌等精神症状，改善患者的非适应性行为；包括对人对事的看法、人际关系等；并促进人格成熟，能以较为有效且适当的方式来处理心理问题及适应生活。因其治疗过程主要依赖心理学的方法来进行，因此称心理治疗，以便与药物治疗或其他物理方法治疗的"躯体治疗"相区别。他们还认为，从实际操作看，心理治疗是因被治疗者（患者）自己感到心理问题或情绪与行为上的困难，以求治者的身份和求治的动机，与治疗者接触；经由明确或含蓄的契约关系，以一种规定的方式，采用言语交谈等多种形式，进行若干时间的心理治疗工作。在治疗过程中，求治者要主动地与治疗师合作，检讨自己的心理与行为，并寻找改善的方向，努力修改，促进自己心理与行为的成熟。所以，求治者并非只被动地接受治疗。

北京大学心理学教授钱铭怡认为：心理治疗是在良好的治疗关系的基础上，由经过专业训练的治疗师运用心理治疗的有关理论和技术，对患者进行帮助的过程，以消除或缓解患者的问题或障碍，促进其人格向健康、协调的方向发展。

从有关心理治疗的定义来看，它涉及如下内容：心理治疗是一个过程；涉及治疗师与患者之间的关系；是治疗师运用有关心理治疗理论和方法，消除或控制患者心理问题或心理障碍，改善患者的心理与适应方式，促进其人格的发展与成熟。

发展历史 从历史文化的角度，可以将人类全部的心理治疗大体分为两类：宗教-巫术的和经验-科学的。宗教-巫术的心理治疗与人类文献一样古老。早在氏族社会，部落中有人生病就会被认为是大自然的神灵降灾所致，为此采取祭祀方式，祈求神灵免除灾难。祭司或是巫医在宗教仪式中应用神灵给予的力量，为求助者驱邪除魔。这种有暗示性质的气氛和对治愈的渴望，就是早期的心理治疗，宗教-巫术的心理治疗曾经是人类与疾病抗争的重要方式。

古希腊的希波克拉底（Hippocrates，公元前460~前370年）认识到，精神与躯体疾病一样，可以使用科学的方法予以研究和治疗。中国的《黄帝内经》中也

有同样的心理治疗思想："精神不进，志意不治，病乃不愈。"十分强调"治神入手，治神为本"的思想。并提出"人之情，莫不恶死而乐生，告之以其败，语之以其善，导之以其所便，开之以其所苦，虽有无道之人，恶有不听者乎"（《灵枢·师传篇》）的心理治疗之原则。且发展出了言语开导治疗、情志相胜治疗等一系列具体而丰富的心理治疗方法。

18世纪奥地利医师弗兰茨·安东·梅斯梅尔（Franz Anton Mesmer，1734~1815年）提出关于人体磁力的观点，并使用暗示诱导等方式（又称通磁术），对患者进行催眠治疗。其后，精神病医师西格蒙德·弗洛伊德（Sigmund Freud，1856~1939年）深入研究催眠现象，把它作为心理治疗的主要方法之一。弗洛伊德还受此启发，创立了精神分析心理学派，并派生出精神分析疗法。人们将精神分析疗法称为心理治疗发展史上的第一个里程碑。

1913年，美国心理学家约翰·布罗德斯·华生（John Broadus Watson，1878~1958年）在《心理学评论》杂志上发表了题为《行为主义者心目中的心理学》的论文，创立了行为主义理论，使得以该理论指导的行为疗法迅速扩展。行为疗法通过发现与改变患者行为上的偏差，以行为矫正的方法使其恢复正常。它的可操作性和具体化的技术使得心理治疗的内容变得更为广泛。后人将行为疗法称为心理治疗史上的第二个里程碑。

20世纪60年代，以美国心理学家亚伯拉罕·哈罗德·马斯洛（Abraham Harold Maslow，1908~1970年）和卡尔·兰森·罗杰斯（Carl Ranson Rogers，

1902~1987年）为代表的人本主义心理学派出现，人本主义心理治疗的理论基础和技术都迥异于精神分析和行为治疗，同时又有切实的疗效，故被称为心理治疗史上的第三个里程碑。

1967年，美国心理学家乌尔里克·奈塞尔（Ulric Neisser，1928~2012年）出版了《认知心理学》专著，标志着现代认知心理学的正式诞生。20世纪70年代认知疗法兴起。其后，家庭治疗、心理剧疗法等都日益受到重视。心理治疗理论与技术整合趋势日益明显。

特征 英国心理学家汉斯·于尔根·艾森克（Hans Jürgen Eysenck，1916~1997年）对心理治疗作了较为全面的阐述，认为心理治疗有如下特征：①心理治疗是一种两个人（或多个人）之间的持续的人际关系。②参与心理治疗的其中一方是有经验或接受过特殊专业训练者。③心理治疗中的一个或多个参与者是因为对于他们自己的情绪、人际适应和感觉等不满意而加入这种关系的。④在心理治疗过程中应用的是心理学的原理和方法。⑤心理治疗是根据某些经典的理论、对于患者一般心理障碍或特殊心理障碍而建立的程序所进行的。⑥心理治疗的目的就是改善患者的心理困扰，患者因为认识到自己有心理问题而来寻求施治者的帮助。

分类 ①按照心理治疗对象不同分类：分为个别治疗、夫妻治疗、家庭治疗和团体治疗等。②按照心理学理论学派分类：分为精神分析疗法、行为疗法、认知疗法、人本主义心理治疗、折衷心理治疗等。③按照治疗形式分类：分为言语心理治疗、非言语心理治疗和行为治疗等。④按

照治疗时间分类：分为长期心理治疗、短期心理治疗和限期心理治疗等多种。

治疗原则 有以下几项。

信任原则 是心理治疗成功与否的重要条件。患者要对治疗师有信任感。在此基础上，患者才能不断地接受治疗师提供的各种信息，逐步建立起治疗动机；并能无保留地吐露个人心理问题的细节，为治疗师的准确诊断及设计、修正治疗方案提供可靠的依据。同时，患者对治疗师提出的各种治疗要求也能遵守和认真执行。另外，它也要求治疗师从始至终对患者保持尊重、同情、关心、支持等的良好态度，密切和患者联系，积极主动与患者建立互相信赖的人际关系。

在心理治疗过程中，建立良好关系的主导者是治疗师。这是检测一个心理治疗师是否称职的重要条件。

保密原则 心理治疗往往涉及患者的隐私，对患者隐私的保密是心理治疗基本的职业道德。同时，也是为了维护患者的权利与治疗师的声誉。

计划原则 实施某种心理治疗之前，应根据详细收集的患者资料，事先设计好治疗程序。具体包括手段、作业、时间、疗程、目标等，并预测治疗中可能出现的变化，以及准备采取的应对措施。在治疗中应该详细记录各种过程及变化，形成完整的咨询资料。

针对性原则 在决定是否采用心理治疗，以及采用何种方法时，应根据患者存在的具体问题以及治疗师本人的专长、患者的适合性、相关现有条件等，有针对性地选择治疗方法。针对性原则是取得疗效的必要保证。

综合原则 各种心理治疗方法在必要时可以综合使用。在一种治疗方法为主的情况下，也可辅以其他治疗方法。综合治疗的目的是患者的早日恢复。

灵活原则 在心理治疗过程中，治疗师应密切注意患者的身心变化，随时根据新的需要，变更治疗程序，体现治疗师随时把握患者病情，灵活施治的特点。

回避原则 心理治疗中常不可避免涉及患者的隐私，因此需要避免熟人、朋友和之间的治疗。否则，不能保证交流的坦诚；或有泄露隐私造成不良后果之虞，更重要的是可能影响治疗效果。

中立原则 在心理治疗过程中，治疗师需要保持中立，不要代替患者做出选择，要让患者自己做决定；与此同时，尽可能不要干预患者的价值观，不对患者做价值观判断，不强迫患者接受自己的观点和态度等（见心理咨询）。

应用 心理治疗可用于临床疾病及心理与精神障碍/偏差等的干预，以及儿童与成年人的行为、心理障碍、性心理障碍、应激或挫折后的情绪反应，心身疾病等的辅助治疗；还可用于慢性病患者的康复治疗，以及某些神经症、精神病患者的恢复期治疗等。

（高玥）

jīngshén fēnxī liáofǎ

精神分析疗法 （psychoanalysis therapy）

通过心理分析使患者重新认识并解除处于潜意识中冲突和痛苦的心理治疗方法。是由奥地利精神病医师西格蒙德·弗洛伊德（Sigmund Freud，1856~1939年）创立的心理学派理论指导的主导性治疗方法。又称心理分析、精神动力学疗法。该理论认为，潜意识中早年的心理冲突在一定条件下可转化为各种心身症状，如神经症、心身疾病等。精神分析疗法就是要把压抑在潜意识里的矛盾症结，用内省的方法挖掘出来，带回到意识领域之中，借助现实主义原则予以彻底解决。其目的不是单纯地消除症状，而是注重其潜意识里的病因（或冲突）的发现与消解，并注重其人格的转变，或思维模式及态度的转变等，从而解决或消除潜意识中早年心理冲突的影响，启发患者的自我意识。

内容 经典精神分析疗法主要有以下内容。

自由联想（free association）弗洛伊德于1895年创立，是精神分析疗法的基本方法。

自由联想常采用晤谈的方式进行。在了解患者基本情况的基础上，让患者舒适而放松地躺在床上，治疗师坐在距患者头部方向约几米。治疗师鼓励患者不加选择、毫无保留、不加修饰地诉说想说的一切事情，无论如何荒诞离奇、微不足道，均要原原本本地呈现出来。治疗师对患者所报告的内容加以分析和解释，直至找出潜意识中的矛盾冲突（病因）为止。

精神分析理论认为，浮现在脑海中的任何东西都不是无缘无故的，都是有一定因果关系的，借此可以发掘出潜意识之中的症结所在。自由联想的目的是把患者潜意识里的思想情感带入意识之中，并用语言表达出来，从而使患者借助治疗师的分析、解释来理解这些关系，有所顿悟，并认识自我。治疗师帮助患者进行疏导和宣泄，消除其内心深处的矛盾和冲突等，进而矫治不良行为，达到治疗目的。治疗过程中，患者往往会突然停止叙述，或不愿谈论某些细节，推说想不起来；或绕过某个话题；有时还伴有一些不适当的情绪冲动，甚至不能按时前来进行治疗，或表示要中止治疗，这种情况称为阻抗。患者所回避的内容，往往就是其心理症结所在。阻抗的表现是有意识的，但其根源却是由于潜意识中有阻止被压抑的心理冲突重新进入意识的倾向。

自由联想中，患者不得以事先准备好的发言稿照本宣读，否则，则被认为是另外一种形式的阻抗。治疗师要善于识别患者的阻抗，根据其当时的心理状态，用同情的语调，引导患者将早期的精神创伤倾诉出来，从而发泄压抑其内的情绪。一旦患者所有的抗拒努力被逐一克服后，患者在意识水平上实际已重新认识了自己。正如弗洛伊德所说的"有一种脱胎换骨样的感受"。此时，患者的心理困惑和各种症状便会消失，治疗也就成功结束。

精神分析疗法一般需要较长时间，主要是因为患者潜意识中的阻抗作用阻碍对心理症结的顺利挖掘。自由联想也可采取对患者催眠的形式进行。

释梦（dream analysis） 也是精神分析疗法中主要方法之一。挖掘患者潜意识中心理症结的重要手段。弗洛伊德在《梦的解析》一书中写道："梦乃是做梦者潜意识冲突或欲望的象征；做梦者为了避免被人察觉，所以用象征性的方式进行表现，以避免焦虑的产生""治疗师对患者梦的内容加以分析，以期发现象征的真谛"。精神分析学说认为，梦并非无目的、无意义的行为，而是潜意识中冲突或欲望的象征，这种欲望在觉醒状态下受到人们自我（清醒意识）的压抑，却常在梦中流露。通过对梦的分析，可以有助于捕捉到压抑情绪的症结。通常在患者叙述梦的内容后，鼓励其就梦的情景加以自由联想；治疗师根据梦的内容所产生的联想进行分析，直至弄清梦的欲望和冲突的真意。由于梦境仅是潜意识冲突与自我监察力量对抗的一种妥协形式，并不直接反映现实情况。这就需要根据经验对梦境做出解释，以便发掘梦的真实含义。

阐释（interpretation） 是治疗师在心理分析治疗过程中，对患者的心理实质问题，如其语言的潜意识含义进行解释、引导或劝阻，帮助患者克服阻抗。解释是一个逐步深入的过程，根据每次谈话的内容，以患者语言内容为依据，使被压抑在潜意识的内容不断通过自由联想与梦的分析等方式暴露出来，用患者能够理解的语言，解释其心理症结所在。通过解释，帮助患者逐步重新认识自己，认识自己与其他人的关系，以达到治疗疾病的目的。

移情（transference） 被认为是心理分析的重要内容之一。在治疗过程中，患者沉浸与对往事的回忆，常会把治疗师作为某个经历中的人物进行倾诉或发泄。也就是说，将治疗师看作与其早年心理冲突有关的某一人物，而将自己的情绪转移到治疗师身上，从而有机会重新"经历"往日的情感，这就是移情。移情分为正移情和反移情。

正移情是患者对治疗师的依赖、爱慕等的情感，即把治疗师当成经历中某个或某类亲密、喜欢、信任的对象；反移情与之相反，即把治疗师当成经历中某个或某类反感、厌恶的对象。移情的发生是治疗过程的正常现象，有利于治疗师认识患者的心理症结，揭示患者早期创伤的内容和性质。通过对移情内容的分析，了解患者心理上的某些症结；治疗师引导患者讲述出曾经的美好或痛苦的经历，帮助患者正确认识自我及早年经历的影响，认识自己态度与行为的渊源，并给予恰当疏导，使移情成为治疗的动力。移情的消除，有利于患者的心理问题的解决。在应对移情时，治疗师切忌感情用事，以及超越正常的医患关系。

应用 精神分析疗法多适用于神经症患者及某些心身疾病患者，或心因性的躯体障碍患者。通常治疗间隔为每周1~3次，每次约50分钟。该疗法曾在西方国家风行一时，终因疗程长、花费大、缺乏统一操作与解释标准，结果难以重复等因素而日渐衰落。

在弗洛伊德的经典精神分析学说之后，美国心理学家卡伦·丹尼尔森·霍妮（Karen Danielsen Horney，1885~1952年）、哈里·斯塔克·沙利文（Harry Stack Sullivan，1892~1949年）、埃里克·洪布格尔·埃里克森（Erik Homburger Erikson，1902~1994年）以及瑞士心理学家卡尔·古斯塔夫·荣格（Carl Gustav Jung，1875~1961年）等以改进的新精神分析学说对弗洛伊德的理论与实践加以发展，卓有成效。至今，精神分析疗法的理论与技术影响着此后的各种心理治疗方法。

由于文化差异等原因，经典的精神分析治疗在中国尚未广泛应用。

（高 玥）

xíngwéi liáofǎ
行为疗法（behavior therapy） 以减轻或改善患者行为问题（或异常行为）的一类心理治疗技术总称。又称行为矫正疗法。其为全球应用最广泛的心理治疗方法之一。行为疗法源自行为主义心理学。与心理治疗的其他疗法和派别不同，行为疗法不是由某一特定的研究者系统创立而成的，而是由许多研究者依据行为主义心理学理论，分别发展出来的若干治疗方法的集合。

行为学习理论 该理论认为：人的各种行为都是从复杂多变的外界环境中长期学习得来的；而各种心理异常与躯体症状，不仅是某种疾病的表现，而且也是一种异常行为，是人与环境不协调的一种表现。有异常行为的患者，可以通过某种系统学习，来调整与改变原来的异常行为，代之以新的正常行为。行为疗法首先对患者的异常心理及有关行为障碍（问题行为）进行行为方面的检查、确认；对有关环境因素进行分析，然后确定操作化目标和制定干预的措施，目的是改善、提高患者的适应性目标行为的数量、质量和整体水平等。其目标确立有各种形式，也就是说，在有关个人体验的各个方面的行为，均可作为治疗或矫正的目标。如认知、情感、社交关系、想象，以及其他有关的心理生理指标等。

行为治疗开展过程 主要有以下4个方面：①观察、测量和评估患者可以观察到的行为模式。②明确既往经历与环境中发生的事件，及其与当前行为的关联。③建立新的行为目标。④通过对当前异常行为表现的控制，促进新行为的学习及改变原有的行为。

虽然研究者对行为治疗的概念理解不尽一致，但对于何种行为需要矫治或治疗，则有一定的共识。

基本设定 有以下几方面。

行为是后天习得的 先天的遗传及后天的生理条件并不是个体产生问题行为的直接原因；异常行为是个体在后天的生活环境中通过学习获得的，是个体在某种特定情境中进行了行为模仿与重复的结果。

行为有延续性并可预测 环境中所存在的不良因素可以解释问题行为产生及保持的原因。分析与行为有关的经历事件与环境，及其与特定行为出现的关系，能够预测个体的行为。

行为有具体发生情境 问题行为是在不良的环境条件下进行某种不恰当学习的结果。因此，分析问题行为的成因就离不开具体的情境，需要掌握时间、地点、人物、事件等要素及其相互关联。

行为可以改变 通过调整问题行为的不良环境等因素，让个体系统地学习设计后的规范行为，可以矫正原有的问题行为。

行为疗法特点 虽然行为疗法数量繁多，且各不相同，但仍具有如下的共同特点。

研究对象是人 行为疗法的程序和方法主要用来改变个体的行为，而非改变个体的特点或显著特征。与人格、动机等内在的变量相比较，行为治疗更加强调能够以某种方式进行观察测量外显性行为。行为过度与行为不足都是行为治疗的主要内容。

以行为主义学派的原理为基础 行为疗法源自动物实验研究，其方法建立在应用行为分析研究的基础上。

强调当前环境事件的重要性 成功的行为治疗能够改变行为和环境中的控制变量之间的相互关系，从而产生预期的行为改变。

有明确的治疗程序 行为疗法属于系统性心理治疗方法，精确的程序设置与专业的指导监督能够促使治疗正确实施。

强调精确测量 在进行行为矫正前后对个体行为进行精确测量，以量化的结论，衡量行为治疗的效果。

重要的理论基础 是经典条件反射原理和操作性条件反射原理以及学习心理学理论。

主要类型 行为疗法中应用较为广泛的有以经典条件反射为基础的系统脱敏疗法、厌恶疗法、满灌疗法等；还有以操作性条件反射为基础的强化、塑造、惩罚疗法等。

（高 玥）

xìtǒng tuōmǐn liáofǎ

系统脱敏疗法（systematic desensitization） 当患者出现焦虑和恐惧心理刺激之际，给予焦虑和恐惧相对立的刺激，从而使患者逐渐消除焦虑与恐惧，并不再对有害的刺激发生敏感而产生病理性反应的心理治疗方法。又称交互抑制疗法。是由美国行为治疗心理学家约瑟夫·沃尔普（Joseph Wolpe，1915～1997年）于20世纪50年代创立的一种心理治疗方法，是第一个规范化的行为疗法。

基本原理 来自交互抑制理论，即人的放松状态与焦虑状态是对立统一的过程，二者相互排斥又相互依存。系统脱敏疗法让患者逐步暴露到紧张刺激的环境里，并以全身放松对抗焦虑的方式，让患者分步骤的接触或想象引起敏感反应的事物。开始时要求患者接触某一较弱的焦虑刺激，以全身放松予以对抗，反复多次之后逐渐适应这一刺激；再逐步递进接触更强量级的刺激；直至从而使这一刺激逐渐失去引起焦虑的作用，不再发生生理上剧烈的变化，最终切断刺激物同焦虑反应之间的联结，保持身心正常或接近正常的状态。

步骤 一般包含 3 个步骤。

放松训练 有时又称松弛疗法，是通过一定的程序训练，让患者学会心理与躯体放松的一种行为治疗方法，其核心理念是以放松所带来的生理改变，以应对紧张所引起的生理状态。最常用的是美国生理学家埃德蒙·雅各布森（Edmund Jacobson，1888～1983 年）创立的一种渐进性放松技术，即让患者躯体肌肉按照一定的顺序先紧张后放松的过程多次训练，来达到深度放松的目的。还有德国精神科医师约翰内斯·海因里希·舒尔茨（Johannes Heinrich Schultz，1884～1970 年）创立的自律训练法，让患者通过特定的自我暗示语言，来降低或消除心神紧张反应，从而使身体完全放松。通过此类自我放松训练，会产生出对抗自主神经兴奋的躯体反应，如心率减慢、外周血流增加、呼吸平缓、肌肉放松以及心境平和等；以逐步减轻患者的焦虑或恐惧症状。

建立等级脱敏表 建立相关的焦虑或恐惧强度层次等级表是关键步骤，将导致患者焦虑或恐惧的刺激事物，排列成等级或序列。如果引起焦虑或恐惧的原因是单一刺激物，可要求患者根据主观感受，将刺激因素按照其质量由低至高的强度排序，如 1～10 的等级。如果刺激物不止一种，则针对不同刺激物的强度排出等级表，为进行脱敏训练做准备。

实施脱敏 当患者掌握了放松训练，并制作了焦虑或恐惧脱敏等级表之后，就可以按照等级表的顺序实施脱敏。具体操作：在头脑中形成刺激物的清晰表象，实施进行想象脱敏等。让患者在放松状态下，想象自己等级脱敏表中列出的每个场景，先从脱敏表的低等级开始训练；能够适应后，再向高等级延伸；从而逐步完成由轻到重的每一等级情景所致焦虑的去条件化。

一般来说，在进入下一较高等级场景想象之前，患者对现等级场景的想象可能需要重复数次才能基本消除焦虑状态。这样，按照等级脱敏表由低强度到高强度去条件化，最终使患者摆脱异常行为的困扰。系统脱敏法除以想象的形式进行外，也可以在现实场景中进行。

（高 玥）

mǎnguàn liáofǎ
满灌疗法（flooding therapy）

基于美国临床心理学家艾德娜·福阿（Edna B. Foa）和迈克尔·科扎克（Michael J. Kozak）情绪加工理论的心理治疗方法。又称冲击疗法、消退性抑制疗法、泛滥疗法、暴露疗法。操作中不给患者进行任何放松训练，让患者想象或直接进入最恐怖、焦虑等的情境中，以迅速校正患者对恐怖、焦虑刺激的错误认识，并消除由此刺激所引发的习惯性恐怖、焦虑反应等。此疗法的操作程序与系统脱敏法相反；治疗师要求患者保持相当时间，其间不允许在想象或现实中逃避，直到紧张感逐渐消失。

基本原理 是消退性抑制。其理论依据为：焦虑症状的生理支持不可能持续维持在高水平；在冲击状态下，患者的心理、生理阈值都迅速达到高峰，然后呈下降的趋势。以尽可能迅猛的刺激冲击患者，引起其强烈的焦虑或恐惧情绪反应，并且不给予任何强化或干预，顺其自然发展，最后导致强烈情绪反应的内部动

因逐渐减弱直至消失，情绪反应背后的心理症结将逐渐减轻，直至消除。

与系统脱敏疗法的区别 满灌疗法和系统脱敏疗法都属于暴露疗法，都需要让患者接触或想象引起焦虑或恐惧的事物或情境，但二者的治疗原理与过程有许多不同之处：①满灌疗法不需要任何放松训练作为铺垫，焦虑或恐惧出现时要求患者不采取任何抵抗措施。治疗开始就呈出最强的刺激。②满灌疗法需要患者暴露于紧张情境的时间较长，以加深焦虑或恐惧的质量。③满灌疗法既可用于个体患者，也可以集体治疗。

注意事项 满灌疗法总是把危害最大的刺激放在第一位，因此给患者带来巨大的冲击和痛苦。但如果正确指导，施行得法，就可以取得良好的疗效。治疗前必须了解患者的身心状况，进行详细的身体检查，以保证疗效，避免意外。要向患者言明治疗的意义、目的、原理、过程，以及可能出现的问题等，不隐瞒和淡化治疗中可能承受的痛苦；要求患者亲属家人高度配合，并签订治疗协议。根据患者恐怖或焦虑的事物对象，确定治疗目标，并根据刺激物的性质准备治疗场地与其他治疗条件。

（高 玥）

yànwù liáofǎ
厌恶疗法（aversion therapy）

通过施加某种刺激，使患者将自身的某种行为或症状，与某种不愉快或惩罚性的刺激多次重复配对，并反复联系；通过条件性反应作用，使患者最终感到厌恶，从而抑制某些条件性反应，使患者戒除某种不良行为的心理治疗方法。又称厌恶制约法。是行为

治疗中应用较早和较广泛的方法之一。

原理 为条件反射理论。最初来自动物实验。厌恶疗法认为异常与病态行为，是在生活经历中（或是心理创伤的体验中）通过学习固定下来的。利用回避学习的原理，把令人厌恶的刺激，如呕吐、疼痛、羞愧等，与患者的不良行为相结合，形成一种新的条件反射，以对抗原有的不良行为，从而加以消除和矫正。虽然厌恶疗法和惩罚都是来自厌恶的刺激，但其与惩罚有着本质的区别。在厌恶疗法中，不良行为是在人为安排的条件下被动出现的；并且与厌恶刺激同步出现；同时，厌恶疗法是有治疗目的经患者接受的行为。

分类 根据负性刺激使用的物品和方法的不同分为4类。

化学厌恶疗法 应用化学药物，如能引起恶心、呕吐的药物（如阿扑吗啡、戒酒硫等），或引起强烈恶臭的氨水等，作为非条件性刺激物，引起患者产生痛苦、厌恶的非条件反射，从而消除不良行为；这是经典条件反射理论的应用。

橡皮圈厌恶疗法 用拉弹套在手腕上的橡圈，引起轻微疼痛作为负性刺激，拉弹的同时计数并联想痛苦、羞耻的惩罚感受经历，从而产生厌恶反应，减轻已习得的不良行为；这是操作性条件反射理论的应用。

电击厌恶疗法 以一定强度的感应电作为疼痛刺激或以轻度电休克作为负性刺激。这种方法已极少应用。

羞耻厌恶疗法 即让患者在大庭广众之中表现出异常行为，从而使患者自己感到羞耻，以此作为负性刺激。

应用 常用于戒酒、戒烟、戒毒、戒除某些性变态行为等，也可用于强迫症和恐怖症的治疗。厌恶疗法引起的行为改变常是暂时的，并不稳固。如果应用时与正强化的方法结合，则效果更好。该疗法应用时务必遵守医学伦理要求，取得患者的知情同意与合作。对部分患者可采用想象厌恶法实施。

厌恶疗法对治疗师的专业技术有较高的要求，一般不作为首选疗法。

（高 玥）

dàibì jiǎnglìfǎ

代币奖励法（token economies） 基于条件强化物这一概念发展出来的心理治疗方法。又称代币管制法。原先没有强化作用的刺激物，经过与真正的刺激物建立起联系，就获得了强化的作用，这种刺激物就是条件强化物。日常使用的钞票货币就是一种最普遍的条件强化物，代币是另一种意义上的钞票。只它只在治疗师和患者之间"流通"。

由于代币法的一致性较好，代币不仅可以用于个体，也可用于一类群体。在代币奖励法中，治疗师和患者约定代币的形式（如扑克、五角星、筹码等）、币值（多少代币能兑换多少条件强化物）、具体条件强化物（如食品、文具、日用品等）、获取代币的行为标准，以及兑换支持强化物的方式等事项。然后，以代币为强化物，作为患者改变设定行为的奖励。

用代币作为强化物的优点在于它能不受时间和空间限制，使用起来极为便利，还可以进行连续的强化；只要患者出现治疗师预期的行为，马上发给患者代币物；用代币去换取不同的条件强化物，以满足患者的某种心理需求，产生满足感，从而产生强化预期行为的动机。在患者出现不良行为时，还可以扣除代币，造成正性强化与负性强化并存的双重强化效果。

（高 玥）

mófǎng xuéxí liáofǎ

模仿学习疗法（modelling therapy） 个体通过观察榜样及其所示范的行为，进而减少或矫正不良行为，获得良好行为的心理治疗方法。又称参与示范疗法。是以美国心理学家阿尔伯特·班杜拉（Albert Bandura，1925 ~ ）的社会学习理论为基础发展起来的一种行为矫治方法。

模仿学习法利用人类通过模仿学习获得新行为反应倾向，以某个体或某团体的行为作为一种刺激示范，使观察者发展出近似的想法、态度与行为等，以适当的反应取代不适当的反应，或帮助某些缺乏某种行为的人学习该种行为。在日常生活中，人们的许多行为并不都需要通过直接经历或惩罚性经验就能获得，很多行为是在模仿别人的行为中习得的。通过榜样的表现与个体的观察学习，患者可以学习良好的行为，也可以获得不良行为。在模仿学习疗法中，就是要指导患者学习与模仿良好的行为，改正不良行为。模仿学习的实施形式可有影视、幻灯以及实地学习等，使具有异常行为者模仿、学习正常的良好行为来改变其原有的不正常行为，从而达到治疗目的。

这种疗法对治疗儿童孤独、恐怖等异常症状有较好的效果，也用于可能引起紧张的临床检查和治疗前对患者的心理准备。模仿学习疗法不是一个机械的刺激-反应过程，在个体的治疗中，有多个因素会对其产生影响。因此治疗师必须做到：①统筹考虑各方面的因素，设计因人而异的模仿学习过程。②选择合适的治疗对象。③给予患者正确的示范与强化。

（高 玥）

fàngsōng xùnliàn
放松训练（relaxation training）

通过一定的程式训练，学会心理及躯体上放松的一种行为治疗方法。又称放松疗法、松弛疗法。其核心理论认为：放松所带来的生理改变、与紧张引起的生理改变是既对立又统一的存在。因此，放松可以减缓焦虑的质量。

放松训练的目标就是降低交感神经系统的活动水平，缓解骨骼肌的紧张，以及减轻焦虑与紧张的心理状态。

放松训练的方法有很多，特点都是使心身进入松弛、宁静的状态。常用的方法有渐进性肌肉松弛术、催眠放松术、生物反馈放松术等。无论何种放松形式，都必须要有安静的环境、舒适的姿势、平静的心态、肌肉的松弛等条件。在放松训练的过程中，对于首次训练放松时，治疗师与患者一起进行，可以为其提供模仿的榜样，并可减轻焦虑程度；而治疗师采取口头指导语等的形式，易于患者接受和掌握；后续的放松训练则可以采取录音指导语等的形式，让患者自己完成。在放松训练中，治疗师要帮助患者体验身体放松后的舒适感受，使其学会一旦遇到紧张、焦虑情景时如何自我处置。

（高 玥）

shēngwù fǎnkuì liáofǎ
生物反馈疗法（biofeedback therapy）

从行为主义理论发展出来的心理治疗方法。借助于现代电子仪器，将人体内脏的生理功能状态予以描记，并转化为声、光等听/视觉信号显示出来，瞬间反馈给患者，使其根据反馈信号，可同步感知内脏功能的细微变化，并有意识地反复加以训练和学习，学会调节和努力控制内脏功能及其他身体功能，从而矫正某种心身疾病病理过程，以达到治疗的目的。常用的反馈方法包括肌电反馈、皮温反馈、皮电反馈、心率和血压反馈等。

原理 个体要保持心身健康，就必须要维持内环境的相对稳定、机体与外界环境的适应及相对协调。骨骼肌活动的对象是外部环境，机体主要是通过骨骼肌的活动来实现其与外环境的稳态。骨骼肌的活动所产生的效果（信息）是通过外感受器反馈给机体的。对于人来说，大脑皮质主要通过视觉和听觉来接受和处理这些信息，并产生相应的意识活动；判断所发出的控制信息是否合乎要求，以便进一步修正所发出的信息，使骨骼肌的活动合乎要求，这就是随意性控制。

生物反馈仪器运用现代电子学的技术，具有很高的灵敏度，人们可以根据这些精确的信息，对骨骼肌的运动加以精确地控制，使其活动更为灵敏和准确，以合乎自己的不同要求。人大脑皮质对于内脏的活动有控制通道，所发出的控制信息可以到达内脏器官。因此，人们在喜怒哀乐等情绪变化或其他心理活动时通常伴有内脏活动的改变。但一般认为大脑对内脏活动不能做到随意控制。因为内脏器官活动时所发出的反馈信息只能被体内的特殊感受器所接受，然后再传送给内脏器官活动的皮质下中枢，构成往返传送的通道。

生物反馈仪把通过传感器采集到的内脏器官的微小生理性信息加以处理放大，及时、准确地用人们所熟悉的视觉信号或听觉信号等加以显示。相当于让人们"听到"或"看到"自己内脏器官活动的瞬间情况。通过学习和训练，人们就能在一定范围内做到对内脏器官活动的随意控制；对偏离正常范围的内脏器官活动加以纠正，恢复内环境的稳态，从而达到治疗疾病的目的。

治疗程序 选择安静无干扰的治疗室，在患者有充分心理准备的情况下进行治疗。主要的操作程序有以下几点。

选择体位 训练的体位可取卧位、半卧位或坐位，取坐位时头、颈和上肢要有依托以保证舒适，最好是靠坐在有扶手的沙发上。

确定主观症状等级 要求患者在有 10 个等级的症状表上确定即刻的症状程度，以作为检查训练效果的主观指标。

安放传感器（电极） 电极安放位置可选择额肌或前臂肌肉。两个记录电极和参考电极要等距离排列，参考电极置于两个记录电极的中点。

测量基线值 在患者放松状态下，首先测量肌电基线值，并做记录。

选择反馈形式 训练中既可选择声反馈，又可选择光反馈；一般因为卧位时光反馈受限，以选择声反馈为多。

确定本次治疗目标 预置值是训练目标，要确定在适中的点位上。电极若固定在额肌时，预置值一般比基线值低 $0.3\mu V$ 左右；电极若固定在前臂肌肉时，预置值的大小应以基线值的高低而定，一般以小于基线值 $1\sim2\mu V$

为宜。不可将目标定得过高，以免使患者难以看到训练效果从而失去信心。

引导放松训练 引导的方式可口述也可播放录音磁带，如三线放松功、神经调节训练磁带等。

记录肌电值 观察动态变化，在一次训练中应每隔几分钟记录一次肌电值，直到训练结束。

训练结束 训练结束时，应让患者确定此时的症状等级并做好记录。并要求患者谈训练感受。

每10次为1个疗程，每次30~40分钟，每周2~4次。如果患者经2个以上疗程训练后掌握训练的要领，可熟练体验到放松的感觉，可摆脱仪器，自行在家中训练，并定期复查。

应用 生物反馈疗法是一种有价值的治疗方法，可应用于临床内科、精神科、神经科、外科、妇科、儿科等多种与紧张应激有关的心身疾病。临床应用可分两种类型：一种是直接型，向患者提供仪器设备进行相关训练；另一种是间接型，适用于患者无法使用或连续使用仪器设备时，可以教患者一些技巧来取得效果，如让患者学会使手温升高来治疗偏头痛等。

心身疾病的治疗 用于治疗心身疾病，如高血压、冠心病、糖尿病、偏头痛、紧张性头痛等，常能取得较好疗效。

神经症的治疗 用于治疗某些神经症，如对焦虑症、恐怖症等，若配合药物治疗，常能取得良好效果。

康复医学中的应用 使用肌电反馈仪对肌肉进行训练是康复医学中常用的治疗手段，并已取得丰富的经验。如对外周神经损伤引起的瘫痪，脑卒中的肢体功能恢复，肌肉痉挛引起的疼痛、急性腰背痛、痉挛性斜颈等都有较稳定的疗效。

生物反馈技术在临床上的应用目的明确，指标精准，直观有效；同时，对患者没有任何副作用。临床实践也证明，生物反馈技术对多种与社会-心理因素相关的心身疾病具有较好的疗效。

（高玚）

rènzhī liáofǎ

认知疗法 （cognitive therapy）

根据认知过程影响情感和行为的理论假设，通过相关技术，改变患者不良认知的心理治疗方法的总称。又称认知治疗。是由认知心理学的理论指导而形成的心理治疗方法，是应用最广泛的心理治疗方法之一，强调认知过程在觉醒行为中的重要作用，认为行为和情绪都受认知过程的调节和影响。

认知疗法尚无统一的定义，它的理论也没有统一的表述。不同的认知治疗派别持有不同的理论，应用不同的技术方法。虽然认知疗法是许多以改善认知过程为核心疗法的统称，但其共同点都强调认知过程在觉醒行为中的重要作用；认为行为和情绪都受认知过程的调节和影响，认知过程是心理行为的决定因素这一根本观点；认为情绪和行为的产生依赖于个体对环境情况所做出的评价，而这种评价又受到个人的信念、观点等认知因素的作用和影响。

根据行为学的概念，认知、想象等内部思维活动也是行为表现的一部分。因此，认知疗法可以看成行为治疗的进一步发展。认知疗法高度重视研究患者的不良认知模式和思维方式；并且，把自我挫败行为看成患者不良认知的结果。治疗的目的就在于矫正这些不合理的认知活动或过程，从而使患者的情绪和行为得到相应的改变。

核心概念 认知疗法除了应用心理学和心理治疗上的一些概念以外，还创造性地引入了一些新概念，以便更好地表达和解释其治疗理论、技术等，这些核心概念如下。

认知图式 即个人已有的经验构架，包括经验、动机和兴趣、情绪等。个体是如何看待他们的世界的，个体对他人、对某些事件和对环境有什么重要的信念和假设，这些都构成了个体的认知图式。个体根据以往对事物获得的经验，在遇到类似的或相关的事物/情境时，倾向于以旧经验为构架去辨识新事物。

自动化思维 以内部的自我语言的方式存在的、非自愿发生于患者意识流中的一些想法与意向。它具有典型的私密性。当人们对日常生活中事件的意义加以评估时，这些想法就会自然涌现。大部分时候是意识不到的。但如果注意这些想法时，就会发现它们是可以被识别和理解的。

核心信念 是信念的最根本内容，支持每个表面信念的核心部分，是所有信念的基石。自幼年起，个体对自我、他人以及世界就形成了一定的信念。这些信念里最重要的及最根深蒂固地被接受的部分，称为核心信念。

认知错误 自动化思维有时会带来误导，有些是不符合事实的；这些造成人们的认知歪曲，是认知中存在的不合理、错误的、片面的偏执成分。它造成人们处理信息困难，最终甚可导致心理障碍。

认知重建 改变患者内在认知过程的方法主要是给其提供另

一种可选择的看法或解释；或说是将其消极的、自我挫败式的思维，替换成积极的、自我肯定性的思维；从而把对压力源的威胁性知觉，转变为非威胁性知觉。

特点 认知疗法发展迅速并广受欢迎是与其独特的治疗特点密不可分的。

限时，疗程短 疗程一般为治疗师与患者交谈15～25次，总治疗时间为3～4个月；每次会谈时间为40～60分钟；可以在短期内取得预期的疗效。

结构化会谈 治疗有着明确的基本理论和实施过程，会谈时间分配合理，简便易学，更具可操作性。

问题取向，强调当前 治疗师与患者在整个治疗过程中共同界定当前的问题，且解决方向均围绕着明确和解决问题这一目标；处理此时此地的问题，而不是追究患者的旧病史；将治疗焦点集中在患者当前遇到的问题上。

以学习理论为基础 认知疗法不采用精神分析的理论来解释患者的行为，而是认为患者的功能性失调是由于学习（广义上的学习）不良所致。因此，重新学习比较合适的行为或学习新的认知方式，来取代不良的认知结构是此疗法的治疗目的。

合作关系 患者和治疗师之间是平等合作的治疗关系，互相信任、积极参与、平等互助。

方法科学 认知疗法的临床实施过程是按照实验研究的方法来进行的，包括资料收集、形成假设、验证、结果评价等过程；方法更严谨、科学。

苏格拉底式的对话 这是认知疗法的主要特点，即治疗师采用对话方式提问，使患者逐步认识到自己的认知错误，动摇其原

有的不恰当想法，接受可能的解决方法，或矫正错误观念。

家庭作业 根据治疗进程，每次治疗会谈的间歇都会给患者适当布置一定量的家庭作业，目的是验证假设，以及认知疗法的练习，巩固新的认知结构，强化治疗的效果。

开放式的治疗形式 认知疗法的过程是明确的、开放的、清晰的，治疗师和患者都能对治疗的进展彼此分享。

应用 可用于治疗多种心理疾病，包括焦虑症、抑郁症、社交恐怖症，各类心身疾病，各种成瘾行为等；此外考试前紧张、婚姻冲突、家庭矛盾、儿童的品行及情绪障碍等也都可以通过认知疗法做出调整。据报道在国外的各类心理治疗中，约60%的患者采用认治疗法。

（高 玥）

lǐxìng qíngxù liáofǎ

理性情绪疗法（rational-emotive therapy，RET） 20世纪50年代由临床心理学家阿尔伯特·埃利斯（Albert Ellis，1913～2007年）提出的一种心理治疗方法。又称合理情绪疗法。埃利斯强调理性认知在人们生活中的作用。他认为，人性既可以是理性与合理的，也可以是非理性、不合理的；当人们按照理性去思维和行动时，他们就会是愉快的和行之有成效的人。情绪是伴随着人们的思维产生的，情绪或心理上的困扰是由不合理的、不合逻辑的思维造成的；任何人都不可避免地、或多或少地有着不合理的思维与信念。人是语言的动物，思维借助于语言表达；如果用内化的语言重复某种不合理的信念，则会导致无法排解的情绪困扰。因此，情绪困扰的持续存在，往

往是那些不合理内化语言持续作用的结果。

埃利斯认为不正确的信念造成了人们的某些心理疾病或神经症。一些人只是根据想象，而不是根据事实来行事。他们的这些不正确的信念及一些非理性的思维，可以是从别人那里学到，也可以是通过自我暗示及自我重复不断地强化的，最后形成了各种功能性障碍。

非理性思维 埃利斯对造成人们痛苦或疾病的非理性思维进行了概括，有10点：①一个人要有价值，就必须很有能力，并且在可能的条件下很有成就。②某人绝对是坏的，所以他必须受到严厉的责备和惩罚。③逃避生活中的困难和推掉自己的责任可能要比正视它们更容易些。④任何事情的发生都应当和自己期待的一样，任何问题都应得到合理解决。⑤人的不幸绝对是外界造成的，人无法控制自己的悲伤、忧愁和不安。⑥一个人过去的经历对现在的行为起决定作用。一件事过去曾影响过自己，所以现在也必然影响自己的行为。⑦自己是无能的，必须找一个比自己强的靠山才能生活，自己是不能掌握情感的，必须有别人来安慰自己。⑧其他人的不安与情绪波动也必然引起自己的不安。⑨与自己接触的人必然都喜欢自己和称赞自己。⑩生活中有大量的事对自己不利，必须花费大量时间考虑对策。

埃利斯认为，人的情感障碍和不良行为正是这些非理性思维存在的结果。

情绪的ABC理论 理性情绪疗法的基本理论是情绪的ABC理论：情绪并不是由某一诱发性事件本身所引起，而是由经历了这

一事件的个体，对这一事件的解释和评价引起的，涉及A、B、C 3个阶段：A（activating event），指诱发性事件；B（belief），指个体遇到诱发性事件后所产生的信念；C（consequence），指特定情境下，个体的情绪及其行为的结果。

ABC理论认为，情绪不是由某种诱发事件（A）直接引起的，而是由经历了这一事件的个体对这一事件的解释和评价（B）所引起的；而对其解释和评价则源于人的固有信念；故A只是造成结果C的间接原因；而B则是事件发生与个体困扰的核心。因此，一旦不合理的信念导致不良的情绪反应，个体就应当努力认清不合理信念之所在；并善于用新的信念取代原有的信念；如此便能产生有效的治疗效果，使患者在认知、情绪、行动上均有所改善。理性情绪疗法是一套通过认知不合理信念，到改变不合理信念；进而调整情绪和行为的一系列步骤与阶段。它强调的是当前，重视人的理性力量；相信人最终能够通过自我的调整而顺应环境；从而将人的主动性提高到一个重要的位置。理性情绪疗法本质上是一类促使患者进入更为豁达的人生观及态度境界的积极的心理疗法。

（高 玥）

Bèikè rènzhī liáofǎ

贝克认知疗法（Beck cognitive therapy）

美国精神病学家阿伦·特姆金·贝克（Aaron Temkin Beck）创立的认知疗法。主要目标是协助患者克服认知的盲点、模糊的知觉、自我欺骗、不正确的判断等，以及改变其认知中对现实的直接扭曲，或不合逻辑的思考方式等。贝克认知疗法是以

"认知是决定我们如何感受与如何表现的主因"这个假定为基础的。心理问题不一定都是由神秘的和不可抗拒的力量导致的，相反，它可以从平常事件中引发出来。每个人的情感和行为在很大程度上是由自身认识世界的模式以及处理事务的方式所决定的。因此，改变那些导致功能失调的情绪和行为是最直接的方法。这就是改变不正确且功能不当的认知方式及思维。

基本理论 贝克认为，每个人的情感和行为在很大程度上是由其自身认知外部世界、处世的方式或方法论所决定的。也就是说，一个人的思想，决定了他的内心体验和反应。贝克把认知过程中常见的认知歪曲总结为5种形式：①任意的推断：即在证据缺乏或不充分时便草率地做出结论。②选择性概括：即仅根据个别细节而不考虑其他情况便对整个事件做出结论。③过度引申：指在一件事的基础上做出关于能力、操作或价值的普遍性结论。④夸大或缩小：对客观事件的意义作出歪曲性的评价。⑤"全或无"思维：即要么全对，要么全错，把复杂生活往往看成非黑即白的单色世界，没有中间色。

贝克认为人的情绪障碍及不良行为正是这些不良认知存在的结果。要想治疗各种情绪障碍和不良行为，就必须重视改变患者的认知方式。贝克强调，治疗关系的质量是认知疗法的基础。治疗师通过接纳、抚慰、共情等方法，引导患者以尝试错误的态度，逐步进入问题解决的过程中。在治疗过程中，治疗师通过与患者建立起良好的治疗关系，一起检验想法的可行性；协助其确认自己的思维模式，帮助其落实信念

形成历程中的正确步骤，以纠正认知缺陷，改变原有的不合理想法。

基本技术 贝克归纳认知疗法有5种基本技术。

识别自动思维（identifying automatic thoughts） 自动思维是介于外部事件与个体对事件的不良情绪反应之间的那些思想。大多数患者并不能意识到在不愉快情绪之前会存在着这类思维，并且这类思维的产生源于自己的思维方式。患者首先要学会识别自动思维，尤其是识别那些在愤怒、悲观和焦虑等情绪之前出现的自动思维。治疗师可以采用提问、指导患者想象，或角色扮演等的形式，进行指导。

识别认知性错误（identifying cognitive errors） 焦虑症和抑郁症患者往往采用消极的方式看待和处理一切事物。他们的观点往往与现实不符并带有悲观色彩。患者特别容易犯上述认识歪曲的错误：任意推断、选择性概括、过度引申、夸大或缩小、"全或无"的思维等。多数患者比较容易学会识别自动思维，但要他们学会识别自我认知错误却相当困难。因为有些认知错误很难评价与自知。因此，为识别认知性错误，治疗师应该听取和记录患者诉说的自动思维以及不同的情景问题，然后要求患者归纳出一般规律，找出其共性，从而加以确定。

真实性检验（reality testing） 识别认知错误以后，紧接着要与患者一起设计严格的真实性检验。即检验并诘难错误信念。这是治疗的核心，否则不足以改变患者的认知。在治疗中要鼓励患者将其自动思维作为假设看待，并设计一种方法调查、检验这种

假设。结果他可能发现，95%以上的调查时间里，他的这些消极认知和信念是不符合实际的。

分散注意（decentering）　大多数抑郁症和焦虑症患者感到自己是人们注意的中心，一言一行都受到别人的注目和评论。因此认为自己是脆弱无力的。如有的患者认为自己的发型稍有改变，就会引起每个人的注意。治疗师可要求患者稍加改变自己，然后，要求患者记录他人不良反应发生的次数，结果患者发现很少有人会注意自己。

监察苦闷或焦虑水平　许多焦虑症患者往往认为他们的焦虑会持续地存在。但其实焦虑的发生是波动的。如果人们能意识到焦虑有一个开始、高峰和消退过程，那么就能够比较容易地控制焦虑情绪。因此，鼓励患者对自己的焦虑水平进行自我检测，促使患者认识焦虑波动的特点，从而增强抵抗焦虑的信心。

应用　主要用于治疗抑郁症、对焦虑症等，还可以作为儿童家庭辅导、父母训练、神经性厌食症、性功能障碍、社交恐惧、情绪问题等的纠治，以及改善慢性疼痛、癌症恐惧等疾病及状态。

（高　玥）

rènzhī xíngwéi liáofǎ

认知行为疗法（cognitive-behavioral therapy，CBT）　美国临床心理学家唐纳德·赫伯特·梅肯鲍姆（Donald Herbert Meichenbaum，1940 ~ ）所倡导的心理治疗方法。又称认知行为矫正法。

认知行为疗法的理论假设与理性情绪疗法、贝克认知疗法的理论假设基本一致，认为痛苦的情绪来自适应不良。梅肯鲍姆在治疗中尤其关注患者的自我语言表达的改变，认为自我暗示对个人行为的影响，十分明显；故强调认知重构，认为认知重构在治疗过程中具有关键性作用。人们对自己所说的话会影响或决定对其他事物所采取的行动。认知动机评定的目的，就是评定人们的内部对话是如何影响他自身行为的，如何受到其他事件或行为过程影响的。

认知行为疗法的基本前提在于：对于患者而言，要改变其行为，就必须关注自己的思考、感受和行为方式；并关注这些事物对他人的影响。要促使改变的发生，患者需要改变自己一成不变的思维模式，才能在不同情境中对自己进行重新评估。

梅肯鲍姆提出：行为的改变需经过一系列的中介过程，包括内部语言、认知结构与行为的互相作用；以及随之而来的结果而发生的。治疗过程包括训练患者作自我陈述，并训练其矫正给自己的错误行为指导；从而使患者能够更有效地应对所遇到的问题。通常治疗师和患者一起进行角色扮演，通过模仿患者现实生活中的问题情境，来练习自我指导和期望的行为。重要的是，逐步获得对一些问题情境具有实践意义的应对技能。

认知行为疗法可以用于治疗多种心理疾病和心理障碍，如抑郁症、焦虑症、神经性厌食症、性功能障碍、药物依赖、恐怖症、慢性疼痛，以及精神病的康复期治疗等。

（高　玥）

láifǎngzhě zhōngxīn liáofǎ

来访者中心疗法（client-centered therapy）　美国心理学家卡尔·兰森·罗杰斯（Carl Ranson Rogers，1902 ~ 1987 年）于 20 世纪 40 年代创立的心理治疗方法。又称询者中心疗法、咨客中心疗法。是作为与心理分析疗法相抗衡而出现的非指导性治疗法，源于人本主义的心理治疗理论与方法。这种治疗方法强调患者的经验与主观世界，治疗师的作用只是帮助患者认识到解决问题的潜在能力存在于他们自身。因此，让患者自己决定治疗的方向，找出治疗的方法；治疗师对患者只是一种促进因素。这种治疗很少使用技巧，但却强调治疗师的态度表现。其核心是，治疗师应以平等的身份去理解患者的问题和情绪，为患者提供一种无所顾忌、自由表达和宣泄的机会，并帮助患者体验其自我价值，从而实现自我的人格成长。

理论核心　有以下几方面。

对人性的假设　罗杰斯认为人"性本善""人没有兽性，只有人性"。人的行为是一种理性很强的活动，基本上人是朝向自我实现、成熟和社会化方向前进。并且罗杰斯还认为："人基本上是生活在他个人的和主观的世界之中的，即使他在科学领域、数学领域或其他相似的领域中，具有最客观的机能，这也是他的主观目的和主观选择的结果。"他强调人的主观性，相信每个人都有其对现实的独特的理性主观认识。

人具有自我实现的潜能　罗杰斯认为一个人总是朝着自我选择的方向行进，因为他是能思考、能感觉、能体验的个体，他总是要实现自己的目标。人类有机体具备天生的自我实现的动机。

自我概念　罗杰斯认为自我概念是人格形成、发展和改变的基础，是人格能否正常发展的重要标志。他把个人对自己的了解和看法称为"自我概念"，其中主要包括："我是什么样的人"和"我能做什么"。罗杰斯还提出理想的自我，它是人们向往的自我。他认为现实自我与理想自我越接近，个人就越感到幸福和满足。如果现实自我和理想自我差距越大，就越会造成不愉快和不满足。

人格改变的条件　包括协调与真诚：治疗师应公开、真诚地面对患者。治疗师与患者在一起时是诚实及坦诚的，这对患者来说非常必要。患者可以公开说出自己的情感，从而逐渐地理解并解决自己的问题。

无条件的积极关注　指患者作为一个具有自我价值的人——无论他的处境、行为方式或情感如何，都应被接受。不论患者当时的情绪是混乱、怨恨、恼怒和畏惧、骄傲等，治疗师都能坦然的承受和理解。这种良好的治疗关系能使患者感到温暖和慰藉，产生自信自尊的力量，从而改变他不正确的自我概念。

共情　就是有意识地设身处地地去理解患者的各种感情，并把这种情感传递给患者。罗杰斯认为人最基本的生存动机就是全面发展自己的潜能，不断成长和实现自己。因此，心理治疗应该着眼于将患者的潜能挖掘及释放出来。

特点　①以人为中心，更关注于人，而不是其存在的问题。②把治疗看成一个转变的过程。③在治疗中采取非指导性态度。

该治疗的基本假设是，人本质上是可以信赖的；个体具有不需治疗师直接干预就能了解自己、解决自己困扰的极大潜能。只要有适宜的环境气氛与良好的关系，就能促使患者发掘出自我潜能，增进自我觉察，使其体验到那些被否定和扭曲的感受，从而学会

接纳自己。这样患者就能朝着自我引导的方向成长。

在治疗过程中，治疗师与患者需要建立互相信任的关系。治疗师的态度、个人特质与治疗关系的性质是首要因素。

治疗目标　有以下几方面。

除去防卫　使得患者保持开放的心态，觉察自己，接纳自己，不断地成长。

建立关系　建立安全与可信任的治疗关系，使患者能真实地自我探索，进而察觉到阻拦自己成长的各种障碍，从而变得更加开放，更愿意进步，以及更愿意按照内心的标准进行生活。

探索成长　来访者中心疗法的目标不仅仅是解决问题，而是帮助患者成长。这样他们就更能主动克服现在以及将来所要面对的问题。

该疗法治疗的结果往往使得患者对自己形成了较真实的看法和积极的评价；使得患者增加自信和自主能力，能够更包容地接纳本身的感受以及与他人的差异，在行为表现上也更加成熟，适应性更强。

(高玥)

cúnzài zhǔyì liáofǎ

存在主义疗法 (existentialism therapy)

专门针对那些价值观有所紊乱或处于超越性病态患者的心理治疗方法。它不能算是严格意义上的心理治疗流派，没有独立的心理治疗理论体系和相应的技术步骤，只是一种人生态度，一种整体哲学观，一种独特的体验和思维方式。

存在主义疗法力求揭示生存的意义和痛苦的根源，重视人生在世的直接经验和感受、人的自主选择和责任。存在主义疗法已成为一种广泛的思想潮流，对各

种心理流派产生着深刻的影响，代表人物有美国人本主义心理学家罗洛·梅 (Rollo R. May, 1909~1994年) 和奥地利心理学家维克托·埃米尔·弗兰克尔 (Viktor Emil Frankl, 1905~1997年) 等。

特点　存在主义疗法强调人存在的问题，如人生目的、选择和责任感等，强调自由意志（人的选择能力），相信人人都可以选择成为想要成为的人。存在主义治疗试图通过鼓励，促使当事人做出值得的和有社会意义的建设性选择。其特点在于：注重人对存在的"终极忧虑"——如对死亡的意识，随着自由选择而来的责任感，如何在封闭的自我世界里独自存在，如何才能使生命变得有意义等。

操作　以梅氏为代表的美国存在主义心理治疗师秉持人性既善又恶，但无论善恶都是人的潜能的观点。人类的存在本身就是多样性的：其中，既有物质性的，又有精神性的；既有理性和意志的，又有非理性和潜意识的；既有外部自然与环境的影响，又有内部心理活动的作用等。因此，心理治疗中一方面要承认自己的恶，并设想出对付恶的方法，达到个人的自律；另一方面要注意善的本质，并加以弘扬。只有这样才能实现对人类存在本性的全面理解。

存在主义疗法认为，存在体验可以理解为一切个体经验都是自己的经验，无论愉悦的还是痛苦的；个体可以决定怎样活着，怎样感受，选择自己的生活态度。焦虑和内疚感一样，都是人类存在的本体论特点。若价值观受到威胁、人际关系疏离、生活遭遇挫折，焦虑自然就会产生。同样，

当个体认识到自己未能实现潜能时，就会体验到内疚感。当焦虑和内疚感不能在人的意识中以建设性的方式加以处理时，它们便成为神经症的症状，这会使个体否认自己所有的内心体验，进而阻碍个人心理的健康成长。

梅氏认为，神经症患者的表现虽是外部的，但问题却发生在其人格内部。因此，进行内部适应性调整是解决人格问题的关键。因为重视人格的内部适应，故梅氏反对把人格问题的产生归咎于遗传和环境因素。他认为神经症并不是遗传的，环境本身也不能成为人格问题的根本原因——改变环境不能从根本上解决人的心理问题。归根结底，人格问题是一种改变人的心灵的问题。

意义 存在主义疗法致力于治疗师与患者之间建立真诚、开放的治疗关系，强调患者的成长；治疗师不是一个行为塑造者，也不是一个策略指导者，而只类似一个智者或哲人。存在主义疗法的主要目标是帮助患者认识和体验自己的存在，并接受自己，成为生活的主人，过上一种更真实的生活。治疗师要使患者清楚地看到他们现在是过着一种怎样的狭窄和局限的生活，认识到是自己妨碍了自己的自由，让患者领悟、发现、建立并发挥这种自由。治疗师要帮助患者学会对自己的生活负责，自主选择和指导自己存在的价值和目的，并支持患者表达这些价值和目的的自主行动。当治疗师以深层的自我触及患者的内心，并能平等真诚地相待时，才能获得最佳的治疗效果。

存在主义疗法强调：治疗是一种具有创造性的和自我发现的历程。治疗的结束与评估通常是由患者与治疗师共同决定的。由于治疗是患者决定开始的，因此，何时结束治疗也应是患者的选择和责任。如果患者仍然要依靠治疗师来回答这个问题，说明结束治疗的时机还未成熟。患者正在做出的决定及其对自己存在感的改变等，是对治疗效果进行评估的基础。

（高　玥）

ànshì liáofǎ

暗示疗法（suggestive therapy） 治疗师用语言、动作等方式（也可结合其他疗法），使患者在不加主观意志的情况下，接受治疗师的某种观点、信念、态度和行为指令，从而解除心理压力，实现消除特定症状或加强某种治疗效果的心理治疗方法。是一种古老的心理疗法，应用广泛。《黄帝内经》论及的"祝由"等方法，就属于暗示疗法。

疗效决定因素 暗示可以对人的心理和生理产生双重效应。因此，暗示疗法可以直接治疗疾病或应用于其他疗法中治疗疾病。暗示治疗效果主要取决于以下 4 点：①与患者建立良好的医患关系，使得患者对治疗师产生"权威崇拜"与高度信任。②选好适应证：该疗法更适用于心理疾病和一些功能性疾病。③筛选有较高的受暗示性，即接受暗示能力的患者，这类人疗效较好。④使患者处于强烈的期待状态中。一般认为，4~14 岁儿童、女性、社会生活经验较少的人，受暗示性更强。

方法 检查受暗示性有很多具体的方法，例如：嗅敏试验法，用事先准备好的几个装有清水的试管，对患者说明要为他检查嗅神经，请他分辨出哪个试管装有水、淡醋和稀酒精，挑出的种类越多，说明其受暗示性越强；后倒法，对患者说要为他进行神经系统检查，然后让其向治疗师双手下垂，两腿并拢直立，治疗师在患者背后用手轻托患者微微后仰的头部，令其闭目，放松全身肌肉，再坚定地暗示其当离开支撑时患者会后倒，而当治疗师的手离开患者头部时，患者真的开始后倒，就说明被检查者的受暗示性强。当完成受暗示性检查之后，就可以根据患者的具体情况，选择恰当的方式进行暗示治疗。

种类 暗示的手段多种多样，既有单纯的语言暗示，也有药物暗示、针灸暗示、仪器暗示、手术暗示、榜样暗示和情境暗示等。只要暗示的手段使患者对治疗的有效性坚信不疑，就可以采用。因此，从理论上说，每次暗示治疗过程都是创造性的过程，都需要治疗师的精心设计。此外，暗示作为一种基本的心理治疗技术，在许多心理疗法中都有延伸应用。

（高　玥）

cuīmián liáofǎ

催眠疗法（hypnotherapy） 采用特定的催眠技术诱导患者进入催眠状态，并用积极的暗示控制患者的心身状态和行为，使个体意识状态发生改变，以解除与治愈患者躯体疾病或心理疾病的心理治疗方法。是一种古老的心理治疗方法。

欧洲最早将催眠术应用于医疗活动的是 18 世纪奥地利医师弗兰茨·安东·梅斯梅尔（Franz Anton Mesmer，1734~1815 年），后来经精神病医师西格蒙德·弗洛伊德（Sigmund Freud，1856~1939 年）在精神分析治疗中采用而引起关注。催眠疗法逐渐被国外医学界广泛使用并加以改进，成为一个常用的心理治疗方法。进入催眠状态的个体，表现出意识狭窄，精神恍惚，受暗示性强等的特点。治疗师利用对患者的生理心理行为产生的影响或控制，对患者进行治疗。催眠疗法属于专业化程度较高的心理疗法，治疗师需要经过专门的训练，并取得相应的证书及许可方可实施。

催眠感受性检验 进行催眠治疗应对患者的催眠感受性进行检验。催眠感受性是指患者对催眠暗示性刺激量的敏感程度，或进入催眠状态的难易程度。催眠感受性高的患者治疗效果较好。所以了解患者的催眠感受性非常重要。检验催眠感受性的方法有以下几种。

后倒法 患者双手下垂，双脚并拢站立，闭目，全身放松；治疗师轻扶其脑背部令后倒，如毫无顾虑往后倒为感受性强，若不后倒或因怕跌倒双脚移动为感受性不强。

嗅觉法 事先准备 3 个装有清水的试管，请患者分嗅出装有水、醋及酒精的试管。能嗅出醋或酒精者，甚至两种都能嗅出者感受性高；反之，分辨不出者感受性低。

闭目法 让患者静坐，微闭双眼，全身放松，观察患者的眼皮是否眨动，无眨眼或眼球转动者感受性高；相反感受性低。

躯体摆动法 患者双手下垂，双脚并拢站立，闭目并全身放松，让其想象自己站在一条小船上，小船在水中随风飘荡，自己的身体也在摆动。治疗师帮助患者晃动身体，松手后患者继续晃动或晃动较大者感受性强；松手后患者即不晃动或根本难以帮助其晃动者感受性弱。

凝视法 治疗师面对患者伸出示指，让其凝视片刻，观察患者能否持久地注视手指而目光不

游移；然后手指慢慢上下移动，观察患者眼球是否随手指移动。注意力集中者，感受性强，反之感受性弱。

"通电"法 治疗师把无电源之电极置于患者的手上，提示开始"通电"，患者感到局部发麻者感受性高，反之感受性低。

步骤 有以下几方面。

治疗前的准备工作 首先需检查患者的受暗示性。其次，需要向患者解释治疗的目的和过程，以消除患者的疑虑。治疗师应了解患者的个性特征及接受催眠疗法的动机、目的和迫切性以及患者对催眠疗法的认识程度等。最后，根据其测定的感受性制订治疗方案。不同的个体，不同的疾病，疾病进程的不同阶段，应选择特异性的催眠方案、催眠指导语等。治疗场所应选择在安全舒适，光线暗淡的场所进行。

导入催眠状态 对患者进行催眠时，可以随时检查患者的意识状态是否清晰，记忆力是否完整，随意运动是否丧失等。以此确定患者是否进入催眠的状态。导入的快慢因人而异，当患者的催眠状态达到一定的深度时，即可以进行治疗。

实施 催眠的状态下进行的心理治疗有 3 种形式。

直接暗示法 治疗师直接暗示患者的某些症状即刻消失。

催眠后暗示法 患者在催眠状态时接收到治疗师的暗示，在其催眠状态解除后仍能继续发生效应。这又可分为 3 类：持久性催眠后暗示、定时性催眠后暗示、条件性催眠后暗示。

催眠分析 催眠状态下，患者的意识监控作用大大减弱，所以容易谈出被压抑着的心理创伤、矛盾，以及早年痛苦的体验等。

让患者倾诉压抑在内心中的矛盾，可以使与这种心理问题相关的症状消失。通过心理暴露，可以发现在非催眠状态下难以了解的心理问题，从而为分析性治疗提供依据。

在治疗结束时，治疗师应检查治疗过程，是否有某些负性的暗示，如果发现，应该在唤醒患者前以语言加以消除。然后，按要求告知患者，解除催眠状态。

分类 有以下两种情况。

按语言暗示配合不同的感官刺激划分 ①语言暗示加视觉性刺激：患者双眼集中注视，离患者眼睛约 30cm 外的治疗师手持的发亮物体，数分钟，然后用语言暗示。②语言暗示加听觉刺激：在语言暗示的同时，让患者听节拍器或感应器发出的单调的声音，或滴水声。③语言暗示加皮肤感觉刺激：使用轻微的皮肤感受刺激作用诱导催眠的方法。治疗师可用清洁温暖的手同一方向、缓慢均匀地按摩患者面部、双颊到双手的皮肤，同时使用语言暗示。

按意识状态划分 ①觉醒状态下催眠：在意识清醒下对患者实施催眠。②睡眠状态下催眠：在熟睡状态下对患者实施催眠。③麻醉药物催眠：一种是以注射某种药物作为辅助手段催眠；另一种是直接注射安眠药物进行催眠。

催眠状态深度分级 催眠的深度一般分为 3 级：浅度催眠、中度催眠和深度催眠。

浅度催眠 表现为被催眠者处于舒适的肌肉松弛状态，患者不愿意动，不想动，也没有力气去睁开眼睛，呼吸深而缓慢，仍然保持着随意运动的功能。在催眠解除后，能记起催眠中所发生的事情。

中度催眠　表现为随意运动消失，四肢僵直难屈，即当催眠者弯曲被催眠者的胳膊时，明显地感到有抵抗力，这是中度催眠的标志。催眠解除后，患者对催眠中的事只能保留部分的记忆。

深度催眠　表现为被催眠者只听到催眠者的说话声音，其他什么也听不见，绝对顺从和遵照催眠者的指令动作，甚至痛觉可以减退或消失，对针刺不起反应，可施行外科手术。

个体被催眠的深度，差异较大。据统计，一般被公认的催眠分级比例为：施加不了的人占5%，浅度者占35%，中度者占35%，深度者占25%。

治疗程序　①深入了解病史，做详细的体检和催眠感受性检验，选择适合的或暗示感受性强的病例施治；注意剔除那些疑虑较重，或不适于进行催眠治疗的患者。②让患者处于安静的环境与舒适的身心状态下，避免外界干扰。向患者讲解催眠治疗的目的、意义、方法等，解除其对催眠的疑虑，增强其治疗的信心。③让患者平卧床上或坐在沙发上，要求其将注意力集中在某些特定的事情上，如想象中的风景、钟表的滴答声等。治疗师用平和的语言引导或暗示使患者慢慢进入催眠的状态。④当被催眠者完全进入催眠状态后，可根据其症状特点用事先设计好的语言内容进行治疗。⑤治疗结束时，一定要用轻松愉快的暗示语逐渐解除催眠状态，以避免被催眠者有不适反应。

应用　主要用于：①各种神经症和心身疾病，如焦虑症、恐怖症、神经性厌食、睡眠障碍及支气管哮喘、原发性高血压等。②消除各躯体疾病或症状引起的疼痛。③减轻或消除心理应激，改善情绪和睡眠，提高社会适应能力和身体的免疫功能。④培养学习兴趣，增强记忆力、注意力，提高学习效率。⑤矫正各种不良习惯，如儿童多动、厌食、偏食等；成年人的烟、酒等成瘾行为。⑥治疗性功能障碍及痛经、经前期紧张症等。

禁忌证　①精神分裂症及其他重性精神病：此类患者在催眠状态下，可能会诱发幻觉妄想，促使病情恶化。②有器质性意识障碍：如痴呆症、脑炎后遗症、癫痫等病症的患者，他们在催眠状态下易诱使病症发作及出现副作用等。③严重心血管疾病如冠心病、脑动脉硬化症。④对催眠治疗有严重的恐惧心理，经解释后仍然疑虑者。⑤有自杀企图的抑郁症患者。

（高　玥）

Sēntián liáofǎ

森田疗法（Morita　therapy）

日本东京慈惠医科大学的森田正马（Morita Shoma，1874～1938年）于1920年创立的具有东方文化特色的心理治疗方法。

基本理论　包括疑病素质论、精神交互作用、思想矛盾、精神颉颃作用、生的欲望和死的恐惧。

疑病素质论　森田认为神经质发生的基础是某种共同的素质倾向，称为疑病素质，是指精神上表现为一种疑病性基调，具体表现为：①精神内向：即精神活动偏重于自我内省，注意力固着于自身，对身体的异常、精神的不快等特别在意；并为此担心，不能释怀，思维活动常被自我内省而束缚者。②内省力强：内省力是自我反省、自我批判的一种能力，这种能力在人格成熟上起着重要的作用，是一种不可缺少的能力。但是这个能力过强也会出现副作用，容易过度检查自己的缺点和弱点，成为导致神经质的因素。③求全欲强：患者求全欲过强，在观念上信奉完美主义，事事苛求极致，容易在理想与现实之间形成冲突，导致适应性不安，从而诱发神经症。④疑病倾向：指患者害怕自己得病的倾向并且持续关注自身躯体变化；森田认为，这是一种人人都有的先天性素质倾向，但神经质的人其疑病程度过强；侧重内省的个体更容易有疑病气质。⑤过分敏感：神经质者具有比一般人更为敏锐的感受性，导致其对自身的不适感及情感变化也过分敏感；容易加剧疑病倾向。

精神交互作用　指人对于某种躯体或症状的感觉，如果持续关注它，这种感觉就会变得尤其敏感，或被放大。越是如此，就越认为有某种异常；感觉与症状持续地交互作用，使这种感觉趋向更加敏感。

思想矛盾　即患者有心理冲突，主要是"应该如此"与"事实如此"之间的矛盾纠葛。这里的事实，包括心理的内容，如情感、观念等。

精神颉颃作用　森田认为，人的精神活动也存在一种类似骨骼的张弛调节样的颉颃作用。患者精神颉颃作用过弱，会毫无顾忌地行动，易惹出麻烦；但是颉颃作用过强，又会引起犹豫不决而带来痛苦。

生的欲望与死的恐惧　森田对"生的欲望"的解释包括：①希望健康地生存。②希望更好地生活。③希望被人尊重。④求知欲强，努力向上。⑤希望成为伟大的人。⑥希望不断发展……神经质人的生的欲望过强，出现强迫性的完美追求；与此同时，他们对死的恐惧也很强烈，表现为怕失败、怕生病、怕有价值的东西丢失、怕衰老、怕死亡等。

治疗原则 是"顺其自然"，其实施方法有门诊森田疗法、住院森田疗法，还有自助自疗方式（如读书森田疗法）等。

门诊森田疗法要点 ①详细检查以排除躯体疾病，以明确神经质的诊断。②向患者解释神经质之所以发生的理论机制。③指导患者接受自己的症状，不要再企图排除它；对症状变化要学会顺其自然。同时，患者完全可以带着症状有所作为。④嘱咐患者不要再与亲友们讨论症状，亲友也不必答复患者的疾病诉说。⑤有社交恐怖倾向者，不要再试图回避他人，而要积极主动地参与社交活动；即使有症状，感到不舒服，也要坚持活动与交往。⑥强调患者每天写日记，通过日记对其指导，以补充对话交流的不足。⑦每周治疗1次，每次1小时左右。对于症状较轻的、对日常生活影响不大的患者，可以在门诊治疗。对于症状比较重，影响到日常正常生活者，应采用住院森田疗法。

住院森田疗法要点 病重者需要住院治疗，住院森田疗法共分4期。

第一期 绝对卧床期，一般疗程为7天。隔离患者，禁止与他人会面、谈话，不能读书、吸烟等，也不对患者进行安抚；除了饮食、排便外，要求患者绝对卧床。这时，患者自然会滋生出各种想法；尤其是对疾病的烦恼，会使病情暂时性加重，以至于难以忍受。对此，治疗师不必采取任何措施，无须关注患者的症状，如焦虑、苦恼等，就让其自然地存在。在这期间，原则上对患者的症状采取不闻不问的态度，目的是让患者养成接受症状和焦虑的习惯。同时，激起患者生的欲望和恢复活动的企盼。

第二期 轻工作期，一般疗程为3天。此期仍然禁止患者的人际交往。患者晚上卧床8小时，白天可去户外散散步，并允许其记日记。

第三期 重工作期，一般疗程为1~4周。此进行较重的劳动。在这期间，患者由于工作关系，自然出现了注意力向外的倾向及态度，体验到了工作的愉快；培养了患者的忍耐力，完成了其顺应自然、有所作为的体验。

第四期 社会实践期，一般疗程1~2周。根据需要，患者可开始外出进行复杂的社会实践生活，晚间继续回医院休息。这也是出院前的准备期。

应用 森田疗法主要针对神经症患者较为有效；对普通人的心理问题也帮助。同时，对于理解神经症的发病机制等也有着积极意义。

(高玥)

Géshìtǎ liáofǎ

格式塔疗法（Gestalt therapy）

德国心理学家弗里德里希·萨洛蒙·珀尔斯（Friedrich Salomon Perls, 1893~1970年）创立并发展的有关存在、经验性、过程性的心理治疗方法。又称完形疗法。

理论基础 格式塔疗法强调个体对当前事物的知觉，以及个体与环境之间的接触质量。其主要目标在于提高患者的知觉，帮助患者认识到过去为了适应环境而产生的行为，是如何对现在的生活产生负面影响的；在知觉的基础上，进一步帮助患者探索自己与所处环境的接触状况。格式塔疗法的人性观根植于存在主义哲学、现象学，以及场论等。该疗法认为：真正的知识是个体即时体验的产物；治疗的目的不是分析，而是为了促进个体知觉的完善，以及提升与现实的内外环境联系的能力。个体"重新拥有"那些曾被自己否认的部分观念与行为，并进行整合的过程将一直持续，直到个体足够坚强、可以自我成长之际。通过知觉完善过程，患者能够做出正确的选择；因此，能够获得更加有价值感的存在。

基本假设 对个体的了解必须基于个体与环境的实时性关系；患者的目标是了解自己当前的经历以及行为，因为人总是处在重塑与重新发现自己的过程之中；这种变化过程通过个体对自己当前经历与行为的知觉，自然而然地发生着。当个体能够知觉到自己内部以及和周边所发生的事件时，个体就有了自我管理能力；格式塔治疗则为患者提供了这种能力的支持平台。如果治疗师能够跟进患者的实时经历，并予以信任，那么，患者的知觉将会有所提升，与环境的接触也会加强，将促使形成某种整合。

治疗过程 在此过程中，格式塔疗法以帮助患者拓宽自己的知觉为目标。这种拓宽知觉的范畴本身就具有治疗效果，如可了解环境、了解自己、接纳自己、学会与他人或环境进行接触等。在知觉能力指引下，患者能够在充分体验其主观性的同时，去面对并接纳那些曾被自己否认的部分观念与行为；能够体会到自身的完整性与统一性；未完成事件也将逐步浮现出来并得以解决。

在治疗过程中，治疗师的工作重点在于帮助患者，并成为治疗过程中的积极参与者。治疗师评估个体的接触边界障碍，包括患者在治疗中的语言，以及非语言行为等；鼓励患者将自己的知觉投入当前情境中；以便通过一系列有关生活的实验性观点来了解自身。这是通过关注患者的非语言行为、对情感的觉知来实现的；所使用的方法包括与自我对话、扮演极性和接触边界等。格式塔疗法的基本方式是对话。但治疗师不会对患者的行为加以解释；而是与其一起分享；并从现象上探索患者的经历。因为患者是积极主动的参与者，需要自己去解释，并寻求其中的某种意义。同时，许多格式塔治疗师也认为梦是治疗体验的重要组成部分。梦中的客体与人物是患者意识的表征。

意义　对患者过去经历的处理方式——将个体及其过去经验置于当下。治疗师以创造性的方式，帮助患者知觉到那些阻碍其当前行为的问题，并帮助患者对这些问题加以处理。通过对格式塔治疗技术的运用，治疗师将提升患者自己对当前的想法、感受与行为的知觉，以帮助患者追求正确的发展。

（高　玥）

xùshì liáofǎ

叙事疗法（narrative therapy）

通过倾听患者的故事，引导患者对故事做积极重构，以唤起患者改变的内在力量的心理治疗方法。一种社会建构疗法。其理论认为，个体会通过可解释的故事来建构自己生活的意义。澳大利亚与新西兰的两位心理治疗专家迈克尔·怀特（Michael White, 1948~2008年）和戴维·爱普斯顿（David Epston, 1944~　）是叙事疗法的代表人物。叙事疗法反映了后现代哲学的影响。

治疗原则　倾听患者的故事，关注故事内容的重点，关注看待故事的另类方式，是叙事疗法治疗师的原则。在治疗师看来，家庭或者个体发生变化的关键，是对故事的重新创作或重新描述。治疗师采用外在化的、找寻独特结果，探索叙事或故事的另类版本之类的叙事疗法技术，以帮助患者改变自己的生活。治疗师还通过出示患者过去信件、颁发的某种证明等的方式，使患者的故事更加持久。同时，也会要求患者思考故事的未来，以保持治疗的变化。

治疗目标　让患者用新的、有活力的语言去描述自己的经历。治疗师帮助患者以积极而非充满问题的方式看待自己的生活，帮助患者利用自己故事中的人物和情节，塑造出某种新的意义；如此患者就有可能克服自己的问题。治疗师的言辞表述有能力影响个体看待自己和他人的方式，通过言辞，恰当地描述患者的问题，使其能够为自己的问题性想法、感受和行为等发展出新的意义。治疗师是一位积极主动的促进者，促使患者做好解决问题的准备。关心、好奇、开放、兴趣、共情等是治疗师必备的特质。治疗师采取尊重与好奇的态度，与患者共同建构更好的故事主线。关注患者有问题的故事，从不同的角度讲述同一个故事；或强调这些故事不同方面的积极意义，都能使患者得以更好地处理生活中的问题。治疗师会分析患者的故事，也会关注故事的人物、场合、情节、主题等基本概念。

叙事治疗师不去诊断患者的问题，也不试图找出问题出现的缘由；他们认为患者会探索自己的需求，强调理解患者的生活经历；他们要倾听患者故事如何发展，以便形成新的另类版本故事。治疗师在做出评估时，可以一开始就询问患者希望获得的治疗变化。他们必须十分小心地保护患者的主动性，以及其改变的能力。在患者谈论相关问题对家人的影响，以及所导致的困扰时，治疗师会对此加以记录；并跟踪记录讨论过程。对这些问题的讨论会使关注点从患者的过失，转而使问题外在化。并且，让患者意识到这些曾经的问题不属于他们的生活，而且将不会支配他们今后的生活。

疗效　疗效很大程度上取决于治疗师的态度和观点，而不是具体的治疗技术。成功的叙事治疗没有任何诀窍、程序或准则可循。治疗师的问题一般都与特定的对话内容配合应用，这些对话的目的可能是探讨特定的事件、文化规则或禁令等，都是为了让患者发现新的生活方式。这种将患者看成有能力、有资源的个体，而避免病理化标签的态度，是叙事治疗的最重要贡献。同时，叙事疗法的主要优势是对问题的把握；患者的态度、想法、感受、行为以及认知问题等，本身就是叙事疗法的重要干预手段。尤其是那些指向于未来的问题，更有利于帮助患者思考与得出解决之道。

（高　玥）

nèiguān liáofǎ

内观疗法（Naikan therapy）

借用佛学"观察自我内心"的方法，设置特定的程序进行"集中内省"，以达自我精神修养或者治疗精神障碍为目的的心理治疗方法。由日本学者吉本伊信（Ishin Yoshimoto, 1916~1988年）于20世纪50年代创立，并作为一种正式心理治疗方法，在日本及世界各地应用。内观疗法与英文的内省（introspective）相近，但不完全等同。1937年，吉本开始试行坐禅式的自我感悟，并在1953年提出内观治疗方法。内观是凝视内心的自我，围绕"对方为我做的""我给对方做的""给对方添的麻烦"这3项，从自己的母亲开始，围绕亲近的人与身旁的人，逐一进行自我调查。要求在隔离、安静的环境中，静坐1周时间，进行从当前到过往的逆行性回顾。内观疗法认为，通过这样的一种内观过程，可以重新了解自己，减轻烦恼，提高自信，振作人生。

特点　①有着明确的针对性、指向性：主要针对亲人与周围的人。②有计划、有步骤：围绕几个特定人物。③高强度：连续7天，每天12～14小时。④有一定范围：内观限定在上述的3个内容。⑤有定时启示：内观治疗师对患者进行引导。

通过内观治疗，可使蕴藏在内心深处的正性情绪得到发挥，唤起情感体验的高峰，克服自卑、仇恨等负面心理；消除对立情绪；主动地、友善地与他人交往；用内疚的心理来检讨自己，从而留下深刻的记忆，进而可以改变自己的行为和人际关系；改善与他人的交往等。

基本认识　人类社会尽管存在许多不合理现象，但每个人又在不间断地从别人那里得到各种帮助和照顾。只有以人类赖以生存的基本事实为依据，人们才能对自己打开心扉，才具备正视自己犯错的勇气。

吉本认为，"我执"是造成各种烦恼的根源。通过内观，可以去掉对自我的过分强调，可以使顽固、刚愎的性格变得淳朴直率。

按照内观的程序，通过回顾对方给自己的关照，使内观者重温被爱的感情体验，唤起自身的自信、责任感、知恩图报等的义务感。以上两种感情互成表里，加强了内观者的情感活动，从而为打破原来的失当之认知框架创造了基础。当人能够体验这种认知方法后，就会对既往的事物有焕然一新的感觉，从而主动地重建健康的自我。

内观疗法非常重视站在对自己给予关心的他人角度和立场上去感受和认识每件事。从最亲近的人开始，调查在童年时期对方给予自己的照顾、养育的具体事件，调动患者的情感，打破对治疗意识或潜意识的抵抗。

内观治疗师以倾听、同情、理解的态度对待患者，避免治疗师角色本身等可能给患者带来的反感和抵抗。内观疗法强调的是祛除"自我执着"，自我修正认知，解决问题；因此，比他人的指导更容易取得切实效果。

应用　适用于抑郁症、心身疾病、酒精依赖、某些神经症等的治疗。也可以作为"自我启发法"应用于解决正常群体的心理偏差等。

实施　内观疗法的实施需要安静、封闭的场所，身体舒适的坐姿等。时间从6：00至21：00，在1周内完成设定的内容。内观的内容一般是对父母、配偶等重要对象进行觉悟；从最近的血亲关系开始，逐渐向社会关系过渡；也可先从患者最亲近的他人开始。以设定的内容，按倒叙法，站在对方的立场上去思考和体验具体的事实；患者会在此过程中呈现出内省和动情等体验。治疗师进行导入、面谈，并对患者在治疗过程中可能出现的抵抗及时洞察，

予以消解。

（高玥）

xīnlǐjù liáofǎ

心理剧疗法（psychodrama therapy）　以演剧方式进行的团体心理治疗方法。是一种创造性的治疗形式，强调个体的自发性和创造性发展，并运用表演技巧，以一种移动式视觉观察一个人的生活方式，以促进个体的成长；而且，使个人的创造潜能得到最大程度的发挥。在心理剧团体中，不仅主人公与剧中的引导者相关，团体的任何一个成员都与之相关。这就为治疗方法的改变和治疗注入了巨大的动力。

心理剧由美国精神科医师雅各布·列维·莫雷诺（Jacob Levy Moreno，1889～1974年）1923在维也纳创立。在心理剧理论中，有3个重要的基本概念：初生态、起源地、母体。莫雷诺认为起源地是某个事物的出生地点；初生态是一个时间维度，是指事物发生的那一刻；母体则是某个事物的最大特征。

基本工具　莫雷诺阐述了心理剧疗法的5个基本工具：舞台、主角、导演、配角和观众。

舞台　是心理剧工作的场所，它们植根于现实的世界；同时，又处于现实世界之外的地方；舞台是"生活的延伸"；是个人的现实能够被构建的地方，使人们的潜力得到发掘。

主角　主角是团体活动的焦点，主角的视觉是全剧的中心；团体的其他成员可以透过主角，来处理各自的部分问题。主角回顾生活中的场景，在场景中他们扮演自己或根据剧情需要，表演其他的人。这些场景可能是真实发生在主角的过去或现在；也可能是来源于想象；可以是本应该

发生或将要发生的事情等。不管上演什么情节，焦点都体现主角的经历。

导演　也称为引导者，指的是在某个特定表演中的治疗师。导演是受过专业训练，并能协助/引导心理剧的进行者；导演也是心理剧的协同制作人，他擅于从寻求协助的个体的观点中找到治疗线索。

配角　是剧中除主角以外的其他角色。配角大部分是由主角从团体成员中选择出来担任的。莫雷诺将配角称为"治疗剂"，能为主角探索或解析一个场景，一个话题；或一段关系提供必要的帮助者。心理剧的一个核心要素就是主角选到最合适的配角人选。莫雷诺将其称为"心电感应"，指的是主角和配角之间的相互欣赏和理解等。这一过程大部分依靠直觉。成为配角，除了对主角有作用外，对于配角本身来说，同样也具有一定治疗性质。

观众　是指所有不直接参加心理剧表演的人。心理剧的观众不是被动的，需要主动的参与，这个过程可能同时收获"欣赏和疗效"。主角的故事经历会让一些观众产生共鸣；这些能让观众得到发泄和顿悟。同时，观众的旁观犹如见证，对主角和配角也有治疗辅助功效。

实施步骤　心理剧的 3 个步骤：热身、表演和分享。

热身　是心理剧的第一个阶段，作用是催化创造性潜能，促进团体内交流，增强成员间的信任与归属感；使得成员更加关心个人问题。热身不仅是成员集合的时间，更是确定主角的时机。

表演　由主角和导演共同完成；通过表演讲述主角的故事。没有剧本和计划，剧情是自觉地

被主角、配角，以及导演即兴创造出来的。心理剧的导演在表演的各个阶段会运用多种技巧来协助主角完成这段经历——如配角选定、替身、角色交换、设景、镜照、空椅等。

分享　是让整个团体宣泄与整合的阶段，此环节没有分析与建议。分享可以减少成员在团体中的孤独感，让成员看到许多人与自己有类似的经历和感受，会感觉自己不再是唯一的与特殊的。分享同时也可以协助团体成员去寻找一些替代的方案来解决问题。同时，它也是团体对现阶段探索议题的总结。在分享中成员随着情绪宣泄的完成，从而进入一个认知层面，帮助成员为团体活动的结束做准备。

应用　适用于帮助各种心理健康问题、情感障碍、物质成瘾或者有行为问题的人群。它也可以作为研究工具、学习方法，以及个人成长的辅助手段。

（高玥）

jiātíng zhìliáo

家庭治疗（family therapy）

以家庭为对象实施团体心理治疗的模式。与一般治疗方法不同，它并非由某个流派的心理学家所创立的，也不存在单一的理论假设或概念体系；而是由多个流派构成的治疗体系，它们有各自的理论假设与治疗方式。家庭治疗最早由美国心理学家、儿科精神病医师纳坦·阿克曼（Nathan Ackerman，1908～1971 年）在 20 世纪 50 年代提出。它通过促使家庭关系的改变，达到处理和消除问题，或消解症状等的目的。

特点　家庭治疗超越了个体治疗方法等只关注患者个体内在的心理冲突、人格特征、行为模式等的局限性，将患者及其症状

置于整个家庭背景中去解读分析，并着手解决问题。

大部分人的整个生活基本都是在从一个家庭到另一个家庭中度过的。在人们曾经生活过的家庭中，会发现自己是谁；会在其中得到发展，并改变自我；人们也会付出，并获得人们赖以生存的帮助；人们会创造、支持并依靠那些不成文的规则和习惯，以便让整个家庭及其成员能够维持正常的功能。因此，从这个意义上说，只有通过对患者个体及其家庭成员的互动方式进行评估，才能完全了解求助者。因为个体的发展和行为等与家庭成员之间存在着关联性，患者的症状应该视作为是其家庭模式或习惯的一种表达或体现，故需采用系统思维方式来梳理与认识，从家庭人际关系等的背景中去分析和发现问题。

家庭治疗的中心是将患者个体的问题视为家庭问题，从家庭的发展阶段来寻找患者个体行为障碍的原因，而非将其简单地归结为适应不良或社会心理发展等方面的问题。

治疗目标　最终目标是解决患者的个人问题。治疗师首先要协调家庭成员形成共同的最终治疗目标。一般来说，可以从家庭系统和成员个体两个方面来确定最终治疗目标。首先，从家庭系统来看，改善家庭成员的互动模式，使家庭的沟通更为有效；其次，从成员个体方面来看，个体症状行为的改善、个体共情能力的提升、个体建立起安全型的依恋关系等，都是个体的最终目标。

治疗原则　家庭治疗的对象涉及整个家庭成员。因此，除了基本的心理治疗原则外，家庭治疗还重视以下原则。

系统性原则 治疗师要让家庭成员意识到相互间的行为与关系是相互作用的。患者个人的问题，也是整个家庭系统的问题。

积极参与原则 治疗师不仅要积极关注，更要主动地参与，帮助家庭成员建立起更好的互动模式。

着眼当下原则 当家庭成员面对问题或矛盾时，往往会纠缠于已经发生过的困扰与纠葛，消耗了宝贵的精力与时间。咨询师应指导家庭成员结束既往，着眼于当下；就目前的问题与处境进行讨论并解决。

直接观察原则 在倾听家庭成员描述的过程中，咨询师要观察家庭成员的互动模式。可以要求家庭成员表演家中的日常行为，以此了解家庭的语言和非语言的沟通方式等。

直接改变原则 治疗师在有限的治疗过程中，让家庭成员充分展现出互动与沟通模式；并针对问题所在，尽可能的直接引导家庭关系的某种改变，而非仅以理论说服或情感劝导。

应对阻抗的原则 治疗师要及时关注家庭成员的阻抗，带着尊重的态度，帮助家庭成员做出理解和学会接受改变；并顺利达成改变。

家庭治疗的核心观点是：不能因为某种特定的功能失调而责备个体及其家庭。家庭成员可以通过改变认识并探索其内在的沟通模式及过程等，而重新获得正常且良好的家庭关系，同时完善个人的发展。

（高 玥）

Bào'ēn jiātíng xìtǒng zhìliáo

鲍恩家庭系统治疗（Bowen family system therapy） 美国精神科医师默里·鲍恩（Murray Bowen，1913~1990 年）创立的家庭心理治疗方法。又称多代际家庭治疗。其理论源于精神分析学说以及对精神病患者的临床观察治疗。

不同于其他家庭治疗理论，鲍恩强调家庭的情感系统，特别重视情感系统的历史。他认为可以在父母（甚至祖父母）的家庭动力系统中找寻到这些历史踪迹。鲍恩假设：个体的人际关系模式往往与其多代家庭成员有关。因此，要解决个体在当前家庭中出现的问题，就必须将家庭作为一个整体来看待，对个体原生或上代家庭中的关系模式加以理解。在家庭单元中，情绪困扰等问题必须着手解决；个体将无法成熟起来，也就无法发展出自己独一无二的人格特点。如果无法对情绪依恋或排斥等问题进行有效的处理，那么这些情绪问题还会一代又一代地承继流传下去。因此他特别强调，在改变个体之前，必须先改变家庭成员。

鲍恩家庭系统治疗理论的最大贡献在于"自我分化"观点。自我的分化既包括理智与情感的分离，也包括自我从他人那里独立出来的过程。在个性化的过程中，个体将逐步获得自我认同感；这种从原生家庭中分化出来的过程，使得个体能够接受自己在认识、观念、感受以及行为等诸多方面的责任。

（高 玥）

jiégòupài jiātíng zhìliáo

结构派家庭治疗（structural family therapy） 美国心理治疗师萨尔瓦多·米纽钦（Salvador Minuchin，1921~2017 年）于 20 世纪 60~70 年代创立的家庭心理治疗方法。该方法在整个家庭治疗史中占有重要地位。米纽钦假设：在家庭中往往有一个无形的结构或组织，影响和规范着家庭成员的行为，这些结构可以帮我们了解家庭的内部系统，为我们诊断和治疗提供清晰的指导。因此，结构派家庭治疗强调家庭结构对家庭关系的影响，把个体问题置于家庭关系之中来理解，这是一种在社会环境中处理个体问题的理论与技术。其治疗不是直接解决个人问题，而是首先重建家庭结构；清晰家庭成员的界限，帮助家庭成员间改变其惯用的不良沟通模式，建立良性的家庭互动沟通模式。

结构派家庭疗法的基本目标是：治疗师深入家庭系统，协助家庭重建结构，以改变家庭成员的行为以及体验，促进家庭成员自由地、以良性的模式彼此相互联系。同时，具体目标的确立取决于每个家庭所呈现的问题；以及结构性功能不良的特征。此外，具体目标也会在不同的阶段而有所变化。

（高 玥）

cèlüèpài jiātíng zhìliáo

策略派家庭治疗（strategic family therapy） 美国心理治疗专家唐纳德·德阿维拉·杰克逊（Donald deAvila Jackson，1920~1968 年）和杰伊·道格拉斯·哈利（Jay Douglas Haley，1923~2007 年）提出的家庭心理治疗方法。该疗法着重观察家庭成员之间的互动，并特别关注家庭中权利关系和父母实施权利的方式，尤其关注家庭成员表现的症状。哈利认为，症状是家庭系统中不被承认的一种沟通方式。通常它只在没有其他问题解决方法时才会出现，是一种代表家庭感受方式或行为方式的隐喻形式。

策略派家庭治疗关注的焦点

是当前的问题。因此，减轻症状和/或对问题加以重新认识是治疗的出发点。只要能让家庭成员完成治疗师的指导，就可以改变家庭成员的反应方式，并获得个人的良性转变。

（高 玥）

jīngyànxìng jiātíng zhìliáo

经验性家庭治疗（empirical family therapy）

美国精神分析师卡尔·惠特克（Carl Whitaker，1912~1995 年）创立的一类家庭疗法。又称符号-经验疗法。惠特克将存在主义疗法运用到家庭治疗中，关注选择、自由、成长及实现等；强调治疗师和家庭成员之间的关系。

该治疗并没有具体方法，其过程为带有随心所欲性质的直觉治疗尝试；倡导让每个家庭成员做真实的自己，揭开伪装的面具，并创建家庭关系中新的意义。在治疗过程中，治疗师有时会有意识地融入其中，并对家庭成员隐藏的情感或相互关系的方式等做出一些反应。如治疗师会建议患者想象一种体验，而这种体验会表现出患者对某种情境的歪曲理解。在对某些情境反应的观察中，惠特克强调患者的选择与体验，而非病态或病理。

经验性家庭治疗也是自我成长的一种方式，治疗师在对患者及其家庭进行帮助的同时自身也会受益。该治疗方法主张患者与治疗师相互影响，共同成长或改变。在治疗的不同阶段，每个人都可以扮演患者与治疗师的角色，以感悟自身的选择与体验。

（高 玥）

shāpán liáofǎ

沙盘疗法（sandplay therapy）

一种心理动力学取向的心理治疗方法。又称沙盘游戏、箱庭疗法。是由瑞士心理学家多拉·玛丽亚·卡尔夫（Dora Maria Kalff，1904~1990 年）创立，它来源于心理学家卡尔·古斯塔夫·荣格（Carl Gustav Jung，1875~1961 年）的分析心理学、"世界技法"及东方哲学文化等的整合。内容是来访者用沙子和玩具在特制的沙盘中制作场景，以折射出自己潜意识中的内容；治疗师则通过意识与潜意识的分析交流，实现对来访者内心世界的了解及相关心理疾病的治疗。操作方法是让来访者自由地对沙箱中的沙子玩耍与塑造，既可以使用干沙，也可以使用湿沙，还可以选择自己喜欢的沙具任意摆放在沙箱中，完成一幅自己满意的作品。之后，咨询师邀请来访者体验作品，并对作品进行自我描述和讲解；在这个过程中，来访者的潜意识得到表达和释放，来访者通过与咨询师进行其潜意识内容的对话，达到心理治疗的目的。

起源与发展 1911 年，英国作家、社会学家赫伯特·乔治·威尔斯（Herbert George Wells，1866~1946 年）出版了《地板游戏》（Floor Games），这本书提供了沙盘治疗最初诞生的灵感。全书主要描述了作者与两个儿子的游戏过程，他们在地板上用玩具摆出各种岛屿和城市等；孩子们对这种游戏非常投入，并且表现出了惊人的想象力和创造力。威尔斯也和孩子们一起全身心投入游戏之中，他们从这种游戏中获得了一种"意想不到的愉悦"。作者发现，在多次游戏之后，孩子们与家庭成员的关系得到改善，自身的成长也得到了良性的促进。

1929 年，英国儿科医师玛格丽特·洛温菲尔德（Margaret Lowenfeld，1890~1973 年）从自己对儿童患者的治疗中总结经验，并结合了威尔斯的《地板游戏》，开创了一种新的治疗技术，她称之为世界技法（world technique）。一开始，她只是在治疗室内摆放了各种玩具，后来，又在治疗室中添置了两个盘子，一个装沙，一个装水。儿童很自然地将玩具和模型放到了盛有沙和水的两个盘子中，并随机地进行了各种创作。洛温菲尔德发现，孩子们在箱子里制作的场景正是孩子们意识和潜意识的表达；孩子们不需要语言和文字，就可以更好的感受到自己的内心世界，释放不良情绪。

1956 年，瑞士心理学家多拉·玛丽亚·卡尔夫（Dora Maria Kalff，1904~1990 年）结束了在荣格研究所的学习后，前往英国，向洛温菲尔德学习世界技法。在学习了众多理论之后，她开始将荣格的分析心理学理论与世界技法相结合，并加入了自己所理解的东方哲学思想，开创出一种儿童心理治疗方法，她称之为沙盘游戏（sand play）。沙盘游戏一经创立，很快引起了广泛关注，卡尔夫获邀到欧洲、美国和日本等地讲学。各地沙盘游戏研究群体迅速发展，其中以美国和日本为最盛行。

1985 年，国际沙盘游戏治疗学会（International Society for Sandplay Therapy，ISST）建立，1991 年《沙盘游戏治疗》专业杂志正式创刊。由此，沙盘游戏更为广泛地传播开来。

1962 年，日本临床心理学家河合隼雄（Kawai Hayao，1928~2007 年）前往瑞士的荣格研究所留学，跟随卡尔夫学习了这一技法，并介绍到日本。根据本民族所有的创建小型艺术庭院的传统，将沙盘游戏称为箱庭疗法。在日本，箱庭疗法已成为心理治疗的主流方法之一。

20世纪90年代，中国心理学家张日昇、申荷永将沙盘游戏引入中国，沙盘疗法由此开始发展。经过几十年的快速发展，研究范围逐渐扩大，但还处于起步阶段，仍有较大的发展空间。

理论基础 沙盘疗法主要依托的理论是荣格的分析心理学理论，荣格的分析心理学包括个体潜意识和集体潜意识、原型、象征以及积极想象等理论。荣格在奥地利精神病医师西格蒙德·弗洛伊德（Sigmund Freud，1856~1939年）理论基础上发展出了更深入层次的潜意识理论，他把潜意识分为个体潜意识和集体潜意识。个体潜意识的主要内容是情结（complex），情结是指围绕着一个共同主题的一些情绪、记忆和思绪等，这是在潜意识层面发生的，因此，人们难以觉察到。集体潜意识是由一组超越文化、年龄等个体差异的，早于个体经验的心理倾向所组成，这种心理倾向荣格称之为原型（archetype）。集体潜意识的起源无从知晓，它反映了人类演变过程中积累的经验。一个人从出生起，其心理结构中就已具备了集体潜意识的内容。原型是经验的集合，它存在于每个人的内心深处，在意识与潜意识层面影响个体的行为，当个体与其祖先面临相似情景时，原型使得个体以其祖先所表现的方式去行动。象征（symbol）是原型的外化表现，原型只有通过象征才能够表现出来。沙盘中的图形，玩具以及玩具之间的关系，整体的沙盘画面等都有其象征意义。

积极想象是荣格创造出的一种与潜意识接触的方法：首先，使心灵进入宁静状态，并不做任何判断地注视潜意识的内容；其次，用书面形式或绘画、舞蹈等象征形式，记录这种体验；最后，心灵的意识开始积极地与潜意识进行对话。某种意义上，沙盘疗法正是积极想象的应用——运用沙盘这种象征形式记录，帮助患者进行意识与潜意识的对话，释放潜意识的能量，使自己意识和潜意识由对立逐渐转化，达到和谐统一，实现人格的整合。

洛温菲尔德的"世界技术"是沙盘疗法的前身，沙盘疗法中沙盘的设置、玩偶的使用等，都是从世界技术中整合而成，两者在形式上非常相似。洛温菲尔德认为儿童思考方式更多是生动的意象，沙箱中的画面正是儿童内心状态的表达，游戏本身就可以产生良好的治疗效果。世界技术的目标是让被创造出的"世界"来"面质"创造者，而不是让治疗师进行过多的干涉。洛温菲尔德认为"世界技术"可以被不同理论取向的治疗师所运用。

沙盘疗法在某种意义上正是结合了分析心理学、世界技法，以及中国传统文化思想等的运用，卡尔夫对东方哲学文化充满了浓厚的兴趣，并致力于东西方心理学的整合。她对中国的古代文化思想有着深入的研究，她创制的沙盘疗法结合了多种中国传统文化与哲学。在她的代表作《沙盘游戏：治愈心灵的途径》中，她引用中国宋代哲学家周敦颐的"太极图"，作为其"沙盘游戏"治疗的重要理论基础，书中多处引用《易经》和《老子》等，来分析与解释其个案的治疗和转化，而道家"无为"等的思想也与沙盘疗法中治疗师不干涉患者的原则是相通的。

道具设置 沙盘治疗在专门的治疗室内进行，室内光线柔和、色调与布置简洁，给来访者营造出宁静、舒适的环境；同时，也帮助来访者建立安全感。治疗室内的基本配置是沙箱和沙具。中国国内沙箱的规格较为统一的标准是面积与高度为57cm×72cm×7cm；沙盘的材质一般为木质，内侧涂成蓝色。沙箱内的沙子应当清洁、柔软、细腻，高度一般为沙箱高度的一半。有条件的治疗室可以配备两个沙箱，一个干沙、一个湿沙。沙箱应搁置在齐腰的位置，保证在来访者的视线之内。沙具是沙盘治疗中使用的各种玩具或玩偶，玩具没有特定的要求，木材、塑料制品均可。一般要准备的类型有人物、动物、植物、自然物质、建筑物、交通工具、生活物品等，能让来访者充分表达自己即可。沙具应当摆放在靠墙的架子上，架子的大小、高度应让人可以看到内容物的全貌，并且方便取用。

治疗过程 有以下几个步骤。

沙盘治疗的导入 即引导来访者进入沙盘制作内容，首先向来访者做出解释和介绍。沙盘治疗的导入方式因人而异，治疗师应选用适合的语言做出说明；说明沙盘使用方法后，不愿意尝试的来访者，不要强求。

沙盘作品的制作 来访者在制作过程中，治疗师一般坐在沙箱侧面，关注来访者的操作，但不能对者进行干涉；同时，对来访者制作作品的全过程进行记录。

沙盘作品的体验与对话 在沙盘作品完成后，咨询师帮助来访者体验自己的作品，对不满意的地方可以进行调整；最终确定完成沙盘作品后，随即以来访者描述和解释作品为主；帮助来访者对沙盘作品进行释义、理解并与来访者对话。

结束治疗后沙盘作品的拆除　对此，存在两种不同观点：是由治疗师来拆除，还是由来访者自己拆除。实际操作中，可以询问来访者的意愿再做决定。

意义　沙盘疗法在儿童心理治疗中得到普遍应用。有趣的"游戏"形式让儿童更愿意投入治疗之中。即使对于理解能力和表达能力尚未完全发展完善的儿童，治疗通常也能顺利进行。沙盘疗法已得到广泛的认同，在心理治疗领域，以及诊断性研究和心理教育等中都做出了重要的贡献。其范围已不仅局限于儿童，在成年人的心理治疗中也得到应用。沙盘疗法的理论尚未完善，各种观点也都自成一派，尚未统一。

沙盘疗法依托于东方哲学思想而产生，这种方法也更加容易被东方人所接受，其非语言的操作方式，更适合中国人含蓄内敛等的特点。沙盘疗法使来访者更容易自由地表达内心的感受，弥补了中国人内向、不善表达等的特点。

（李　秀）

wǔdǎo xīnlǐ zhìliáo

舞蹈心理治疗（dance psycho-therapy）

美国舞蹈治疗协会（American Dance Therapy Association，ADTA）将其定义为"一种运用舞蹈或动作过程以促进个体情绪、身体、认知和社会整合的心理疗法"。又称舞蹈治疗、舞动治疗。舞蹈心理治疗是医学、心理学、艺术学等学科交叉的产物。

舞蹈治疗作为新兴的心理治疗技术，弥补了传统心理疗法以谈话方式为主的不足，患者通过动作这一非语言的方式，实现情感自我、精神自我和认知自我与环境的有机整合。舞蹈治疗强调身体与情绪的相互连接以及创造力表现，有益于心理健康；能帮助人们变得更加愉悦与自信，并且赋予人们自我治疗的方法，宣泄通过语言所不能或不足以表达的各种情绪，如愤怒、失望等。而且，舞蹈治疗还能提高人的认知能力和记忆能力。当传统的心理治疗途径难以奏效时，舞蹈治疗就是一种很好的选择。它可以与传统的心理治疗相辅相成，充分调动人自身的潜力，增强个人意识，改善人们的心智及心身健康水准。

这里的"舞蹈"，并非传统意义上的舞蹈艺术；而是个体将潜移默化中的舞蹈动作的在特定场景中的表现，严格意义上翻译为"舞动"更准确。这是因为并不要求患者掌握舞蹈规范性技巧，某种意义上患者只是随心所欲地运动身体，释放自我。时下扬名世界的中国大妈广场舞，可谓舞蹈治疗的民间形式之一。

起源与发展　在中国历史上，舞蹈治疗的思想早有记载。战国·吕不韦（？～前235年）《吕氏春秋》曰："昔阴康氏之识，阴多滞伏而湛积，水道壅塞，不行其原，民气郁阏而滞着，筋骨瑟缩不达，故作为舞而宣导之。"古人创造舞蹈的目的非常明确，就是为了解决人们的情绪抑郁和躯体筋骨不适。

在西方，舞蹈治疗的历史可以追溯到20世纪早期，玛丽安·蔡斯（Marian Chace，1896～1970年）、布兰奇·埃文（Blanche Evan，1909～1982年）、莉莉安·埃斯宾娜（Liljan Espenak，1905～1988年）分别在华盛顿和纽约开始探索。而蔡斯更被视为现代舞蹈治疗的奠基人。她于20世纪30年代在纽约创立了自己的舞蹈工作室，由于她的舞蹈强调自我表现、交流和团体互动，一些精神病学家尝试把精神疾病患者送到她的舞蹈课堂上来接受治疗。基于舞动疗法在治疗心理疾病方面所显示出的积极作用，40年代中期后，蔡斯开始介绍和推广舞蹈治疗的思想和技巧。许多职业舞蹈家也纷纷加入舞动治疗的队伍中。对舞动治疗的发展起到了积极推动作用。

20世纪50～60年代的人本主义心理学兴起，强调发展个人自我实现与创造力等潜能；倡导现象学的观察、共情和感觉意识；并积极付诸实践，从而极大地丰富了舞动治疗的理论和实践。在蔡斯及其追随者的共同努力下，ADTA于1966年成立，拥有约1200名会员，遍布于美国和全球20多个国家。

舞蹈治疗机制　有生理学和心理学两方面。

生理学机制　研究表明，舞蹈对人体神经系统和生理功能具有调节作用。首先，舞蹈动作会对人体的神经系统产生刺激；然后，人体的内脏活动、躯体运动及各神经系统都会被激活而进行自我调节；通过调控系统、辅助监控系统和感觉器官等，让体内的每个器官活动和躯体运动都能在此过程中互相适应；且能够在迅速对舞动动作进行有效的调整。其次，进行舞动运动时，内分泌系统也会受到相应的刺激，对体内激素水平进行自我调整，从而对体液调节形成影响。动作的变化过程中都能让不同类型的激素产生微调，从而促进机体的内部环境得到调整，处于更为稳定的状态。

心理学机制 舞蹈心理治疗主要就是把舞蹈动作和心理学融合在一起。人通过肢体运动，放松自己，舒缓心理，释放压抑，从而借此消除不良情绪，达到改善自己身体状态的目的。

舞动之所以具有治疗功能，是因为人的所有生命表现都具有动作和思想等的综合特点。人的一切心理活动，往往会以动作为载体表现出来，也可以通过动作和情绪等传达而出；高兴时会手舞足蹈，悲伤时可能屈伸掩面等。舞蹈治疗正是利用人类这种与生俱来的形体活动的自由表达，来分析患者的动作、节奏、形态等，通过帮助个人建立新的积极动作，代替原有的消极动作，使其自我感觉发生变化，从而达到不断调整情绪，建立自强、自信的体验，达到治疗心理问题的目的。整个治疗过程是从动作模仿到心理感知，从动作的感知到情感的体验，再到自身心理问题克服等的逐步推进。

特点 ①是以肢体为主要的治疗媒介，体验为主要程序，配合思想和行为自我调整的治疗过程。②科学的应用非语言及动作技巧，直接地激发当事人的生命力和适应能力。③通过动作形体等的平衡和改善，直接地修补、纠正生长经历中的创伤或障碍，并重新建立起健康行为的能力。

舞蹈心理治疗的特点在于：身体与心智并重，语言或非语言兼用；而且，以启动人性内在的健康潜能为主旨，不偏重处理病状问题。通过调和、参与、引导、协作等的动作方式，来处理意识与潜意识的心身及行为障碍。

主要方法 ①调和动作疗法：治疗师以非语言同步和相应的方法，与被治疗者建立信任和同感关系，可以用于治疗特殊儿童，包括接纳、共情、暖身、游戏、呼吸等步骤。②反映与对照动作疗法：以语言及非语言的模仿性反映及对照技巧，帮助被治疗者建立自我感觉意识。③交流动作疗法：以"动质动形"体验，帮助被治疗者建立自然和真挚的表达能力和习惯。④真挚和创作性动作疗法：以自发性和创作性的韵律动作体验，培养被治疗者的内省能力，引导被治疗者建立起自然和真挚的表达能力和习惯等。⑤动作质量训练疗法：改善被治疗者的表情动作在张力、空间、时间上的素质，从而调整并提高其生活里各种相应的行为能力。⑥群组动力应用法：也称为团体治疗。首先要建立一个良好的治疗氛围；其次，通过第一阶段的热身训练，第二阶段的创造性舞蹈探索活动，以及最后的放松训练等加以实现。

与个体舞蹈心理治疗相似，舞蹈治疗师也要对团体的舞蹈治疗进行如下评估：成员之间如何互动，如何通过舞动来分享自己的情感等。

作用 首先，舞蹈治疗能促使健康人群在诸如身体姿势、自我接受、动作整合等生理和心理方面发生积极变化。而且，能改善儿童诸多的不适与紊乱等。如能帮助视觉障碍的儿童通过身体和触觉活动，学习空间动作；舞蹈治疗还能提高精神病患儿的动作技能；对患有孤独症的儿童，也有相当的益处。舞蹈心理治疗对成人智障者和身体残障者也有很大的作用。

其次，舞蹈治疗之心理康复手段也可应用于抑郁症患者，可提高患者的自我效能，充分发挥患者的主观能动性，使病情尽快得到控制，达到早日康复目的，对提高心理质量等有积极的意义。

通过数十年的发展，舞蹈治疗已成为一种理论体系完善，应用特色鲜明的心理治疗方法。

（李　秀）

yīnyuè zhìliáo

音乐治疗（music therapy）　集音乐、心理学、医学为一体的心理治疗方法。又称音乐疗法。

概念 1989年，美国心理学家肯尼斯·布鲁西亚（Kenneth E. Bruscia）在《定义音乐治疗》（Defining Music Therapy）一书中对音乐治疗定义为：音乐治疗是一个系统干预的过程，在这个过程中，治疗师利用音乐体验的各种形式，以及在治疗过程中发展起来的，作为治疗动力的治疗关系等，来帮助被帮助者达到健康的目的。日本医师田中多闻对音乐治疗的定义是：把最常为媒体使用的音乐作为医学治疗方法，主角是音乐治疗医师；根据医师处方，音乐家、护士、临床心理医师作为整体的一员，相互协作。但音乐治疗还缺乏统一定义，概括地说，音乐治疗是以音乐为媒介，使患者在治疗师的参与下，通过各种专门设计的音乐符号，经历音乐体验，以音乐特有的生理心理效应，促使患者心理恢复平衡，并提高其对环境的适应能力，恢复身心健康。

起源与发展 人类漫长的发展过程中，无论是国内还是国外，音乐治疗都源远流长。

古埃及的巫医在治疗中对患者手舞足蹈，嘴里念念有词，并会哼着小调。这种小调不仅对患者有心理暗示作用，也会使其内心得到很大的安慰，心情变的舒畅，病情趋于好转。这可能是最早的音乐治疗形式之一。

古希腊人用音乐去缓解患者病痛，有学者认为他们是音乐治疗的先驱。哲学家毕达哥拉斯（Pythagoras，约公元前 580 年～前 500 年）、柏拉图（Plato，公元前 427～前 347 年）、亚里士多德（Aristotle，公元前 384～前 322 年）等的理论是音乐治疗的起源，毕达哥拉斯首先提出"音乐医学"的概念，认为音乐可以影响人灵魂的和谐，具有增加或减弱人激情的作用。

中世纪的欧洲人将音乐视为一种可使忧郁和痛苦得以缓解的心灵体验。文艺复兴时期许多爱好音乐的医师把音乐视为一种焕发精神的有效手段。17 世纪以来，医学家开始从生理学和心理学角度看待音乐治疗的作用。音乐被视为一种减压或放松的手段。18～19 世纪出现了大量关于音乐的心理效应的研究成果，许多医师尝试把音乐作为辅助的治疗手段。

中国也是音乐治疗最古老的发源地之一，古代医学名著《黄帝内经》中说："五脏之象，可以类推，五脏相音，可以意识。"指出五音和五脏有特定的联系，并指出五音对人的健康有重要作用。

音乐疗法在第二次世界大战之后得到发展，由于很多国家用于退伍军人的康复措施，使得音乐治疗被人们认识。在美国，当时为了弥补音乐家不足的问题，音乐老师都成为医院治疗组的成员。此后，陆续开设对音乐治疗师的专门培训。1950 年美国成立音乐治疗学会，美国许多大学规定将音乐治疗作为医学院学生的必修课，表明音乐治疗开始得到专家和社会民众的认可并开始普及。现代音乐治疗的影响不断扩大。在各国都有所发展。1958 年英国成立了音乐治疗协会，此后，澳大利亚、德国、法国等数十个国家先后都成立了音乐治疗机构，150 所大学设立了音乐治疗教育机构。

1980 年，美国亚利桑那州立大学音乐治疗专家刘邦瑞教授应邀到中央音乐学院讲学，第一次把欧美的音乐治疗带入国内，拉开了中国现代音乐治疗的帷幕，历经数十年的发展，取得了突出成就。迄今，中国已有 200 多家医疗单位开展音乐治疗，专业培训机构也日益增加。

机制与作用 音乐是有一系列谐振组合而产生的特殊物理能，传入人的听觉系统后，使体内固有的振动频率和生理结构发生和谐的共振。人体内各种性质的律动组合会产生一种共鸣，故而能极大的影响和/或激发人的潜能。所以，人们对不同的音乐能产生不同的感受。其次，音乐还能直接作用于下丘脑和边缘系统等主管情绪的中枢，从而对人的情绪进行双向调节。

当人的情绪出现障碍时，成为医学上的"紧张（应激）"状态，会迅速导致肾上腺素分泌增加，心率、呼吸加快，血压升高，血糖量增加。情绪活动涉及下丘脑、边缘系统及网状脑干结构等中枢，它们与自主神经系统密切相关；而这里又是人体内脏器官与内分泌腺体的控制中心。所以，情绪变化能直接导致某些器官功能的波动，甚至异常，持续时间较长者则成为高血压、冠心病、糖尿病、消化性溃疡、支气管哮喘及更年期综合征等心身疾病的诱因。而音乐能改变人的情绪状态，包括使人放松。经过生物检测发现，音乐治疗能影响大脑神经递质，促进多巴胺、乙酰胆碱和去甲肾上腺素等的释放。紧张状态改善后，个体会有血压下降、呼吸与心率减缓、皮温增高、肌电下降等生理改变。音乐治疗能激发人的愉悦情绪，常用来辅助治疗某些心身疾病。

研究还证实，音乐有镇痛作用。可通过提高脑啡肽的浓度而抑制疼痛。同时，音乐还能协调大脑左右半球功能，提高人的智力，特别是开发儿童的智力。所以，音乐治疗广泛应用于特殊教育的实践。

音乐治疗的种类 由于不同地域的文化与其音乐类型不同，音乐治疗就发展出不同的类型，产生不同的技术。

接受式音乐治疗 形式很多，主要包括以下几方面。

超觉静坐法 古老的甘达瓦（Gandharva Veda）音乐静坐聆听法，是印度科学家玛哈礼希·马赫什·约吉（Maharishi Mahesh Yogi，1918～2008 年）创造的。该聆听法的核心是静坐聆听甘达瓦音乐，从而产生超觉体验；超觉是指人的思考活动完全停止，而只有清醒的纯意识存在，在"纯净意识"里，任何思想与物质都是不存在，人体感觉处于一种超越时空的状态，让意识回归心灵深处。这种超觉体验可以强健人们的身心，消除某些疾病或心身痛苦。

音乐处方法 在音乐治疗之初，一些医师常以医院看病开药方的形式实施音乐治疗。如欧洲、日本等的音乐治疗师开出巴赫或莫扎特等音乐家的某部乐曲，治疗不同的心理或躯体疾病。

音乐冥想法 该法吸收了古老瑜伽修行的"冥想"技术。"冥想"是指深沉的思索和想象。治疗师按照音乐的功能，选择不同的乐曲，编制特定的音乐带，让患者进行聆听冥想。实施音乐冥想法有一定的程序，如怎样进入冥想，聆听特定音乐，退出冥想等，都有规定的内容。

参与式音乐治疗　引导患者直接参加到音乐活动中去，以使行为得到改善。

工娱疗法　此法主要是运用音乐的娱乐功能，使患者参加到演唱、演奏等活动当中去，从而愉悦地表达情感；以外，还可以促进人际关系的交流和改善。工娱疗法常用于住院患者的康复。

参与性疗法　此法是根据患者状况，将音乐的一些特定技法编制成具体训练项目，以引导患者参与，用来针对性地改善患者的某些行为。

儿童音乐治疗　音乐治疗对儿童学习困难和各种心身障碍，如孤独症等也都有一定的效果。

即兴法音乐治疗　即选择简单的打击乐器（也包括各种能演奏旋律的乐器等），由治疗师引导患者随心所欲地演奏，以对一些心理疾病患者进行治疗的方法。其种类颇多，有以下几种。

音乐心理剧　这是一种集体治疗形式，心理剧开始需要准备（如木琴、鼓、锣、响板、沙锤、碰铃等）不需要特殊训练就能演奏的好乐器，每人选择一件能表达自己感受的乐器，即兴地弹奏演唱。治疗师则引导他们在演奏中把自己的情绪释放出来，并用录音机录下整个过程。重放录音时，与他们共同讨论各自是怎样用音乐表现情绪的，以及是如何解决情绪问题的。

奥尔夫的即兴创作法　此法是根据人类自发地创造音乐的先天倾向而形成的一套治疗模式，包括6个阶段：准备、刺激、探究、同等反应、形式化和结束；此法可以帮助患者探究自己的深层心理世界，并得到心理成长。

即兴创作评估　通过即兴演奏来评估个体的人格结构。音乐治疗师根据患者的经历，给其出题目来演奏；并录音以便进行音乐要素的分析。各种音乐要素的不同特点都有一定的象征性。以此为根据，得出演奏者的人格结构特征，为进一步的治疗提供依据。

音乐电疗法　是将音乐与理疗和针灸相结合的疗法。

在一般理疗中，电疗采用单调的或周期重复的脉冲波，人体接受单调重复的脉冲，极易产生不同程度的不适应而影响疗效。如将音乐转换成电信号进行刺激，则能明显增强治疗效果。因为音符是千变万化的，音乐转换成电脉冲后，作用于人体的每一时刻都是一种新的刺激，从而有助于被患者接受而提高疗效。

治疗过程　可概括为4个步骤：①心理评估。②制定治疗目标。③根据治疗目标，制订与患者相适应的音乐治疗计划。④实施治疗计划并阶段性地评价患者的疗效。

（李秀）

tuántǐ zhìliáo

团体治疗（group psychotherapy）

治疗师有目的的将需要治疗的对象组成团体，并按照一定的程序与内容进行的心理治疗方法。又称集体治疗、小组治疗。是多人参与的心理治疗形式，一般由1~2名治疗师主持（通常1名治疗师配1名助理治疗师），治疗对象可由8~15名具有相同或不同问题的患者组成。治疗采用聚会的方式，每周1~2次，每次时间75~120分钟。治疗的安排可视成员的具体问题和具体情况而定。

团体治疗尚无统一的理论，任何心理治疗流派都可依据其理论来设置团体治疗的方法。依据不同理论，团体的安排和解决的问题也是多样的。在治疗过程中，由治疗师带领团体成员形成一种亲近、真诚、相互帮助、相互支持的团体关系和气氛，团体成员就大家所共同关心的问题进行讨论，观察和分析有关自己和他人的心理与行为反应、情感体验和人际关系等；观察他人问题的同时，也尝试一种借鉴，从而对自己的问题达成更深刻的认识，最终使问题得以改善。

起源与发展　最早开展团体治疗的是美国内科医师约瑟夫·荷西·普拉特（Joseph Hersey Pratt，1872~1956年）。20世纪初，结核病难以治愈，患者终身带病，并且会传染，因此被人厌恶。1905年，普拉特将受结核病困扰而导致抑郁的患者集中起来，每周开展讲座，向患者讲解结核病的相关知识，劝导患者正视疾病；同时组织讨论，帮助患者重拾自信。这种做法取得了很好的效果。患者纷纷报告抑郁情绪获得了很大的改善。并且，其他医师也开始在各种疾病中应用类似方法。1920~1930年，普拉特又在精神病患者中开展类似的谈话，不仅是针对疾病本身，而是更多地关注情绪及其对疾病的影响，收效显著。

此外，20世纪最初的10~20年，美国精神科医师雅各布·列维·莫雷诺（Jacob Levy Moreno，1889~1974年）在维也纳试验用团体治疗的方式，开展关于儿童的创意戏剧，创造了"心理剧"这一新形式治疗方法。1932年，莫雷诺在对监狱被关押人员进行基础性研究后，在费城美国精神病学协会的一次会议上首次提出了"群体治疗"和"群体心理治疗"等术语。与早期的团体通过讲座和劝诫教育等心理健康课程不同，莫雷诺此时开始采用真正互动的、以群体为中心的方法开展团体治疗。

20世纪30年代，美国心理学家塞缪尔·理查德·斯拉夫森（Samuel Richard Slavson，1890~1981年）致力于研究儿童和青少年的心理障碍，创立了以组织游戏等的方法来消除未成年患者的心理障碍。并将团体治疗分为活动性的团体治疗和分析性的团体治疗两类，分别对应未成年患者和所有年龄的患者。美国社会心理学家库尔特·勒温（Kurt Lewin，1890~1947年）建立了国家训练实验室（National Training Laboratory），开展训练团体（T-group）活动，主要进行人际关系敏感性训练。实验室的一系列探索将原本只用于解决精神障碍和心理、行为问题的团体治疗，拓展到应用于正常人，使团体治疗既可以实施矫正性治疗，又可以提供发展性的训练。"团体心理辅导"这一概念也由此产生。

20世纪60年代，美国心理学家卡尔·兰森·罗杰斯（Carl Ranson Rogers，1902~1987年）开始推进一系列的以会心团体（encounter group）为主的人类潜能运动。罗杰斯将当时存在于美国的许多性质相同的咨询团体统称为会心团体，包括人际关系小组、敏感性训练小组、个人成长小组、人类潜能小组等。这些团体尽管名称不同，但本质相同，都强调团体中的人际交往经验，都注重此时此地的情感问题。团体咨询的目的不仅是治疗，而且是促进个人的成长，包括了解自我、增强自信、寻求有意义的人际关系等。由于罗杰斯的大力提倡，这些团体迅速在美国发展壮大起来。

20世纪60~70年代，美国精神病学家欧文·亚隆（Irvin D. Yalom，1931~ ）开始教授团体心理治疗和开发存在主义心理治疗模型的课程，并依据自己的临床工作经验，出版了一系列关于团体心理治疗的书籍。他也逐渐成为团体心理治疗的权威。至今，他的书籍仍然是学习团体心理治疗的主要参考著作。

亚隆的疗效因子理论　亚隆认为，治疗性改变是一个复杂的过程，是随着人的各种体验之间的相互作用而产生的。他将这种复杂因素称之为疗效因子（therapeutic factor），并总结分类出了11种主要的因子。

希望重塑（instillation of hope）　在任何心理治疗中，希望的重塑和维持都是至关重要的。治疗师要从团体建立前就开始采取各种方式，以增强患者的期望和信心。同时，在团体中，每个人都可能接触到病情有所改善的其他人，而他们的问题往往是相似的，因此成员之间可以产生相互的启发和鼓舞。

普遍性（universality）　在未接受治疗时，患者往往认为自己是不幸者，而且认定是唯一最不幸的；在接触中，注意到团体中其他成员也都有类似的问题及感受时，他们每每意识到自己其实并非是唯一受此类问题困扰者。这种亲身体验常可减轻患者的紧张不安和孤独感等；而有相同问题者之间可以进行更有效、更真实的交流，分享共同的感受与个人不同的经验。

传递信息（imparting information）　治疗师可对该团体成员提供忠告或建议；而该团体某成员也可对其他成员的人生问题给予确切的劝解和建议。这种自由发表个人意见的形式虽不属于某种规范的心理治疗过程，但有许多成员报告说，这类建议对他们是很有帮助的。

利他主义（altruism）　团体是一个成员间可以互相帮助的组织，在与他人交流经验的同时，可以提升自己的自尊心，促进成员互相成长，培养更加自然的应对方式；并建立起良好的人际关系。

原生家庭的矫正性重现（corrective recapitulation of the primary family experience）　在某方面，团体体验更像是家庭体验，它可使成员重新经历并了解其在家庭中的成长过程；团体体验可帮助认识其过去对父母、兄弟、姐妹或家庭中其他重要人物存在的情结，使成员体会自己是如何在家庭中成长以及童年经历对他们的个性的影响等。

提高社交技巧（development of socializing technique）　团体为成员提供了一个安全的环境；团体成员之间可以相互信任，了解自己与他人的交流沟通方式，扩展人际行为，提高社交技能等。

模仿行为（imitative behaviour）　成员有意识地向团体中的治疗师或其他人学习行为方式与交往方式等，从而增加他们的行为适应能力。

人际学习（interpersonal learning）　人际学习源于团体成员间的互动，组员们发现在互动中他们的言行可以对其他人产生影响；通过领悟，意识到成员之间的相互学习与影响是如何形成的，以及这些特有的交往形式是如何作用于他们现实生活的。通过团体成员间的相互学习、交流反馈和相互支持，成员可改善他们的行为交往能力。

团体凝聚力（cohesiveness）主要是指团体成员被其他成员所吸引的程度；成员们彼此接纳、支持等，并产生了归属感；团体成员会更愿意表达自己，探索自己，同时关心他人，团体间形成紧密的关系。

宣泄（catharsis）团体中的成员可以不受限制地表达他们的感受，释放心中紧张的情绪，从而缓解他们的痛苦等。成员可以哭泣、叫喊，或将自己的愤懑以文字写作等的方式发泄出来；并通过不同的方式，表达他们的想法、焦虑和恐惧等。

存在意识因子（existential factor）团体成员通过上述活动，了解生命中有些痛苦和死亡是无法逃避的；认识到无论和他人多么亲近，仍需独自面对人生；认识到终究必须为自己生活的负起责任来。这些，都具有积极意义。

治疗程序 团体治疗有一个准备过程。在准备阶段，首先要对团体的性质有一个明确的定义；其次，要规划团体活动的程序；最后，要筛选适合参与团体治疗的成员，并对其开展准备性会谈，让成员更好地了解团体治疗的形式、内容、意义，为参与其中做好心理准备。

初始阶段 帮助团体成员间相互了解，促进成员间建立起信任关系，彼此之间逐渐接纳和认同。同时治疗师也要指导团体建立起规范，明确目标。

转换阶段 帮助成员充分表达自己，缓解成员之间的疏离，平复成员的焦虑和不安等，为成员创造一个融洽、安全、支持性的氛围，使成员迅速投入团体活动之中。

工作阶段 在成员交流的过程中，治疗师通过使用不同的技术，协助成员解决问题；同时，也要鼓励成员之间相互学习，从而使成员建立起良好的行为模式和人际应对方式。

结束阶段 帮助成员总结团体治疗中学到的经验，并将其转化应用于日常生活中，真正地改善成员的心理问题，以提高适应能力。

意义 团体治疗相对于个体的治疗，有其独有的优势。它建立起了一个安全的环境，为患者适应社会提供了一个缓冲的平台，让患者可以在良好的环境中学习交往与行为技巧，解决自身的问题。

团体治疗的环境是社会环境的反映，应使患者在结束治疗时，能够运用学到的相关能力和技巧，融入正常的社会生活之中。团体治疗在各个领域不断得到运用与普及，其作用已经不仅是对各种心理障碍的纠正与治疗，还致力于帮助人们发展技能、提升自我意识、改善社会生活能力等。

(李 秀)

xīnlǐ wēijī gānyù

心理危机干预（psychological crisis intervention）对正经历着心理危机的患者进行纠治的方法。心理危机是指由于个体（或群体）突然遭受严重灾难及类似事件，对生命造成威胁、困境等，使生存状况即将发生或已发生危险或伤害；个体现有的条件和经验难以克服这类打击，以致陷入绝望、痛苦、不安等的情绪状态及行为上的无可奈何、无所作为之状态。简言之，心理危机本质是危机事件导致的一种心理失衡状态。

有学者这样来界定心理危机：指个体或群体受到某些应激事件等的负性影响或伤害时，而该个体或群体借助以往自我经验无以且无力应对这些负性影响或伤害，其心理处于高度紧张、迷惘的失衡状态。

危机干预就是治疗师对此类承受事件负性影响或伤害的个体或群体进行帮助、救治的过程。是以解决问题为目的的，不涉及人格塑造等其他问题。在学科归属上，危机干预属于心理治疗的一种，它的形式既可以是短程、支持性的及聆听性心理治疗；同时也是对处于心理危机状态的患者及时给予心理救助，使之尽快摆脱困境的心理治疗。

发展历史 心理危机干预最早起源于美国、荷兰等西方国家，并迅速发展。20世纪70年代初，危机干预正式成为世界卫生组织（WHO）的研究课题。在许多国家，危机干预咨询已是社区心理健康保健的重要内容。在处理社会应激事件和预防心理疾病方面发挥着积极作用。

1954年，美国心理学家杰拉尔德·卡普兰（Gerald CaPlan，1917~2008年）首次提出心理危机的概念，并对其进行了系统的研究。他认为，当个体面临困难情景，而他先前的处理危机的方式和惯常的支持系统不足以应对眼前的困境，即他必须面对的困境超过了他的应对能力时，个体就会产生即时性的急性心理困扰与心理失衡状态，这就是心理危机。心理学家戴维·格拉斯（David Glass）认为"危机"是心理上受到外部刺激或打击而引起的伤害。因此，格拉斯将心理危机定义为"问题的困难性、重要性和需立即处理的紧迫性及所能利用资源的不均衡性"。随后的研究中，中国学者指出，心理危机不是个体经历的事件本身，而是其对面临的困境的情绪反应状态。

在中国首例有据可循的、较为规范的心理危机群体干预开始于1994年的新疆克拉玛依火灾之后，精神卫生专家对学生及家属进行心理救援；2003年的严重急性呼吸综合征（severe acute respiratory syndrome，SARS）（简称非典）、2008年汶川地震后，以及2019~2020年全球新型冠状病毒肺炎疫情暴发，精神卫生专家都有对当事者的心理危机干预举措。全国许多地区陆续成立心理危机干预机构，为重大社会负性事件经历者及个体创伤性应激事件本人及其家属与相关人群提供心理应急救援工作。

理论模式　较多，主要有平衡模式、认知模式和心理-社会转化模式等。

平衡模式（equilibrium model）　危机状态下的患者通常处于一种心理失衡甚或崩溃状态，其原有的应对方式和解决问题的经验都不足以解决当下的困境。因此，危机干预的重点首先应稳定患者的情绪，使他们能够恢复情绪平衡。这种模式特别适合危机的早期干预。

认知模式（cognitive model）　危机导致心理伤害的主要原因在于，患者对危机事件和围绕事件的相关因素产生错误思维及联想。许多情况下，危机所造成的恶果并不在于事件的本身或相关现象，而在于对此事件严重性的认知。该模式要求治疗师帮助患者认识到存在于自我认知中的非理性因素及自我否定性成分，从而获得理性和自我肯定性，使当

事人能够实现对生活危机的适应或自我控制。认知模式比较适合心理危机状态基本稳定的患者。

心理-社会转变模式（psychosocial transition model）　分析患者的危机状态，应从内、外诸多方面着手，除考虑患者的心理资源和应对能力外，还要了解患者的同事、老师和家庭等的影响因素。危机干预的目的在于将个体内部的应对方式，与社会支持和环境资源充分整合起来，从而促进个体康复，恢复良好的心理平衡状态。该模式适合于情绪已经稳定的个体。

干预技术　自提出心理危机干预的概念以来，各种危机干预技术层出不穷，主要有严重突发事件应激报告技术（critical incident stress debriefing，CISD）、危机干预6步法和ABC干预法等。

CISD　是国外应用最广的心理危机干预技术。1983年，美国马里兰大学曾任消防员和军医的杰弗里·米歇尔（Jeffrey T. Mitchell）博士在吸取"及时、就近和期望"军事应激干预原则经验基础上，提出了CISD技术，多次修订后被广泛使用，用来干预遭受各种创伤的个人和团体，成为危机干预的基本技术之一。该技术提出让患者描述痛苦的想法，而且在需要时能得到小组的支持，认为这样对于减轻各类危机事件引起的心灵创伤、保持内环境稳定，有重要意义。CISD分为正式援助和非正式援助两种类型。

非正式援助型危机干预　由受过训练的专业人员在现场进行干预辅导，整个过程大约需要1小时。

正式援助型危机干预　分7个阶段，最好在危机发生的24或

48小时内进行，一般需要2~3小时。具体步骤是：①介绍阶段：治疗师进行自我介绍，说明CISD的规则和目的，强调保密性，以建立援助的信任氛围。②事实阶段：患者从自己的认识角度出发，描述危机发生时的一些实际情况。③了解想法阶段：询问患者在危机事件发生后最初和最痛苦的想法，将事实转向思想，尽可能让其情绪表露出来。④反应阶段：依据现有信息，找出患者最痛苦的一部分经历，鼓励他们承认并袒露出内心真实的情感；此时，治疗师要表现出更多的耐心、关心和理解。⑤症状阶段：要求患者描述自己在危机事件中的认知、情绪、行为和生理症状等，使其对事件可以有更深刻的认识。⑥教育阶段：通过讲解应激反应的相关知识，让患者认识到他的这些反应在危机事件下都是正常且常见的，完全可以理解；同时，提供一些如何促进恢复的知识。例如，讨论如何更积极地适应与应对；给予患者减轻应激反应的策略、方法等。⑦恢复阶段：结束援助并总结晤谈收获及今后的社会适应，提供相关的进一步支持服务信息。

但也有人不支持CISD技术广泛应用。英国学者戴维·贝格利（David J. Begley）对土耳其地震中接受CISD治疗的求助者进行访谈后发现，部分求助者的创伤症状一定程度上反而增多。

危机干预6步法　美国危机干预专家伯尔·吉利兰（Burl E. Gilliland）和理查德·詹姆斯（Richard K. James）在《危机干预策略》一书中提出了危机干预6步法。

确定问题　从患者角度来确定和理解其所认识的心理危机问

题，这通常需要治疗师使用倾听技术等。

确保患者安全　治疗师要将患者对自我和他人的伤害及其危险性降到最低。

提供支持　强调加强与患者的沟通与交流，积极无条件地接纳患者，使其体会到治疗师是完全可信任的，是能够给予其有效帮助的人。

提出可变通的应对方式　治疗师要让患者认识到只要充分利用各种资源，采取积极应对，就有许多变通的应对方式可供选择，并帮助其确定能解决其问题的选择。

制订计划　在制定计划过程中，治疗师要充分考虑患者的自制力和自主性，并与患者共同制订行动计划，以矫正其情绪失衡状态。

获得承诺　回顾和改善有关计划和行动方案，并获得患者直接而真诚的承诺，以便治疗师能够坚持按照预定计划和方案行事。

ABC 干预法　也是广为使用的方法，具体包括：心理急救，稳定情绪；行为调整，放松训练，晤谈技术（包括 CISD 技术）；认知调整，情绪减压和哀伤辅导。而要具体有效地实施 ABC 干预法，以下环节必须加以关注：①首先要取得患者的信任，建立良好的沟通关系。②提供疏泄机会，鼓励患者把的内心负性情感表达出来。③对患者提供心理危机及危机干预知识等的普及，解释心理危机的发生发展缘由，促使其建立自信，提高其对生理与心理应激的应付能力等。④根据不同个体对事件的反应，采取不同的干预方法；必要时也可适当应用药物，如镇静剂等。⑤调动和发挥社会支持系统的作用，如

鼓励当事人多与家人、亲友、同事接触和联系，以减少孤独感和无助感。

心理危机干预在现代社会中越来越常见，有效的干预可预防与减轻个人或团体重大负性事件的发生，社会意义重大。但心理危机发生突然，表现复杂，涉及广泛；对治疗师的专业技能要求较高。美国、日本等已建立高度规范化的危机干预系统。中国学者何裕民在借鉴国外成功经验的同时，探索带有本土化特色的心理危机干预模式，对癌症患者的心理干预做了长期的研究与实践，效果显著。

（李　秀）

wùjiàn xīnlǐ liáofǎ

悟践心理疗法（comprehensive practice therapy）

中国心理学家李心天（1924～2019 年）于 1958 年在治疗神经衰弱患者基础上创立并逐渐完善的一种心理治疗方法。又称悟践疗法、综合快速疗法。神经衰弱（neurasthenia）是指长期处于紧张和压力下，出现精神易兴奋和脑力易疲乏现象，常伴有情绪烦恼、易激惹、睡眠障碍、肌肉紧张性疼痛等症状表现。

理论基础　本疗法是建立在人性主义心理学基础上的一种心理疗法。人性主义心理学是中国心理学家郭念锋（1938～　）所创制的带有中国本土特色的心理学，该学说认为：人性是由生物-社会-精神 3 个方面属性所构成的，3 种属性彼此互相依存和制约、渗透和包含、影响和转化，不可分割；生物属性被社会属性和精神属性所制约；社会属性以生物属性为基础，以精神属性为表现；精神属性以生物属性为前提，以社会属性为内容；三者之

间便构成了人性三要素。人的心理是人性的反映，是人性三要素的辩证统一体；人的心理动力是人与环境、个体与社会，以及主观与客观的相互作用，产生和推动心理活动的力量来自三对矛盾的对立统一。即人的社会活动和经验的对立统一、生产活动与人脑的对立统一、脑与经验系统的对立统一。人性主义心理学提出人的健康向疾病转化，主要就是由于人际关系和心身关系出现不和谐或发生了畸变的结果。通过悟践疗法，调整了这两种关系，使它们处在相对和谐状态，疾病就能减轻或缓解，健康就能保持或增强。

指导思想　因为患者对疾病的认识存在不足，故心理治疗的核心是树立患者对疾病的正确认识。疾病产生的原因是患者对待外界的生活事件不能正确的认知和评价，导致精神过度紧张，产生有害于身心健康的负性情绪，致使调节控制能力减弱而致病。通常，此时大脑并没有器质性病理损害；因此，可以通过自我的努力，加强调控能力，发挥自身的主观能动性来消除负性情绪，改变自身的异常状态。通过提高患者对疾病的正确认识，建立积极的心理状态，主动参与改变自身状态的治疗活动，来达到消除疾病的目的。

具体操作　有以下步骤。

适应证及方法　选择确诊为神经衰弱或其他类型的神经症，经过体检无严重躯体疾病者，可采用此疗法。具体可酌情选择个别治疗、集体治疗或个别与集体治疗相结合等的方式。集体治疗每批 30 人左右为宜。

治疗安排　总治疗时间为 4 周，每次半天，周日休息。整个

治疗过程可分为 3 个阶段。

第一阶段　认识疾病和消除焦虑等负性情绪。此阶段以集体治疗为主，向患者讲授神经衰弱的医疗知识，树立治愈的信心，时间约 1 周。

第二阶段　消除疾病，恢复健康阶段。此阶段集体治疗和个别治疗并重，向患者讲授人的认识过程和个性心理特征与疾病的关系，鼓励患者积极参加各项治疗活动。在与患者个别谈话时，分析其患病原因，时间一般为 1~1.5 周。

第三阶段　健康巩固阶段。以集体治疗为主，重点讲授对生活应采取的正确态度和祛除失眠等的方法。个别治疗为辅，根据每个患者的情况制定针对性的、循序渐进的恢复健康的生活日程表；要求患者按日程表活动，建立正常的生活制度和生活方式。集体治疗除讲课外，还可以借用社会习用的群众活动方式，开始时开动员会，治疗结束开庆功会、表彰会。讲课时还使用现身说法，定期召开治疗心得交流会，促成治疗师与患者，患者之间相互沟通的良好融洽气氛。强调医护人员的指导、示范作用和患者的积极能动作用。集体行为治疗时还可辅以太极拳等运动形式。

治疗内容　每日治疗的内容包括医师讲课；与医师谈前一天自己的情况，填写记录病情和生活日记表格；酌量服用某些药物，或作必要的物理治疗；在医院内草坪或附近公园中集体练习太极拳等；定期进行形式多样的文体活动。

同一单位的成员集体进行神经衰弱的治疗，总治疗期可缩短至 3 周；每日治疗时间根据具体情况而定，上午、下午均可以；

一旦患者认识到疾病本质，并掌握了处理客观矛盾的正确方法后，治愈者一般不会再复发；未治愈者还可继续自我锻炼，最后达到痊愈。

应用　广泛应用于临床各科疾病的治疗、康复中。例如，20 世纪 60 年代曾被应用于住院的慢性精神分裂症患者，一个疗程 16 周；也曾将此法运用于精神分裂症患者症状活跃的急性期，在治疗后期（后 8 周）让患者试验性出院，进行家庭或单位的适应和锻炼，也获得了比一般精神分裂症治疗方法更好的疗效。

（李秀）

rènzhī lǐngwù liáofǎ

认知领悟疗法（cognitive comprehend therapy）　中国心理治疗专家钟友彬（1925~2009 年）根据心理动力学理论，结合中国哲学思想精髓与多年临床实践，于 20 世纪 70 年代末创立的心理治疗方法。又称中国式的心理分析疗法。

理论基础　此疗法是由心理动力学疗法派生而出，它保留了有关潜意识和心理防御机制等理论，既"承认幼年期的生活经历，尤其是创伤体验对个性形成的影响，并可成为成年后心理疾病的根源"；但"不同意把各种心理疾病的成因都归之于幼年'性'心理的症结"；而是认为性变态是成年人用他本人所未意识到的，即"用幼年的性取乐方式解决它的性欲或解除他苦闷的表现"。因此，治疗时要用符合患者"生活经验的解释，使患者理解、认识并相信他的症状和病态行为的幼稚性、荒谬性和不符合成年人行为逻辑的特点"。这样才可使患者达到真正的领悟，从而使症状消失。

治疗过程　有以下步骤。

治疗方式　采用直接会面的交谈方式。如患者同意，可有 1 名家属参加。每次会谈时间 60~90 分钟，疗程和间隔时间皆不固定；由患者或由患者与治疗师协商决定。凡有书写能力的患者，都要求其在每次会谈后写出对治疗师的意见与建议的认识及结合自己病情的体会，并提出问题。

初次会面　初次会见时，要求患者及家属叙述症状产生、发展和具体内容，尽可能在 1 小时内叙述完毕。经躯体和精神诊断为该疗法适应证者，即可进行初步解释，告诉患者疾病是可以好转与治愈的，但需主动与治疗师合作。对治疗师的提示、解释，要求患者联系自己思考加以认识。要让患者清晰地知晓：疗效的好坏，取决于他自己的认识程度。还可以告诉患者：他们的病态是由于幼年的恐惧性体验在成人期的再现，或用幼年的方式来对付成年人的心理困难；或借以解决成年人的性欲等。解释内容因疾病及对象的不同而略有出入。

会谈继续　在以后的会见中，继续询问患者的生活史和容易回忆起来的有关经验等。不求做出深入回忆，对于梦的细节也不作过多分析。主要通过会谈，建立起医患之间相互信任的良好关系，并使患者真诚地相信治疗师的解释。

深入分析　随着交往的加深，可以逐步开始与患者一起分析症状，引导其相信这些症状大都是不符合成年人思维规律的幼稚性情感或行为；在健康成年人看来是完全没有意义，甚至是可笑的，不值得为此而恐惧或担忧。在此过程中，结合患者的具体情况，使其"消除"这些幼稚性的观念与想法等。

进一步释怀 当患者对上述解释和分析有了初步认识和体会后，即向患者深入解释疾病的根源在于过去，甚至幼年时期的经历等。对强迫症和恐怖症患者，可指出其根源在于幼年期的精神创伤。这些创伤引起的恐惧情结在心理上留下痕迹，成年期在遇到挫折时就再现出来，影响患者。上述治疗，需要经过患者与治疗师之间进行多次的共同讨论，才能使患者完全理解与接受，成为自己的认识。

适应证 主要是强迫症、恐怖症和某些类型的性变态，如露阴癖、窥阴癖、摩擦癖和异装癖等。

(李 秀)

xīnlǐ shūdǎo liáofǎ

心理疏导疗法 (dredging psychotherapy)

中国心理学家鲁龙光 (1931~) 于 1984 年创立的，具有中国特色的较为系统的心理治疗方法。是中国本土化的心理疗法之一。

理论基础 本疗法以辩证唯物主义为原则，倚重患者的实际症状，详细收集资料，具体分析病情，通过大量临床实践而总结为独特的理论，指导临床治疗。心理疏导疗法以中国优秀的传统文化和古代心理学数代的思想与方法为指导。如"清静""无为""抱一""守中"等道家思想以及《黄帝内经》的中医心理学思想。其主要特点是让患者将认识与行为相结合，调动其治疗能动性，实现异常心理的转化。

心理疏导疗法以控制论、信息论、系统论为基础。这些理论是心理疏导治疗"三位一体"的支柱。其一，心理疏导治疗系统在理论上可归纳出一个心理和控制科学的模型，它从整体出发，始终着眼于心理和躯体、机体和环境、生理与病理、整体与部分等之间的相互作用；它植根于当代自然和社会科学的沃土之中，吸取多学科的先进理论和方法，形成一个系统综合工程。其二，心理疏导治疗系统主要由医师-信息-患者三要素构成，以语言作为治疗的基本载体，其治疗控制原则主要是信息的转换和信息反馈。在制定治疗准则的条件下，依靠疏导治疗反馈的作用，实现最优的程序控制，取得最大的治疗效果。

治疗模式 心理疏导治疗系统的治疗模式是：不知→知→认识→实践→效果→再认识→再实践→效果巩固。这种治疗是一个循环往复、逐渐深入的过程，所以它的疗效不仅是求得症状的消失，而是以远期巩固的效果为最终目标。掌握心理疏导疗法必须经过专门的训练，具备一定的治疗技能和必要的条件后，才能完成治疗工作，否则就很难达到"最优化"的治疗目的。

特点 具有 3 个特点：①帮助患者加深自我认识。②适用于各种心理障碍患者。③能在短期内取得较好的疗效，长期治疗效果更加巩固。

适应证 包括各类神经症、心身疾病及心理障碍等，尤其对强迫症有较好疗效。

(李 秀)

dàojiā rènzhī liáofǎ

道家认知疗法 (taoist cognitive therapy)

借助道家价值观和思想认识，帮助现代人因价值观陷入困顿、思想认识有所迷惑而表现出的心身偏差或某种病态，通过改善他们的认知，达到消解病态、祛除病症的一种心理治疗方法。由中国精神病学家杨德森 (1929~2017 年) 于 20 世纪 90 年代创立，也是本土化的心理疗法之一。

理论基础 体现在以下 4 个方面。

找到精神应激源 主观愿望与客观现实之间的矛盾会使个体处于应激状态，帮助患者认识到造成自己心理问题的应激源，是解决其心理问题的前提条件。

价值观 对于同一事物的不同认知与评价，会使个体产生不同的情绪及行为反应。因此，价值观在应激状态的形成中起着重要作用。另一方面，心境或情绪定势与习惯行为方式等反过来也会影响个体对外界事物的感知与行为方式。

人格特征 不同个性的人，具有不同的感知、情感体验以及思维和归因方式。因此，面对同一外在客观世界时会产生不同的内心世界。焦虑型（回避型）与强迫型人格都具有社会适应不良的人格特征与行为方式，易于引发应激状态。

认知治疗与价值观的转变 以转变价值观为主要目的的道家认知心理治疗，在减少应激与预防心理障碍方面，有釜底抽薪的治本效果。如价值观对个体的性格、感知、思维和归因方式、情绪反应和行为方式都有很大的影响。而认知方式对价值观的改变，可以引起情绪、行为反应等的继发性转变。

治疗目的 使个体的价值观发生转变，以期更加接近客观现实，更好地适应现代生活。

基本步骤 此疗法有 5 个步骤，每一步英文的首字母连接起来，就是 ABCDE。故又可简称 ABCDE 技术。

找到心理应激源（A，actual stress factors） 主要目标是帮助患者找出目前心理应激源，并进行定性、定量和分类。通过患者对自己生活事件中应激源的自评，可以比较全面地了解心理应激的来源、性质、严重程度等。然后通过分析评估，判定应激源的性质，以便后续治疗能采取相应的对策。在完成该步骤的同时，辅以一般性的社会支持。

了解价值系统（B，belief system） 主要目标是帮助患者认清其自身的价值系统，从而可更深刻地理解产生应激的主观原因，使治疗师可以在运用道家思想的基础上帮其重建认知时做到有的放矢。有时，患者在弄清自己的价值系统后可产生"顿悟"，这更有利于以下步骤的顺利进行。

该疗法在患者评定其价值系统时，首先列出日常生活中人们的各种需要和愿望，让患者从中选出他认为最重要的一条，评为10分；再选出他认为最不重要的一条，评为1分；按照这个标准给其他项目评分。如果患者还有其他未列出的条目，可补写在后面（表1）。

表1 价值系统评价表

序号	条目	评分
1	金钱	
2	自由	
3	安定	
4	爱情	
5	社会地位	
6	健康	
7	事业	
8	享受	
9	权力	
10	和睦	
11	名誉	
12	情谊	

分析心理冲突和应对方式（C，conflict and oping styles） 主要目标是分析/确定患者的心理冲突并了解患者的应对方式，针对其不当或不足之处予以调整和强化。道家认知疗法将常用的应对方式总结为8种：①压抑或否认：凡事以"忍"为先。②倾诉：一类较为平和的疏泄方式。③升华：如埋头事业、热心公益、积德行善等。④物质滥用：大量抽烟、酗酒、吸毒或服用镇静药等。⑤发泄：一种较为暴烈的疏泄方式，如狂呼怒号、伤人毁物。⑥自我惩罚：如自罪自责、自伤自杀。⑦超脱和自慰：如看破红尘，认定"人生如梦"。⑧消遣娱乐：借各种文体活动、游山玩水、娱乐赌博及频繁性活动等以排遣心理冲突。

道家思想的导入和实践（D，doctrine direction） 这是本疗法中最核心的部分，常需要花费很长时间。主要目标是让患者熟记32字保健诀，并能很好地理解和执行。治疗师首先向患者简单介绍老庄哲学，然后逐字逐句讲解道家认知疗法的4条原则（32字保健诀），具体如下。

利而不害，为而不争 利而不害，指只做利己利人利天下的事，不做害己害人害社会的事；为而不争，指做事尽力而为，不争名夺利，不和人攀比，不嫉贤妒能。利而不害是对人起码的要求，应从现在做起；为而不争是崇高境界，需要长期修养。

少私寡欲，知足知止 减少私心，降低过高物质和名誉追求的欲望；做事有分寸，对人对己都不要作过高的要求；留有余地，适可而止；知足常乐。

知和处下，以柔胜刚 和谐是天地万物根本之理，谦恭是中华民族传统美德。强调知和处下的处事原则，借以减少人际冲突，维持安定和谐。水滴石穿，海纳百川；水的坚韧和包容万物特点，足以解决世间众多矛盾与难题。

清静无为，顺其自然 道家（包括《黄帝内经》）强调"守道"，别做有悖自然规律之事，别强行蛮干，不可倒行逆施，别急于求成。要了解和掌握事物发展之规律，因势利导，循序渐进，以求事半功倍，游刃有余。

患者通过透彻理解32字保健诀，并对照自己原有的价值系统和应付方式，找出自己原本不当之处，并据此制订矫正计划和家庭作业。患者可借每日记录心得体会的方式，在实践中不断学习运用新的价值系统和应付方式来解决实际问题。

评估与强化疗效（E，effect evaluation） 主要目标是评估疗效、总结经验、强化和巩固疗效。通过患者自我陈述感受、症状量表的评估、生化指标的综合检测等分析疗效。治疗师应对患者已有的进步给予明确的肯定和鼓励，同时要了解其原本不适当之观念是否已有所改变，32字保健诀是否落实等。此时仍布置家庭作业，但日记可改为周记。每次患者复诊时，不仅要评估疗效，更要强化道家认知观点。同时制定进一步的治疗目标。

根据倡导者的归纳：标准的ABCDE技术一般分5次完成，每次60~90分钟，每周可安排1~2次。A、B、C在前两次治疗中完成。D是关键步骤（导入32字保健诀），需安排2次治疗会谈时间。第5次用于评估和强化疗效。如因治疗需要，DE两步骤可反复多次使用。

除进行个人治疗外，此疗法还可用于集体心理干预中，如在改变大学生神经质人格倾向方面有一定作用，且长期效果较稳定。

意义 道家既提倡遵循外界规律，又强调顺应人的内在自然本性，重视个体的发展。这与西方人本主义思想有相近之处，且能避免西方一味追求个人主义之弊端。故此疗法既有浓厚的中国传统文化特色，又与现代社会个体发展的趋势相适应，在中国是有深厚基础和广阔发展前景。然而，由于时代的局限性，道家思想也存在一些消极方面，虽然在实践和应用时力图取其精华，古为今用，但仍不适宜在社会上普遍推广。只适宜于需要心理治疗，特别是神经症或与心理应激相关的心身病症患者。

（李 秀 黄文强）

xīnlǐ hùlǐ

心理护理（psychological nursing） 在临床护理领域中，以良好的人际关系为基础，按照一定程序，运用各种心理学理论和方法，缓解或消除患者的不良心理状态或行为，从而帮助其获得最佳心身状态的过程。

目的 在临床护理过程，以心理学的手段与方法缓解、消除心理、社会因素对患者的影响与伤害，促进患者心身康复。

内容 ①满足患者的合理需要：了解和分析患者的不同需要，尽可能地予以满足；难以满足的，给予合理的解释，使患者保持心理稳定，以良好的心身状态接受治疗。②提供良好的心身环境：理论上，环境→人际环境与物质环境→可以影响人的情绪。故需创造一个可促使患者治疗与康复的良好环境。③消除不良的情绪反应：负性情绪可导致临床治疗出现障碍。及早发现患者的不良情绪，采取多种措施，及时予以疏泄。④提高患者的适应能力：每个人都具有调整自我与环境关系的潜能，即适应能力。发掘患者自身的适应能力，发挥其主观能动性，调动其战胜疾病的信心和决心，增强其战胜疾病的信心与能力。

基本原则 有以下几方面。

保密原则 心理护理常涉及患者的隐私，在收集病史及护理的过程中，对于了解到的患者隐私必须实施严格的保密原则。

个性化原则 即对患者实施个性化护理，了解患者的人格特征，因人而异实施护理。

人性化原则 在实施心理护理过程中，需尊重患者的选择权和自主权，具体表现为平等、真诚等。

自我护理原则 自我护理是为了生存、舒适和健康所进行的一种自我实践活动，又称自理。包括在医护人员的指导下参与自身的治疗过程，以及在自我照料生活，自助行为方面向正常社会角色转移。

分类 心理护理可根据目标、内容的不同分为不同的种类。

有意识心理护理和无意识心理护理 有意识心理护理又称狭义的心理护理，是指护士自觉运用医学心理学理论和方法，通过设计好的语言和行为等，实现对患者的心理影响过程。这种护理需要通过护士意志及努力。与之对应的即无意识心理护理，又称广义的心理护理，是指护理人员随时可能对患者心理产生积极影响的言谈举止等。而这种护理客观存在于护理过程各个环节之中，无论护士是否意识到，随时都可能发挥积极作用。

个性化心理护理 是一种目标较明确、针对性较强，用以解决患者特异性、个性化心理问题的心理护理。区别于一般的、内容具有共性的心理护理。

治疗性心理护理 一般性心理护理的内容包括建立良好的护患关系、强化患者的心理支持系统、创造良好的治疗环境等。治疗性心理护理则是在此基础上，运用各种方法，针对性地帮助有心理问题或心身疾病的患者，使其改善不良情绪，配合医务人员的治疗。

护理程序 具体包括5个步骤（图1）。

收集资料与评估 是心理护理程序的开端，通过观察、调查、访谈等方法，有目的地收集患者的躯体、心理和社会信息，以发现患者现有的或潜在的心理问题。

护理诊断 在心理护理评估基础上，对收集的资料进行分析、判断，从而确定患者是否有心理健康问题及其程度。

制订护理计划 制订护理目的与措施的书面内容，这是护理人员为患者实施心理护理的依据。

实施护理计划 是将心理护理计划付诸实现，达到护理目标的过程。

护理效果评价 指护理人员

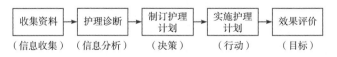

图1 心理护理程序

实施心理护理计划后，对患者产生效果的认知；评价也可让患者参与，以便更加客观。在护患评价后可对照护理计划进行调整。

护理分级　心理护理分级是根据患者心理问题的程度分为重型、中型、轻型，对应给予Ⅰ级、Ⅱ级和Ⅲ级心理护理。

Ⅰ级心理护理　针对重型心理问题采取的护理方式。重型心理问题是指可能使患者受到伤害和/或因患者缘故使他人或群体安全受到威胁，亟须解决问题。

Ⅱ级心理护理　针对中型心理问题采取的护理方式。中型心理问题是指患者情绪受到严重影响或躯体转化症状较为明显。

Ⅲ级心理护理　针对轻型心理问题采取的护理方式。轻型心理问题是指患者出现一般心理问题及情绪困扰。

不同患者的心理护理　患者的年龄特征及所患疾病的类型、病程会影响其心身状态，因此针对不同的患者，心理护理的具体内容应有所侧重。

儿童患者的心理护理　儿童患者的特点是年龄小，对疾病缺乏认识，心理活动大多随治疗情境而迅速变化。因为他们注意力转移快，情感表露又比较直率和单纯，只要依据其心理活动特点进行护理，便易于引导他们适应新的环境。

不同年龄阶段的儿童心理发育不一致，因此在患病时的反应也不一样。在新生时期易产生惊骇、哭叫和痉挛等，故在护理上应使用敏捷、熟练、轻巧的动作，以减轻刺激；婴儿期已有喜悦、愤怒、惊骇、烦闷等情绪反应，要予以婴儿所喜好的爱抚和亲近等；幼儿期患儿入院后易产生恐惧及与亲人的分离焦虑，建立良好的护患关系可稳定患儿的情绪，增强对护士信赖；学龄前期患儿依恋家庭，情感较为复杂，因此要作具体分析来采取心理干预；学龄期患儿初入院时有惧怕心理，表现为孤僻、胆怯、悲伤、焦虑等，因此，应给予亲切地抚慰，有针对性地做好心理护理。

青年患者的心理护理　青年人正处于体能的最佳时期，患病这一事实对其造成很大的心理挫折。他们往往怀疑医师的诊断，否认自己得病，直至感到症状较重时才默认。青年人一旦承认有病，主观感觉异常敏锐，他们担心疾病会耽误学习和工作，会对恋爱、婚姻、生活和前途带来不利的影响。青年人的情绪是强烈而不稳定的，常有焦虑或愤怒；且容易从一个极端走向另一个极端。若病情稍有好转，会盲目乐观，往往不再认真执行医嘱与护理计划。病程较长或有后遗症时易自暴自弃、悲观失望，情感变得抑郁而沮丧。由于难以接受某些事实，甚至导致行为失控。护理人员要多给予青年患者心理支持与耐心疏导。

中老年患者的心理护理　这类患者一般都患有慢性迁延性或退行性疾病，对病情的自我估计大多较为悲观，心理上也突出表现为无价值感和孤独感等；有些患者情感变得幼稚，甚至为不顺心的小事而哭泣，为某些护理不如意而计较。他们看中的是被重视、受尊敬。所以，对中老年患者的交往与心理护理要耐心、专心、亲切、尊重。

这类患者一般都盼望亲人来访。护理人员要建议其家人多来看望。对丧偶或无子女的老人，护理人员应倍加关心，格外安抚。老年患者一般都有不同程度的健忘、絮叨，害怕孤独等。护理人员要常与之交流，细心关切，不怕麻烦。尽可能照顾他们的生活习惯。创造安静舒适的住院环境。鼓励中老年患者做适当的力所能及的自理活动，促进身心康复。

传染病患者的心理护理　传染病是由人体感染了病毒、细菌、支原体、寄生虫等病原体引起的疾病。由于患者本身可能是"传染源"，因此，对患者采取"隔离"是常规措施。但对患者来说，自己患了病还要被"隔离"，常缺乏思想准备。因此，患者常存在的心理倾向：一是恐惧、忧虑，二是敏感疑虑与自卑。这些负性心理常能恶化病情，阻碍或延长疾病的好转与康复。因此，护理人员在与患者交流时，应及时采用心理学的方法与技术，安抚患者，消除其恐惧、疑虑等负性情绪，为医师的正常治疗奠定心理基础。

癌症患者的心理护理　癌症是威胁人类生存的重大疾病。心理因素与癌症的发生、发展有着密切的关联。应根据癌症患者的具体情况给予不同的心理护理。

待诊者的心理护理　在此期间，患者的心理状态矛盾复杂。一方面担心确诊为癌症而忧郁不安；另一方面迫切希望不是癌症而心怀忐忑。他们对医护人员的语言、态度、表情、行为十分敏感，时常产生怀疑。针对这种心理状态，护理人员应注意自己的言行规范，不可随意流露出对患者不利的语言和表情等，而应给予适当的解释和安慰。

确诊患者的心理护理　当患者得知确诊癌症时，心理打击极大，担忧自己生命，常表现出消极、悲观甚至绝望的情绪。确诊后患者出现沉默寡言、不愿与人接近，继而会为小事而大发脾气宣泄情绪，这是恐惧和绝望的心理的表现。护理人员应耐心地进行劝导与共情，取得患者的信赖，便于引导患者正确对待疾病，并以积极地心态去战胜疾病。

手术患者的心理护理 择期手术占手术患者的大多数，因此，切实做好此类患者各期的心理护理，对手术治疗的成败起着重要的作用。

手术前患者的心理护理 由于患者对即将施行的手术常缺乏认识，因此，恐惧和焦虑是手术前患者普遍存在的心理状态。这些情绪常可使患者沉默寡言、食欲下降、睡眠不佳，进而影响正常的生理功能。因此，手术室护理人员应做好术前访视，以通俗易懂的语言，对患者进行耐心细致的解释，使患者能够较为轻松地配合医师进行手术。

手术中患者的心理护理 进入手术室后，手术室护理人员应安慰患者，从细节关心患者。手术过程中医护人员之间的语言应小心谨慎，以免给患者造成不良刺激。

手术后患者的心理护理 有些患者术后可能出现伤口疼痛、出血等症状，因此引起疑虑，以致情绪低落，悲观失望。护理人员应针对患者的心理状态，给予支持和鼓励，使其逐步适应术后生活。

急性病患者的心理护理 急性病患者是指那些发病急、病情重而需要紧急抢救者。因为急性病患者既面临生命威胁，又遭受躯体伤害，心理上常处于高度应激状态。此时，缓和其紧张情绪，有助于转危为安。否则，患者处于心理高度紧张之时，再加抢救时的种种应激刺激，就会加重病情，甚至造成严重后果。由于急性病患者主导的心理活动是恐惧、紧张不安等，因此心理护理的中心任务是增强患者的安全感。

慢性病患者的心理护理 慢性病患者的病程较长，往往产生极为复杂的心理活动。慢性病患者在病程初期大都不愿进入患者角色；一旦明确诊断后，又易产生急躁情绪，对自己的疾病格外敏感和担心。慢性病患者由于长期的疾病折磨，人格特征也会发生变化，表现出情感脆弱、谨小慎微、被动依赖、自我为中心等，有的还可出现悲观厌世倾向。对慢性病患者的心理护理必须紧紧围绕慢性疾病病程长、见效慢、易反复等的特点，在护理中采取调节情绪、稳定心境、安慰鼓励等手段，使之能积极与疾病作斗争。

（郑　铮　黄文强）

索　引

条 目 标 题 汉 字 笔 画 索 引

说　明

一、本索引供读者按条目标题的汉字笔画查检条目。

二、条目标题按第一字的笔画由少到多的顺序排列，按画数和起笔笔形横（一）、竖（丨）、撇（丿）、点（丶）、折（乛，包括丁乚𠃊等）的顺序排列。笔画数和起笔笔形相同的字，按字形结构排列，先左右形字，再上下形字，后整体字。第一字相同的，依次按后面各字的笔画数和起笔笔形顺序排列。

三、以拉丁字母、希腊字母和阿拉伯数字、罗马数字开头的条目标题，依次排在汉字条目标题的后面。

八　画

九　画

条 目 外 文 标 题 索 引

内 容 索 引

说 明

一、本索引是本卷条目和条目内容的主题分析索引。索引款目按汉语拼音字母顺序并辅以汉字笔画、起笔笔形顺序排列。同音时，按汉字笔画由少到多的顺序排列，笔画数相同的按起笔笔形横（一）、竖（丨）、撇（丿）、点（、）、折（乛，包括丁乚等）的顺序排列。第一字相同时，按第二字，余类推。索引标目中夹有拉丁字母、希腊字母、阿拉伯数字和罗马数字的，依次排在相应的汉字索引款目之后。标点符号不作为排序单元。

二、设有条目的款目用黑体字，未设条目的款目用宋体字。

三、不同概念（含人物）具有同一标目名称时，分别设置索引款目；未设条目的同名索引标目后括注简单说明或所属类别，以利检索。

四、索引标目之后的阿拉伯数字是标目内容所在的页码，数字之后的小写拉丁字母表示索引内容所在的版面区域。本书正文的版面区域划分如右图。

a	c	e
b	d	f

K

Z

拉丁字母

本卷主要编辑、出版人员

执行总编　谢　阳

编　　审　张之生

责任编辑　孙文欣

索引编辑　王小红

名词术语编辑　王晓霞

汉语拼音编辑　潘博闻

外文编辑　顾　颖

参见编辑　周艳华

绘　　图　兰亭数码图文制作有限公司

责任校对　张　麓

责任印制　卢运霞

装帧设计　雅昌设计中心·北京